Lukas Lehmeyer, Sarah Hofer

# BASICS Allgemeinmedizin

3. Auflage

ELSEVIER

Elsevier GmbH, Bernhard-Wicki-Str. 5, 80636 München, Deutschland
Wir freuen uns über Ihr Feedback und Ihre Anregungen an kundendienst@elsevier.com

ISBN 978-3-437-42248-5
eISBN 978-3-437-06294-0



**Wichtiger Hinweis für den Benutzer**
Die medizinischen Wissenschaften unterliegen einem sehr schnellen Wissenszuwachs. Der stetige Wandel von Methoden, Wirkstoffen und Erkenntnissen ist allen an diesem Werk Beteiligten bewusst. Sowohl der Verlag als auch die Autorinnen und Autoren und alle, die an der Entstehung dieses Werkes beteiligt waren, haben große Sorgfalt darauf verwandt, dass die Angaben zu Methoden, Anweisungen, Produkten, Anwendungen oder Konzepten dem aktuellen Wissensstand zum Zeitpunkt der Fertigstellung des Werkes entsprechen.
Der Verlag kann jedoch keine Gewähr für Angaben zu Dosierung und Applikationsformen übernehmen. Es sollte stets eine unabhängige und sorgfältige Überprüfung von Diagnosen und Arzneimitteldosierungen sowie möglicher Kontraindikationen erfolgen. Jede Dosierung oder Applikation liegt in der Verantwortung der Anwenderin oder des Anwenders. Die Elsevier GmbH, die Autorinnen und Autoren und alle, die an der Entstehung des Werkes mitgewirkt haben, können keinerlei Haftung in Bezug auf jegliche Verletzung und/oder Schäden an Personen oder Eigentum, im Rahmen von Produkthaftung, Fahrlässigkeit oder anderweitig übernehmen.

**Für die Vollständigkeit und Auswahl der aufgeführten Medikamente übernimmt der Verlag keine Gewähr.**
Geschützte Warennamen (Warenzeichen) werden in der Regel besonders kenntlich gemacht (®). Aus dem Fehlen eines solchen Hinweises kann jedoch nicht automatisch geschlossen werden, dass es sich um einen freien Warennamen handelt.

**Bibliografische Information der Deutschen Nationalbibliothek**
Die Deutsche Nationalbibliothek verzeichnet diese Publikation in der Deutschen Nationalbibliografie; detaillierte bibliografische Daten sind im Internet über https://www.dnb.de abrufbar.

24 25 26 27 5 4 3 2


In ihren Veröffentlichungen verfolgt die Elsevier GmbH das Ziel, genderneutrale Formulierungen für Personengruppen zu verwenden. Um jedoch den Textfluss nicht zu stören sowie die gestalterische Freiheit nicht einzuschränken, wurden bisweilen Kompromisse eingegangen. Selbstverständlich sind **immer alle Geschlechter** gemeint.

Planung: Dr. Konstanze Knies
Gestaltungskonzept: Waltraud Hofbauer, Andrea Mogwitz, Rainald Schwarz
Projektmanagement: Willi Haas, Elisabeth Märtz
Redaktion: Willi Haas
Herstellung: Elisabeth Märtz, Waltraud Hofbauer, München
Satz: abavo GmbH, Buchloe
Druck und Bindung: Drukarnia Dimograf, Bielsko-Biała, Polen
Umschlaggestaltung: Waltraud Hofbauer; SpieszDesign, Neu-Ulm
Titelfotografie: © pirke, AdobeStock.com (Skalpell); © by-studio, Fotolia.com (Pillen); © tom, Fotolia.com (Stethoskop)

Aktuelle Informationen finden Sie im Internet unter **www.elsevier.de**

# Vorwort

Liebe Leserinnen und Leser,

15 Jahre nach der Erstauflage halten Sie die mittlerweile dritte Auflage des BASICS Allgemeinmedizin in Ihren Händen!
Neben der erfolgten Implementierung und Etablierung des Faches Allgemeinmedizin in den universitären Bereich ist es aktuell die hausärztliche Basisversorgung im Land, die in Zeiten der Pandemie und der Flüchtlingsmigration im medizinischen Versorgungssystem gefordert ist.
Der Hausarzt ist und bleibt der erste Adressat von Menschen mit physischem oder psychischem Leid. Er holt Patienten auf ihrem Status quo ab, führt sie durch eine mehr oder minder schwere Erkrankung, koordiniert soziomedizinische Aspekte und betreut ggf. auch deren Familie und Angehörige.
Der Aufbau der neuen Auflage entspricht dem gewohnten BASICS-Format in Doppelseiten mit Zusammenfassungen am Ende des Kapitels, praxisnahen Fällen und praktischen Tipps zu Diagnostik und Therapeutik. Das kompakte Format ermöglicht ein zügiges und effektives Hineinfinden in das Fach Allgemeinmedizin für Studierende, aber auch für bereits approbierte Ärzte.
Ein besonderer Dank gilt Constanze Knies (Elsevier Verlag, München) für die Initiierung der dritten Auflage sowie Dr. Nikola Schmidt (Seitenspiel) und Willi Haas (München) für die wunderbare lektorische Begleitung der neuen Auflage.

Viel Spaß beim Lesen!

Pfaffenhofen, im Sommer 2022
*Lukas Lehmeyer*

Tittmoning, im Sommer 2022
*Sarah Hofer (vorm. Weinberger)*

**Fehler gefunden?**

An unsere Inhalte haben wir sehr hohe Ansprüche. Trotz aller Sorgfalt kann es jedoch passieren, dass sich ein Fehler einschleicht oder fachlich-inhaltliche Aktualisierungen notwendig geworden sind. Sobald ein relevanter Fehler entdeckt wird, stellen wir eine Korrektur zur Verfügung.

Mit diesem QRCode gelingt der schnelle Zugriff.
https://else4.de/978-3-437-42248-5

Wir sind dankbar für jeden Hinweis, der uns hilft, dieses Werk zu verbessern. Bitte richten Sie Ihre Anregungen, Lob und Kritik an folgende E-Mail-Adresse: kundendienst@elsevier.com

# Abkürzungsverzeichnis

| | |
|---|---|
| **A., Aa.** | Arteria, Arteriae |
| **ABDM** | ambulantes Blutdruckmonitoring |
| **AG** | Atemgeräusch |
| **AGV** | abwendbar gefährlicher Verlauf |
| **aHT** | arterieller Hypertonus |
| **AP** | Angina pectoris |
| **APSGN** | akute Poststreptokokken-Glomerulonephritis |
| **ARF** | akutes rheumatisches Fieber |
| **ASL** | Antistreptolysin |
| **ASS** | Acetylsalicylsäure |
| **AU** | Arbeitsunfähigkeitsbescheinigung |
| **AVK** | arterielle Verschlusskrankheit |
| **AZ** | Allgemeinzustand |
| **BÄK** | Bundesärztekammer |
| **BB** | Blutbild |
| **BSG** | Blutkörperchensenkungsgeschwindigkeit |
| **BtM** | Betäubungsmittel |
| **BtMG** | Betäubungsmittelgesetz |
| **BtMVV** | Betäubungsmittel-Verschreibungsverordnung |
| **Ca** | Karzinom |
| **cCT** | kraniales Computertomogramm |
| **CDT** | carbohydrate-deficient transferrin |
| **CGRP** | Calcitonin Gene Related Peptide |
| **CML** | chronisch-myeloische Leukämie |
| **CMV** | Zytomegalievirus |
| **CO** | Kohlenmonoxid |
| **CT** | Computertomographie |
| **CYP** | Cytochrom P450 |
| **d** | Tag (*latein.* dies) |
| **DCZ** | Deutsches Cochrane-Zentrum |
| **DEGAM** | Deutsche Gesellschaft für Allgemeinmedizin und Familienmedizin |
| **DIC** | disseminierte intravasale Gerinnung |
| **Diff-BB** | Differenzialblutbild |
| **DIVI** | Deutsche Interdisziplinäre Vereinigung für Intensiv- und Notfallmedizin |
| **DM** | Diabetes mellitus |
| **DSA** | digitale Subtraktionsangiografie |
| **DSG** | Deutsche Sepsis-Gesellschaft |
| **EBM** | evidence-based medicine |
| **EBV** | Epstein-Barr-Virus |
| **Echo** | Echokardiografie |
| **EEG** | Elektroenzephalogramm |
| **EKG** | Elektrokardiografie |
| **EKT** | Elektrokrampftherapie |
| **EMG** | Elektromyogramm |
| **etc.** | et cetera |
| **evtl.** | eventuell |
| **FODMAP** | fermentierbare Oligosaccharide, Disaccharide, Monosaccharide und Polyole |
| **GAS** | Gruppe-A-Streptokokken |
| **GC** | Glukokortikoide |
| **GFR** | glomeruläre Filtrationsrate |
| **ggf.** | gegebenenfalls |
| **GI** | gastrointestinal |
| **H.a.** | Hinweis auf |
| **Hb** | Hämoglobin |
| **HCT** | Hydrochlorothiazid |
| **HDL** | High-Density-Lipoprotein |
| **HIV** | human immunodeficiency virus |
| **H.p.** | *Helicobacter pylori* |
| **HRS** | Herzrhythmusstörungen |
| **HSV** | Herpes-simplex-Virus |
| **HWI** | Harnwegsinfekt |
| **ICB** | intrakranielle Blutung |
| **ICR** | Interkostalraum |
| **ICS** | inhalative Glukokortikoide |
| **i.d.R.** | in der Regel |
| **IE** | Internationale Einheit |
| **ILAE** | Internationale Liga gegen Epilepsie |
| **INR** | International Normalized Ratio |
| **i.S.** | im Serum |
| **i.v.** | intravenös |
| **J.** | Jahre |
| **KG** | Körpergewicht |
| **KHK** | koronare Herzkrankheit |
| **KTW** | Krankentransportwagen |
| **KV** | Kassenärztliche Vereinigung(en) |
| **LÄK** | Landesärztekammer |
| **LDL** | Low-Density-Lipoprotein |
| **LJ.** | Lebensjahr |
| **LVA** | Landesversicherungsanstalten |
| **M., Mm.** | Musculus, Musculi |
| **MCP** | Metakarpophalangealgelenk, Metoclopramid |
| **M.d.W.** | Mittel der Wahl |
| **Mio.** | Million(en) |
| **MRT** | Magnetresonanztomografie |
| **N., Nn.** | Nervus, Nervi |
| **NAP** | Nervenaustrittspunkt(e) |
| **NAW** | Notarztwagen |
| **NNH** | Nasennebenhöhlen |
| **NOAK** | neue orale Antikoagulanzien, nicht-Vitamin-K-antagonistische orale Antikoagulanzien |
| **NSAR** | nichtsteroidale Antirheumatika |
| **NW** | Nebenwirkungen |
| **o.Ä.** | oder Ähnliches |
| **OSAS** | obstruktives Schlaf-Apnoe-Syndrom |
| **PAVK** | periphere AVK |
| **PET** | Positronenemissionstomografie |
| **p.i.** | post infectionem |
| **PIP** | proximale Interphalangealgelenke |
| **p.o.** | per os |
| **PPI** | Protonenpumpeninhibitor(en) |
| **RG** | Rasselgeräusch(e) |
| **RKI** | Robert-Koch-Institut |
| **Rö-Thorax** | Röntgen-Thorax |
| **RTH** | Rettungshubschrauber |
| **RTW** | Rettungswagen |
| **SAB** | Subarachnoidalblutung |
| **s.c.** | subkutan |
| **SOFA** | Sepsis-related Organ Failure Assessment |
| **sPESI** | simplified pulmonary embolism severity index |
| **SSRI** | selektives Serotonin-Wiederaufnahmehemmer |
| **STIKO** | Ständige Impfkommission |
| **Supp.** | Suppositorium |
| **TBC** | Tuberkulose |
| **Tbl.** | Tablette |
| **TCM** | Traditionelle Chinesische Medizin |
| **Trpf.** | Tropfen |
| **TSH** | thyreoideastimulierendes Hormon |
| **TUR-P** | transurethrale Resektion der Prostata |
| **TZA** | trizyklische Antidepressiva |
| **u.a.** | unter anderem |
| **UFH** | unfraktioniertes Heparin |
| **u.U.** | unter Umständen |
| **V., Vv.** | Vena, Venae |
| **V.a.** | Verdacht auf |
| **v.a.** | vor allem |
| **VC** | Vitalkapazität |
| **VKA** | Vitamin-K-Antagonisten |
| **VZV** | Varicella-Zoster-Virus |
| **Wo.** | Woche |
| **z.T.** | zum Teil |

# Inhaltsverzeichnis

## Allgemeiner Teil

### GRUNDLAGEN



### DIAGNOSTIK UND PRÄVENTION



## Spezieller Teil

### LEITSYMPTOME UND KRANKHEITSBILDER



### SPEZIELLE THEMEN



## Fallbeispiele



## Anhang

# Allgemeiner Teil

BASICS

## Grundlagen



## Diagnostik und Prävention

## Versorgungsstruktur

Das deutsche Gesundheitssystem ist darauf ausgerichtet, eine möglichst umfassende Versorgung aller Bundesbürger sicherzustellen. Die Struktur der Versorgung ruht dabei im Wesentlichen auf drei Säulen:

### Primärversorgung durch niedergelassene Ärzte

In Deutschland praktizieren rund 164 000 niedergelassene Ärzte (nach Bundesärztekammer 2020). Diese stellen die ambulante Versorgung der Patienten sicher. Neben Allgemeinmedizinern (Hausärzten) sichern auch niedergelassene Fachärzte einen hohen diagnostischen und therapeutischen Standard. Die niedergelassenen Ärzte veranlassen bei Bedarf die Einweisung in Krankenhäuser der Akutversorgung.

### Akutversorgung in Krankenhäusern

Die Bundesrepublik Deutschland verfügt über gut 1 900 Krankenhäuser zur Akutversorgung und erreicht damit eine flächendeckende Versorgung in fast allen Regionen Deutschlands. Der größte Teil der Krankenhäuser (ca. 1 600) ist auf die Grund- und Regelversorgung der Patienten ausgerichtet. Daneben gibt es Spezialkliniken mit dem Angebot einer Schwerpunktmedizin sowie weitere Krankenhäuser, die für eine medizinische Maximalversorgung ausgelegt sind. Hier finden sich hoch spezialisierte Fachabteilungen, die für die Behandlung komplexer Krankheitsbereiche notwendig sind. Universitätskliniken bieten i. d. R. Leistungen der Spitzenmedizin an und decken weite Bereiche der medizinischen Forschung und Lehre ab.

### Nachsorge/Rehabilitation

Ein Netz von über 1 000 Reha-Kliniken stellt die Nachsorge im Anschluss an die Akutversorgung sicher. In diesen Rehabilitationseinrichtungen erlangen die Patienten die Fähigkeit zur Bewältigung ihres Alltags wieder. Für Patienten, die aufgrund ihrer Erkrankung auch weiterhin mit Handicaps leben, ist das Erlernen des Umgangs mit diesen das entscheidende Behandlungsziel, um ein möglichst selbstbestimmtes Leben führen zu können.

## Prinzipien der sozialen Sicherung

### Eigenvorsorge

Die Eigenvorsorge stellt die erste und wichtigste Möglichkeit der sozialen Absicherung dar. Der Einzelne versucht hierbei, sich vor einem potenziellen Notstand zu schützen. Dies kann sowohl auf finanzieller als auch auf gesundheitlicher Ebene geschehen.

### Solidargemeinschaft/Versorgungsprinzip

In der Solidargemeinschaft leistet jedes Mitglied einen individuellen, wirtschaftlich tragbaren Beitrag. Aus diesem Beitragspool werden Leistungen für Bedürftige bestritten, d. h., Gesunde zahlen in die gesetzlichen Krankenkassen i. d. R. mehr ein, als sie in Anspruch nehmen. Kranke hingegen erhalten diese Leistungen.

### Subsidiaritätsprinzip

Die Subsidiarität spiegelt die soziale Hilfe wider. Der Staat springt finanziell ein, falls bei Bedürftigkeit kein anderer Träger Leistungen erbringt.

### Versicherungspflicht

In Deutschland besteht für Arbeitnehmer, Arbeitgeber, Rentner, Arbeitslose und auch Selbstständige bis zu einer bestimmten Einkommensgrenze eine Versicherungspflicht. Liegt der Verdienst unter einer jährlich modifizierten Bemessungsgrenze (im Jahr 2021 bei 58 050 € Bruttoverdienst/Jahr), so müssen sich diese Personen bei einer gesetzlichen Krankenkasse versichern. Ehegatten und Kinder der Mitglieder sind, wenn sie nicht selbst über ein eigenes Einkommen verfügen, dort mitversichert. Die Wahl der Krankenkasse ist dem Versicherten überlassen und richtet sich meist nach den Beiträgen in Abwägung zu den versprochenen Leistungen. Hier gibt es zwischen den Krankenkassen deutliche Unterschiede. Liegt der Verdienst über der Beitragsbemessungsgrenze, so ist dem Versicherten eine freiwillige Versicherung bei einer gesetzlichen Krankenkasse oder bei einer privaten Krankenkasse freigestellt.

## Die Säulen des sozialen Netzes

Zu den fünf Säulen des sozialen Netzes gehören neben der Arbeitslosenversicherung die Krankenversicherung, Pflegeversicherung, Rentenversicherung und Unfallversicherung.

### Die Arbeitslosenversicherung

Die Arbeitslosenversicherung ist eine Pflichtversicherung. Die Beiträge werden zu gleichen Teilen von Arbeitgeber und Arbeitnehmer bestritten. Derzeit sind das 2,4 % (jeweils 1,2 % für Arbeitnehmer und -geber) vom Arbeitsbruttolohn der Versicherten (Stand: 2021). Offizieller Träger der Arbeitslosenversicherung ist die Bundesagentur für Arbeit mit Hauptsitz in Nürnberg.

### Die Krankenversicherung

#### Die gesetzliche Krankenversicherung

Gesetzliche Krankenkassen sind selbstverwaltete Körperschaften des öffentlichen Rechts. Eine Gliederung kann bzgl. Region, Berufsstand oder Betriebszugehörigkeit erfolgen (→ Tab. 1.1). Während früher die Mitgliedschaft selektiv war, kann mittlerweile jeder Bundesbürger seine Mitgliedschaft frei wählen. Meist wird vonseiten der Versicherten nach dem Kosten-Nutzen-Prinzip entschieden. Alle gesetzlichen Krankenkassen müssen gesetzlich festgelegte Leistungen erbringen. Zu diesen zählen präventive Maßnahmen, Früherkennung von Krankheiten, Krankengeld nach Beendigung der Lohnfortzahlungen, Heilmittel, Hilfsmittel, ambulante und stationäre Behandlung.
Jeder Krankenversicherte erhält von seiner Krankenkasse eine Versichertenkarte, die dem Nachweis der Mitgliedschaft dient. Diese Krankenversichertenkarte muss bei ärztlicher Behandlung dem medizinischen Personal am Quartalsanfang ausgehändigt werden.

> Derzeit gibt es von den Arbeitgebern bei längerem Krankheitsfall eine Lohnfortzahlung über 6 Wochen, anschließend übernimmt die Krankenkasse 70 % des Lohns für weitere 78 Wochen. Besteht danach immer noch eine Arbeitsunfähigkeit, so muss bei den Kommunen ein Antrag auf Sozialhilfe gestellt werden.

**Tab. 1.1** Überblick über die gesetzlichen Krankenkassen in Deutschland (Stand 2021)

| Krankenkasse | Anzahl |
|---|---|
| Allgemeine Ortskrankenkassen (versichern ca. 40 % der Bundesbürger) | 11 |
| Betriebskrankenkassen (BKK) | 78 |
| Ersatzkassen (EK) | 6 |
| Knappschaft Bahn-See | 1 |
| Innungskrankenkassen (IKK) | 6 |
| Landwirtschaftliche Krankenkassen (LKK) | 1 |
| **Gesamt** | **103** |

### Die private Krankenversicherung

Private Krankenkassen stehen für Personen offen, die nicht gesetzlich pflichtversichert sind. Hierunter fallen Beamte, Selbstständige, freiberuflich Tätige und diejenigen, die über der Beitragsbemessungsgrenze der gesetzlichen Krankenversicherungen (s. o.) verdienen. In den privaten Versicherungen ist der Leistungsumfang von der Beitragshöhe abhängig. Diese wiederum richtet sich nach dem Alter und dem Gesundheitszustand der Versicherten. Zudem wird hier nach dem Kostenerstattungsprinzip verfahren. Der Patient zahlt die Rechnung des Leistungserbringers zunächst selbst und bekommt diese dann von der privaten Krankenkasse erstattet.

## Die gesetzliche Unfallversicherung

Alle Arbeitnehmer sind Mitglieder der gesetzlichen Unfallversicherung. Träger dieser Versicherung sind neben den gewerblichen und landwirtschaftlichen Berufsgenossenschaften (BG) der Bund, die Länder und die Gemeinden. Die Unfallversicherung deckt alle Erkrankungen ab, die in kausalem Zusammenhang mit der beruflichen Tätigkeit stehen. Dies sind v. a. Arbeitsunfälle, aber auch Wege- und Schulunfälle sowie Berufskrankheiten. Weitere Aufgaben der Versicherungsträger sind die Wiederherstellung der Erwerbsfähigkeit, die Arbeits- und Berufsförderung sowie Geldleistungen nach einem Arbeitsunfall. Der Behandlungsweg von Arbeitsunfällen führt fast immer über den sog. Durchgangsarzt oder D-Arzt. Dieser ist meist ein Orthopäde bzw. Chirurg mit entsprechender Weiterbildung. Er begutachtet Art und Schwere der Verletzung und entscheidet über die Weiterbehandlung.

## Die Pflegeversicherung

Die gesetzliche Pflegeversicherung (seit 1995) gewährt den Beitragszahlern einen Rechtsanspruch auf Hilfe bei eintretender Pflegebedürftigkeit. Als pflegebedürftig gilt, wer für die regelmäßigen Verrichtungen des täglichen Lebens (Körperpflege, Ernährung, Mobilität und hauswirtschaftliche Versorgung) dauerhaft in erheblichem oder höherem Maße auf Hilfe angewiesen ist. Bis 2017 richtete sich die Leistungsgewährung nach der Einteilung der pflegebedürftigen Personen in drei Stufen (plus Stufe „0") (→ Tab. 1.2). Ab 2017 wird diese in sog. Pflegegrade 1–5 übergeführt, mit dem Hintergrund, die Pflegeleistungen effektiver an die Bedürfnisse der pflegebedürftigen Menschen anzupassen. Von Vorteil ist hier, dass nun körperliche, geistige und psychische Einschränkungen gleichermaßen erfasst und in die Einstufung miteinbezogen werden.

**Tab. 1.2** Gegenüberstellung Pflegestufen und Pflegegrade

| Pflegestufen (bis 2017) | Pflegegrade (ab 2017) | Beschreibung |
|---|---|---|
| | Pflegegrad 1 | Geringe Beeinträchtigung der Selbstständigkeit |
| Pflegestufe 0 – Pflegestufe I | Pflegegrad 2 | Erhebliche Beeinträchtigung der Selbstständigkeit |
| Pflegestufe I mit eingeschränkter Alltagskompetenz – Pflegestufe II | Pflegegrad 3 | Schwere Beeinträchtigung der Selbstständigkeit |
| Pflegestufe II mit eingeschränkter Alltagskompetenz – Pflegestufe III | Pflegegrad 4 | Schwerste Beeinträchtigung der Selbstständigkeit |
| Pflegestufe III mit eingeschränkter Alltagskompetenz – Pflegestufe III mit Härtefall | Pflegegrad 5 | Schwerste Beeinträchtigung der Selbstständigkeit mit besonderen Anforderungen an die pflegerische Versorgung |

Ob und in welchem Umfang ein Mensch pflegebedürftig ist, wird im Rahmen einer Begutachtung durch den Medizinischen Dienst der Krankenkassen (MDK) festgestellt. Hierzu führt dieser eine Untersuchung des Pflegebedürftigen in dessen Wohnbereich durch. Mit der Begutachtung wird der Grad der Selbstständigkeit in sechs verschiedenen Bereichen gemessen:

1. Mobilität
2. Kognitive und kommunikative Fähigkeiten
3. Verhaltensweisen und psychische Problemlagen
4. Selbstversorgung
5. Bewältigung von und selbstständiger Umgang mit krankheits- oder therapiebedingten Anforderungen und Belastungen
6. Gestaltung des Alltaglebens und sozialer Kontakte

## Die Rentenversicherung

Die Rentenversicherung bestreitet neben der Altersversorgung ihrer Mitglieder auch die Rentenzahlung im Fall einer Minderung der Erwerbsfähigkeit. Träger der Rentenversicherung sind die Landesversicherungsanstalten (LVA), die Bundesversicherungsanstalt für Angestellte sowie die Bundesknappschaft. Die Beiträge werden von Arbeitgebern und -nehmern geleistet. Selbstständige haben die Wahl, sich zu versichern oder selbst Vorsorge zu betreiben.


## Zusammenfassung

- Das deutsche Gesundheitssystem hat das Ziel einer möglichst umfassenden medizinischen Versorgung aller Bundesbürger.
- Neben ca. 1 600 Krankenhäusern zur Grundversorgung gibt es in Deutschland Spezialkliniken und Kliniken mit maximaler Versorgungsstufe.
- Die allgemeine Versicherungspflicht sichert die medizinische Basisversorgung.
- Die gesetzlichen Krankenkassen bieten bei unterschiedlichen Beiträgen unterschiedliche Leistungen an.
- Träger der gesetzlichen Unfallversicherung sind die Berufsgenossenschaften (BG) bzw. Bund, Länder und Gemeinden.
- Das deutsche Gesundheitssystem wird unter ökonomischen Gesichtspunkten vielfach diskutiert.

## Die Berufsordnung für Ärzte

Die Berufsordnung für Ärzte beruht auf einem Muster vonseiten der Bundesärztekammer, wird allerdings von den LÄK sehr unterschiedlich umgesetzt. Als oberster Grundsatz gilt jedoch:

**§ 1 der Aufgaben der Ärztinnen und Ärzte**

1. Ärzte dienen der Gesundheit des einzelnen Menschen und der Bevölkerung. Der ärztliche Beruf ist kein Gewerbe. Er ist seiner Natur nach ein freier Beruf.
2. Aufgabe der Ärzte ist es, das Leben zu erhalten, die Gesundheit zu schützen und wiederherzustellen, Leiden zu lindern, Sterbenden Beistand zu leisten und an der Erhaltung der natürlichen Lebensgrundlagen im Hinblick auf ihre Bedeutung für die Gesundheit der Menschen mitzuwirken.

### Behandlungsgrundsätze (nach § 7 der Musterberufsordnung)

Die Übernahme und Durchführung der Behandlung erfordern die gewissenhafte Ausführung der gebotenen medizinischen Maßnahmen nach den Regeln der ärztlichen Kunst. Dazu gehören folgende Grundsätze:

- Jede medizinische Behandlung hat unter Wahrung der Menschenwürde und unter Achtung der Persönlichkeit, des Willens und der Rechte der Patientinnen und Patienten, insbesondere des Selbstbestimmungsrechts, zu erfolgen. Das Recht der Patientinnen und Patienten, empfohlene Untersuchungs- und Behandlungsmaßnahmen abzulehnen, ist zu respektieren.
- Ärztinnen und Ärzte haben Patientinnen und Patienten gebührende Aufmerksamkeit entgegen zu bringen und mit Patientenkritik und Meinungsverschiedenheiten sachlich und korrekt umzugehen.
- Es sind rechtzeitig andere Ärzte hinzuzuziehen, wenn die eigene Kompetenz zur Lösung der diagnostischen und therapeutischen Aufgabe nicht ausreicht.
- Auf den Wunsch des Patienten, sich eine Zweitmeinung einzuholen, ist einzugehen.
- Für die mit- oder weiterbehandelnden Kollegen sind die erforderlichen Patientenberichte zeitgerecht zu erstellen.
- Angehörige von Patientinnen und Patienten und andere Personen dürfen bei der Untersuchung und Behandlung anwesend sein, wenn die verantwortliche Ärztin oder der verantwortliche Arzt und die Patientin oder der Patient zustimmen.

### Behandlungspflicht und -verweigerung (nach § 7 der Musterberufsordnung)

Grundsätzlich hat jeder Patient das Recht, den Arzt frei zu wählen oder zu wechseln. Andererseits können – von Notfällen oder besonderen rechtlichen Verpflichtungen abgesehen – auch Mediziner die Behandlung ablehnen, beispielsweise wenn der behandelnde Arzt der Überzeugung ist, dass ein notwendiges Vertrauensverhältnis zwischen ihm und dem Patienten nicht besteht, dass das Problem des Patienten außerhalb seines Fachgebiets liegt oder er keine zeitlichen Ressourcen für neue Patienten hat. Angehörige von Patienten und andere Personen dürfen bei der Untersuchung und Behandlung anwesend sein, wenn der verantwortliche Mediziner und der Patient zustimmen.

### Aufklärungspflicht (nach § 8 der Musterberufsordnung)

Der Arzt ist verpflichtet, dem Patient geplante diagnostische und therapeutische Maßnahmen mittels eines Aufklärungsgesprächs umfassend zu erläutern. Stimmt der Patient den empfohlenen Maßnahmen des Arztes nicht zu, so erfüllt dieser mit der Behandlung den Tatbestand der Körperverletzung. Ausnahmen dieser Regelung sind bewusstlose Patienten, bei denen man von einer Inanspruchnahme der ärztlichen Hilfe ausgehen muss. Hierzu zählen auch die lebensrettenden Sofortmaßnahmen in lebensbedrohlichen Situationen. **Patientenverfügungen** müssen allerdings, falls bekannt, in diesem Zusammenhang berücksichtigt werden.

### Schweigepflicht (nach § 9 der Musterberufsordnung)

Sowohl der Arzt als auch seine Praxisangestellten unterliegen der ärztlichen Schweigepflicht. Diese umfasst neben den medizinischen Aspekten auch alle Auskünfte über das soziale und berufliche Umfeld der Patienten. Der Patient kann den Arzt von seiner Schweigepflicht entbinden, aber auch die namentliche Meldepflicht bestimmter Erkrankungen oder ein kollegialer Austausch bei gemeinsamer Behandlung eines Patienten sind erlaubt. Zum Schutz eines höheren Rechtsguts (z. B. zur Verhinderung eines Mordes) kann die Schweigepflicht ebenfalls gebrochen werden.

### Dokumentations- und Aufbewahrungspflicht (nach § 10 der Musterberufsordnung)

Gemäß der Berufsordnung müssen Ärzte Aufzeichnungen und getroffene Maßnahmen hinreichend dokumentieren und i. d. R. 10 Jahre lang aufbewahren. Auf Verlangen muss Patienten Einsicht in die sie betreffenden Krankenunterlagen gewährt oder diese in Kopie ausgehändigt werden.

### Haftung

Jeder Kassenarzt ist verpflichtet, eine Berufshaftpflichtversicherung abzuschließen. Diese greift besonders in verschuldeten Fällen wie

- fehlender Einwilligung des Patienten,
- unterlassener Aufklärung,
- Kunstfehlern,
- Verletzung der Schweigepflicht.

Wichtig für den niedergelassenen Arzt ist zu wissen, dass er auch für sein **Personal** haftet.

## Die Ärztekammern

Die Berufsorganisation der Ärzte sind die Ärztekammern. Diese sind Körperschaften des öffentlichen Rechts und stehen somit unter staatlicher Aufsicht. Jeder Arzt gehört der jeweiligen Landesärztekammer (LÄK) an. Der Aufgabenbereich der LÄK liegt in der Festlegung und Modifikation der Berufs- und Weiterbildungsordnung bzw. in der Alterssicherung und im Beitragswesen. Außerdem sind die LÄK beratend bei gesetzgebenden Verfahren tätig, und ihnen untersteht die Überwachung der Einhaltung ärztlicher Berufspflichten. Der bundesweite Zusammenschluss der LÄK ist die Bundesärztekammer (www.bundesaerztekammer.de), die mit dem deutschen Ärztetag ihre jährliche Hauptversammlung abhält. Hier wird u. a. für die praktizierenden Ärzte eine sog. Musterweiterbildungsordnung verabschiedet. Die detaillierten Weiterbildungsauflagen zum Facharzt werden unter der Obhut der Landesparlamente und der LÄK festgelegt und umgesetzt.

## Die Kassenärztlichen Vereinigungen (KV)

Die Kassenärztlichen Vereinigungen sind ein öffentlich-rechtlicher Zusammenschluss kassenärztlich tätiger, niedergelassener Ärzte. In der Bundesrepublik gibt es derzeit 17 regional organisierte KV, die zu einer Kassenärztlichen Bundesvereinigung zusammengeschlossen sind. Aufgaben der KV sind:

***Sicherstellung der vertragsärztlichen Versorgung (ambulant und stationär)*** Hierunter fallen die Organisation des ärztlichen Notdienstes, die vertragsärztliche Bedarfsplanung oder die Zulassung oder Beteiligungen von Ärzten.

***Honorarverteilung an die einzelnen Ärzte*** Entsprechend einem ausgehandelten Verteilungsmaßstab wird die von den Krankenkassen erhaltene Gesamtvergütung quartalsweise an die einzelnen Kassenärzte verteilt.

***Überwachung der Wirtschaftlichkeit der Kassenärzte*** Die KV haben die Aufgabe, neben der Gewährleistung der medizinischen Versorgung durch niedergelassene Ärzte auch deren Wirtschaftlichkeit zu kontrollieren. Über eine Disziplinargewalt können so Vertragsärzte bei Zuwiderhandlungen verwarnt bzw. ihnen kann bei schweren Vergehen auch die kassenärztliche Zulassung entzogen werden.

***Vertretung der Interessen der Vertragsärzte*** Die KV ist die offizielle Vertretung der Kassenärzte nach außen (z. B. gegenüber den Krankenkassen). Da die Wirtschaftlichkeit und insbesondere die Bezahlbarkeit der medizinischen Leistungen in den letzten Jahren mehr und mehr an Bedeutung gewonnen haben, befinden sich die Kassenärzte immer mehr in dem Konflikt zwischen der Bereitstellung einer noch ausreichenden, vertretbaren Behandlung und den wirtschaftlichen Vorgaben der KV. Vor allem im diagnostischen Bereich gibt es hier zwischen den einzelnen Facharztbereichen erhebliche Kostenschwankungen. Eine Kontrollmöglichkeit seitens der KV besteht jedoch nur über das errechnete Gesamthonorar jedes einzelnen Arztes, was bei nicht wenigen niedergelassenen Ärzten eine Einschränkung des Budgets oder eine Kürzung des Honorars nach sich zieht.

## Gemeinsamer Bundesausschuss (G-BA)

Der Gemeinsame Bundesausschuss (G-BA) ist ein Gremium der gemeinsamen Selbstverwaltung von Ärzten, Zahnärzten, Psychotherapeuten, Krankenhäusern und Krankenkassen in Deutschland. Während der Gesetzgeber einen Rahmen vorgibt, ist es – entsprechend des 5. Sozialgesetzbuches – die Aufgabe der Selbstverwaltung, diesen Rahmen durch eine Richtliniensetzung auszufüllen und für eine alltagspraktische Umsetzung der gesetzlichen Vorgaben zu sorgen.

Die von Gemeinsamen Bundesausschuss erlassenen Richtlinien haben den Charakter von untergesetzlichen Normen. Dies bedeutet, die Richtlinien sind für die Versicherten, die gesetzlichen Krankenkassen und die behandelnde Ärzteschaft rechtlich bindend.

## Weiterbildung zum Facharzt Allgemeinmedizin

Die Weiterbildung zum Facharzt im Gebiet Allgemeinmedizin hat sich in den letzten Jahren geändert. Ziel ist gemäß der neuen Weiterbildungsordnung die Facharztprüfung nach Ableistung der vorgeschriebenen Weiterbildungszeit (→ Tab. 2.1) und nach dem Erwerb von Erfahrungen und Kenntnissen in folgenden, genau definierten Bereichen:

**Tab. 2.1** Weiterbildungszeit im Gebiet Allgemeinmedizin. Die Gesamtweiterbildungszeit beträgt 60 Monate.

| Dauer | Weiterbildung in | Anrechenbar |
|---|---|---|
| 36 Monate | der stationären internistischen Patientenversorgung | bis zu 18 Monate in der unmittelbaren Patientenversorgung auch im ambulanten Bereich |
| 24 Monate | der ambulanten hausärztlichen Versorgung | 6 Monate in Chirurgie, Kinder- und Jugendmedizin |
| 80-Stunden-Kurs der psychosomatischen Grundversorgung | | |

- Primäre Diagnostik, Beratung und Behandlung bei allen auftretenden Gesundheitsstörungen/Erkrankungen im unausgelesenen Patientengut
- Integration medizinischer, psychischer und sozialer Belange im Krankheitsfall
- Langzeit- und familienmedizinische Betreuung
- Erkennen und koordinierte Behandlung von Verhaltensauffälligkeiten im Kindes- und Jugendalter
- Interdisziplinäre Koordination von Behandlungs- und Betreuungskonzepten
- Behandlung von Patienten im familiären Milieu (Hausbesuchstätigkeit)
- Gesundheitsfördernde Maßnahmen, Vorsorge- und Früherkennungsuntersuchungen
- Behandlung von Erkrankungen im Stütz- und Bewegungsapparat
- Techniken in der hausärztlichen Wundversorgung und in der Wundbehandlung

Aufgrund des steigenden Mangels an Allgemeinmedizinern wurden in einigen Bundesländern seitens der Landesärztekammern **spezifische Koordinierungsstellen** für angehende Allgemeinärzte eingerichtet. Die Weiterbildung wurde u. a. mit der sog. **Übergangsbestimmung** erweitert: Hier können bereits approbierte Fachärzte aus einem Gebiet der unmittelbaren Patientenversorgung – derzeit begrenzt bis zum Jahr 2023 – über eine 24-monatige Weiterbildungszeit in der ambulanten hausärztlichen Versorgung, bei Erfüllen der inhaltlichen Voraussetzungen, die Facharztbezeichnung Allgemeinmedizin erlangen. Zudem können je nach ideeller oder wirtschaftlicher Interessenlage Zusatzbezeichnungen z. B. in Allergologie, Akupunktur, Chirotherapie, Flugmedizin, Naturheilverfahren, physikalischer Therapie oder Sportmedizin erworben werden. Für jeden Mediziner besteht eine Fortbildungspflicht, d. h., er muss – überwacht von den LÄK – eine bestimmte Zahl an Fortbildungsstunden in spezifischen Fächern nachweisen. Jeder Arzt ist außerdem verpflichtet, sich über Neuerungen bei verabschiedeten Vorschriften zu informieren.

### Zusammenfassung

- Jeder Arzt ist Mitglied in seiner jeweiligen Landesärztekammer.
- Aufgaben der LÄK sind: Berufs- und Weiterbildung, Alterssicherung und Beitragswesen.
- Die Berufsordnung für Ärzte ist von Bundes- und Landesärztekammer geregelt.
- Ärztliche Aufzeichnungen müssen i. d. R. über 10 Jahre aufbewahrt werden.
- Die Kassenärztliche Vereinigung ist die öffentlich-rechtliche Vertretung der niedergelassenen Ärzte.
- Aufgrund eines Mangels an Allgemeinmedizinern in Deutschland wird die Weiterbildung über sog. Koordinierungsstellen überaus gefördert.

# →3 Theorien in der Allgemeinmedizin

Im deutschsprachigen Raum gibt es in der Allgemeinmedizin unterschiedliche Theorien, welche die Arbeit der Allgemeinmediziner beeinflussen. Während für eine Erläuterung zu der „biopsychosozialen Gesamtschau" auf spezielle Lehrbücher verwiesen wird, sind im Folgenden die berufstheoretische Sichtweise nach Robert N. Braun und die *evidence-based medicine* erklärt.

## Allgemeinmedizin aus Sicht der Berufstheorie

*(Reinhold Klein)*

### Das unausgelesene Krankengut – alles ist möglich

Da die Patienten gewissermaßen „ungefiltert" in die Praxis kommen, muss der Hausarzt mit einer bunten Mischung von Aufgaben rechnen. Das unausgelesene Krankengut umfasst alle Altersgruppen, beide Geschlechter, Beratungsprobleme aller Art, zu jeder Zeit und in jedem Stadium. Die Gesundheitsprobleme der Patienten können mit nahezu allen spezialistischen Fachgebieten zu tun haben. Oftmals werden mehrere Fachgebiete berührt. Eine Zuordnung der Beratungsergebnisse in der Allgemeinmedizin zu klinischen Fächern ist wegen diverser Überlappungen und oft nicht eindeutiger Zuordenbarkeit nicht möglich. „Die Krankheiten gehören allen Fächern. Sie sind Gemeingut der gesamten Heilkunde."
Das unausgelesene Krankengut der Allgemeinpraxis setzt sich völlig anders zusammen als das hochselektierte Krankengut der Universitätsklinik, an dem die Studierenden überwiegend ausgebildet werden – weit unter 1 % der hausärztlichen Patienten landen dort. Der Hausarzt wird mit einer Fülle von scheinbar banalen Beratungsproblemen überschwemmt. Dennoch kommen immer wieder gefährliche Krankheitsverläufe vor. Der Hausarzt hat hier eine gewisse Filterfunktion.

### Regelmäßigkeit der Fälleverteilung – Häufiges ist überall gleichermaßen häufig

Die alte Praktikerweisheit „in der Praxis ist immer das Gleiche" wurde erstmals in den Jahren 1954–1959 von Robert N. Braun überprüft, indem er eine Fälleverteilungsstatistik erstellte. Er fand über die Jahre eine nahezu identische Häufigkeitsverteilung der Beratungsergebnisse. Andere Untersucher in verschiedenen europäischen Ländern kamen zu dem gleichen Ergebnis. Das führte zur Formulierung des Fälleverteilungsgesetzes:

> „Gruppen von mindestens rund tausend Menschen, die unter ungefähr gleichen Bedingungen leben, sind dem Faktor Gesundheitsstörungen mit hoch-signifikant ähnlichen Ergebnissen unterworfen. Ausgenommen davon sind Massengeschehen wie Seuchen oder Katastrophen."

### Die prozessgerechte Klassifizierung – Uncharakteristisches ist charakteristisch

Die allgemeinmedizinische Fachsprache kennt vier Klassifizierungsbereiche. Nur in etwa 10 % der Fälle kann eine wissenschaftlich exakte Diagnose gestellt werden. Der Begriff Diagnose wird in der Allgemeinmedizin gewissermaßen „gehärtet" gebraucht. Nur sichere Krankheitserkennungen werden als Rubrik Diagnose (D) bezeichnet. In ca. 40 % der Fälle kommt es zur diagnosennahen Zuordnung im Sinne von Bildern von Krankheiten, die in der Rubrik C klassifiziert werden. 25 % machen Symptome (A = Vorliegen eines einzigen Symptoms ohne weitere Zuordenbarkeit zu einem Krankheitsbild) oder Symptomgruppen (B = mehrere Symptome ohne Zuordenbarkeit zu einem Krankheitsbild) aus. Hustet etwa ein Patient seit 1 Woche, ohne dass die gezielte Befragung und Untersuchung einen Hinweis auf das Vorliegen einer bestimmten Erkrankung erbringen, so wird auf Symptomebene Husten (A) klassifiziert. Treten typische Hustenanfälle auf, wie sie für den Keuchhusten charakteristisch sind und ergeben Befragung und Untersuchung sonst keine relevanten Befunde, so wird das Bild der Erkrankung Pertussis (C) klassifiziert. Um eine Diagnose Pertussis (D) zu stellen, ist im berufstheoretischen Sinn der Erregernachweis zu fordern (in der Praxis nicht üblich).

### Klassifizierungsbereiche

- A: Symptome 25 %
- B: Symptomgruppen 25 %
- C: Bilder von Krankheiten 40 %
- D: Diagnosen 10 %

Der Allgemeinarzt hat es also in etwa der Hälfte der Fälle mit Diagnosen oder diagnosennahen Zuordnungen zu tun. Der Rest beschränkt sich auf die Feststellung mehr oder weniger uncharakteristischer Symptome. Die tatsachengerechte Klassifizierung schützt vor vorschnellen Festlegungen mit der Folge von Irrwegen und „Fehldiagnosen".

### Der abwendbar gefährliche Verlauf

Obwohl bei den meisten Praxisfällen eine Banalität vorliegt, muss die diagnostische Scharfeinstellung des Allgemeinarztes auf diese gefährlichen Verläufe gerichtet sein und bleiben, damit nicht durch Verschleppungen das Leben des Patienten bedroht wird oder andere schwere Folgen eintreten. Bei abwendbar gefährlichen Verläufen (AGV) handelt es sich um solche Erkrankungen, deren potenziell schlimme, ja tödliche Folgen durch rechtzeitiges ärztliches Eingreifen verhindert werden können.

### Das problemorientierte Handeln

Der Spezialist in der Klinik und der Allgemeinarzt in der Praxis gehen grundsätzlich unterschiedlich an die Probleme der Patienten heran. Während der Spezialist aufgrund seiner Funktion krankheitsorientiert vorgeht, ist für den Allgemeinarzt ein problemorientiertes Handeln spezifisch (→ Tab. 3.1). Der Begriff problemorientiert bedeutet das gezielte, rasche, intuitive – evtl. programmierte – Beraten beim unausgelesenen Fall in der Allgemeinpraxis.

**Tab. 3.1** Unterschiedliches Vorgehen von Spezialist und Hausarzt

| Spezialist | Allgemeinarzt |
|---|---|
| Was ist der Stand der wissenschaftlichen Vorgehensweise<br>• für diese Krankheit,<br>• in Diagnostik und Therapie? | Was ist das Optimum an Maßnahmen<br>• für diesen Patienten,<br>• mit diesem Problem,<br>• zum jetzigen Zeitpunkt sowie in Zukunft? |

## Programmierte Diagnostik

Sie ist ein allgemeinmedizinspezifisches Werkzeug. Die für die Allgemeinpraxis geschaffene programmierte Diagnostik erfolgt unter Anwendung problemorientierter Checklisten, die Braun aus dem Vorgehen seiner eigenen Erfahrung entwickelt hat. Die Listen sind mittels Vordrucken oder EDV anwendbar. Anhand von derzeit 82 „Checklisten" wird bei der gezielten Befragung und Untersuchung des Patienten sichergestellt, dass nichts Wichtiges vergessen wird. Programmierte Diagnostik bedeutet ärztliches Arbeiten unter optimaler Ausnutzung von Zeit und Mitteln bei optimaler Dokumentation.

# Evidence-Based Medicine (EBM)

„Evidence-Based Medicine ist die bewusste, ausdrückliche und verständliche Nutzung der jeweils besten Evidenz bei Entscheidungen über die Versorgung individueller Patienten." (Sackett, DJ, 1996)

Die Praxis der EBM bedeutet somit die Integration individueller klinischer Expertise mit der bestmöglichen externen Evidenz aus systematischer Forschung:

***Individuelle Expertise*** Sie ist das Können und die Urteilskraft, die Ärzte durch ihre Erfahrung und klinische Praxis erwerben. Ein Zuwachs an Expertise spiegelt sich auf vielerlei Weise wider, besonders aber in treffsichereren Diagnosen, in der mitdenkenden und -fühlenden Identifikation und Berücksichtigung der Situation, der Rechte und Präferenzen des Patienten bei der klinischen Entscheidung.

***Beste verfügbare Evidenz*** Neben der klinisch relevanten Forschung ist sie insbesondere die patientenorientierte Forschung zur Genauigkeit diagnostischer Verfahren, zur Aussagekraft prognostischer Faktoren und zur Wirksamkeit therapeutischer, rehabilitativer und präventiver Maßnahmen. Externe klinische Evidenz führt zu einer Neubewertung bisher akzeptierter diagnostischer und therapeutischer Verfahren und ersetzt sie durch solche, die wirksamer, effektiver und sicherer sind.

Ziel der EBM ist die gemeinsame Nutzung von individueller Expertise und der besten verfügbaren externen Evidenz, da keiner der beiden Faktoren allein zu einer optimalen Patientenbetreuung ausreicht. Beispielsweise ist die Erfolgsquote eines Arztes ohne klinische Erfahrung durch bloßen Rückgriff auf die Evidenz relativ gering, da selbst exzellente Forschungsergebnisse im individuellen Fall häufig nicht anwendbar oder unpassend sein können. Andererseits kann – ohne das Einbeziehen aktueller Forschungsergebnisse – die ärztliche Praxis leicht veraltetem Wissen folgen.

## Entwicklung der EBM

Evidence-Based Medicine hat ihren Ursprung in den 70er-Jahren, in denen in Kanada eine systematische Entscheidungsunterstützung für den klinischen Alltag konzeptionell entwickelt wurde. Ein Meilenstein ist die Gründung der Cochrane Collaboration 1993, einem mittlerweile weltweiten Netz von Wissenschaftlern und Ärzten in sog. Review-Gruppen, mit dem Ziel, systematische Übersichtsarbeiten zur Bewertung von Therapien zu erstellen, aktuell zu halten und zu verbreiten. Das Deutsche Cochrane-Zentrum (DCZ) mit Sitz in Freiburg ist der offizielle Vertreter des internationalen Netzwerkes im deutschsprachigen Raum. Weitere Themenschwerpunkte sind die Kontaktpflege und Vermittlung freiwilliger Mitarbeiter, die Unterstützung, Assistenz und Überwachung von Review-Gruppen, die Suche nach klinischen Studien und die Hilfe bei der Entwicklung ständig verbesserter Richtlinien.

## Auswirkung der EBM

Evidence-Based Medicine gewinnt als Methode mehr und mehr an Bedeutung. Sie hilft bei der Patientenversorgung in Klinik und Praxis und bietet Instrumente zur Literaturbewertung und Evaluation diagnostischer und therapeutischer Verfahren. Zudem bildet sie die Basis strategischer Entscheidungen und ist Grundlage für die Entwicklung nationaler und institutioneller Leitlinien. Deshalb hat die EBM prognostisch erhebliche Auswirkungen auf die Kosten im Gesundheitssystem und hilft bei Einsparungsmaßnahmen, beispielsweise durch die Eradikation obsoleter Verfahren (z. B. Krankenhausaufenthalt zur Adipositastherapie).

## Zusammenfassung

- In der Allgemeinmedizin gibt es mit der biopsychosozialen Gesamtschau, der berufstheoretischen Sicht und der „Evidence-Based Medicine" unterschiedliche Theorien.
- Das unausgelesene Krankengut umfasst alle Altersgruppen, beide Geschlechter, Beratungsprobleme aller Art, zu jeder Zeit und in jedem Stadium.
- Die prozessgerechte Klassifizierung erfolgt in Symptome, Symptomgruppen, Bilder von Krankheiten und Diagnosen.
- Hauptaufgabe der Evidence-Based Medicine (EBM) ist die Kombination von individueller klinischer Expertise mit bestmöglicher externer Evidenz aus systematischer Forschung.

# Funktionen der Allgemeinmedizin

Die DEGAM (Deutsche Gesellschaft für Allgemeinmedizin und Familienmedizin) definiert die allgemeinärztlichen **Funktionen** wie folgt:

- Der Arbeitsbereich der Allgemeinmedizin beinhaltet die **Grundversorgung** aller Patienten mit körperlichen und seelischen Gesundheitsstörungen in der Notfall-, Akut- und Langzeitversorgung sowie wesentliche Bereiche der **Prävention und Rehabilitation.** Allgemeinärztinnen und Allgemeinärzte sind darauf spezialisiert, als erste ärztliche Ansprechpartner bei allen Gesundheitsproblemen zu helfen.
- Die **Arbeitsweise** der Allgemeinmedizin berücksichtigt somatische, psychosoziale, soziokulturelle und ökologische Aspekte. Bei der Interpretation von Symptomen und Befunden ist es von besonderer Bedeutung, den Patienten, sein Krankheitskonzept, sein Umfeld und seine Geschichte zu würdigen (hermeneutisches Fallverständnis).
- Die **Arbeitsgrundlagen** der Allgemeinmedizin sind eine auf Dauer angelegte Arzt-Patienten-Beziehung und die erlebte Anamnese, die auf einer breiten Zuständigkeit und Kontinuität in der Versorgung beruhen. Zu den Arbeitsgrundlagen gehört auch der Umgang mit den epidemiologischen Besonderheiten des unausgelesenen Patientenkollektivs mit den daraus folgenden speziellen Bedingungen der Entscheidungsfindung (abwartendes Offenhalten des Falls, Berücksichtigung abwendbar gefährlicher Verläufe).
- Das **Arbeitsziel** der Allgemeinmedizin ist eine qualitativ hochstehende Versorgung, die den Schutz des Patienten, aber auch der Gesellschaft vor Fehl-, Unter- oder Überversorgung einschließt.

Hieraus ergibt sich, dass die Allgemeinmedizin eine **fachübergreifende** und **fachintegrierende Grundversorgung** für die gesamte Bevölkerung leistet. Die überwiegende Zahl aller Behandlungsfälle in der Bundesrepublik Deutschland wird ambulant betreut, etwa 45 % aller Behandlungsfälle erfolgen in Allgemeinarztpraxen. Diese Tatsachen unterstreichen den Stellenwert der Allgemeinmedizin im deutschen Gesundheitswesen.
Der Allgemeinarzt ist i. d. R. der erste Ansprechpartner der Bevölkerung bei allen physischen und psychischen Erkrankungen, Befindlichkeitsstörungen oder bei gesundheitsbezogenen Fragen. Viele Patienten sehen den Allgemeinmediziner wegen des oft jahrelangen Kontakts als sehr vertraute Person und holen sich hier nicht nur medizinischen Rat. Der Hausarzt übernimmt folglich verschiedenste Funktionen.

## Primärärztliche Funktion

Der Allgemeinarzt übernimmt im Rahmen seiner Möglichkeiten bei psychischen und somatischen Erkrankungen sowohl die initiale Diagnostik als auch die Therapie. Diese folgen mitunter den Grundsätzen der einzelnen Spezialfächer, wobei der Allgemeinmediziner in ca. 10 % der Behandlungsfälle aus Gründen der beschränkten technischen Ausstattung (z. B. CT, MRT, schnelle Labordiagnostik) oder der nicht optimalen Behandlungssituation (z. B. bei Hausbesuchen) an die Grenzen theoretischer und klinischer Standards stößt und ein Einbeziehen von Facharztkollegen bzw. Kliniken notwendig wird. Die Ambivalenz zwischen einer Vielzahl an Patienten einerseits und eingeschränkten diagnostischen und therapeutischen Möglichkeiten andererseits ist wohl die größte Herausforderung an den Allgemeinarzt. Er ist es, der oft in sehr kurzer Zeit mit beschränkten Mitteln die Weichen einer effizienten Behandlung richtig stellen muss.

### Notfallfunktion

Das Unterscheiden und Erkennen von **potenziell lebensbedrohlichen Zuständen** und **weniger dringlichen Krankheitsverläufen** ist eine weitere wichtige Aufgabe. Nicht selten ist der Hausarzt – auch im Rahmen des ärztlichen Notdienstes, zu dem im Übrigen jeder niedergelassene Arzt verpflichtet ist – mit Notfallsituationen wie Herzinfarkt, Schlaganfall, Anaphylaxie oder Lungenödem konfrontiert. Die Kenntnis über Schockbekämpfung bzw. kardiopulmonale Reanimation ist unerlässlich, eine entsprechende Ausrüstung (Notfallkoffer) muss immer mitgeführt werden. Bei absehbarer stationärer Folgebehandlung eines Notfalls stehen dem Allgemeinarzt je nach Schwere des Notfalls verschiedene Optionen offen. Der Transport kann mittels Krankentransportwagen (KTW), Rettungswagen (RTW), Notarztwagen (NAW) oder Rettungshubschrauber (RTH) erfolgen.

### Die häufigsten Erkrankungen in der Praxis

Die Häufigkeit der Beratungsergebnisse unterliegt einer gewissen Regelmäßigkeit – unabhängig davon, ob es sich um eine Stadt- oder Landpraxis handelt. Grundsätzlich sind häufige Krankheiten häufig und seltene Krankheiten selten!
Die meisten Beratungsfälle in der Allgemeinmedizin entfallen auf **uncharakteristische, fieberhafte Infekte** und **Myalgien.** Die am häufigsten behandelten chronischen Krankheitsbilder sind die **Hypertonie** und **muskuloskelettale Beschwerden.** Ein Überblick über die am meisten behandelten Erkrankungen in der Hausarztpraxis und deren Therapie findet sich in dem speziellen Teil dieses Buches.
Haus- und familienärztliche Funktion

> Die **Familienmedizin** umfasst die hausärztliche Behandlung und gesundheitliche Betreuung von Familien oder familienähnlichen Gruppen in somatischer, psychischer und sozialer Hinsicht. Wesentliche Voraussetzung ist die Kenntnis der Beziehungen der Familienmitglieder untereinander und zu ihrer Umwelt (Definition der DEGAM).

Aufgrund der Langzeitbehandlung einzelner Familienmitglieder (etwa 75 % der Patienten sind länger als 5 Jahre in Behandlung) und als Vertrauter der Familien erhält der Allgemeinarzt einen guten Einblick in die zwischenmenschlichen Beziehungen und evtl. Konflikte. Die persönlichen Probleme einzelner Familienmitglieder können in Relation zur Umgebung und zum Lebensumfeld gesetzt und mit einem guten Ein- und Durchblick angegangen werden. So gehören die Betreuung in Lebenskrisen, aber auch Kindheits- oder Schulprobleme, Pubertätskrisen, Ehe-, Partnerschafts- und Scheidungsprobleme oder Verlusterlebnisse zum Aufgabenbereich der Allgemeinmedizin.

### Der Hausbesuch

Allgemeinärzte führen über 90 % aller Hausbesuche durch, jeder 10. Patientenkontakt des Allgemeinarztes ist ein Hausbesuch. Zweck des Hausbesuches sind sowohl diagnostische als auch therapeutische und sozialmedizinische Maßnahmen. Jeder Arzt ist grundsätzlich zu Hausbesuchen verpflichtet, falls eine Vorstellung des Patienten in der Praxis nicht zumutbar ist. Ausnahmen sind eine eingeschränkte Fahrtüchtigkeit des Arztes bzw. eine Unzumutbarkeit für den Arzt (z. B. aus gesundheitlichen Gründen). Die Patientenklientel setzt sich hauptsächlich aus akut kranken Personen, denen man die Fahrt in die nächstgelegene Praxis nicht zumuten kann, und alten, pflegebedürftigen oder bettlägerigen Menschen zusammen. Die häufigsten Gründe für Hausbesuche sind akute Ischialgien, Angina-pectoris-Anfälle, Asthma bronchiale, grippale Infekte, Erbrechen und Durchfall.
Die Organisation der Hausbesuche stellt für den Allgemeinarzt oft eine **logistische** und **zeitliche Herausforderung** dar. So muss in

den Praxisalltag Zeit dafür eingeplant werden. Viele Allgemeinmediziner halten für die hausärztlichen Routinebesuche bestimmte Sprechzeiten (z. B. einen ganzen Nachmittag) frei. Bei hausärztlichen Notfällen während der Praxissprechstunde („Herr Doktor, kommen Sie schnell!“) ist die Entscheidung oft schwierig – einerseits die Patienten in einem vollen Wartezimmer noch länger warten zu lassen oder andererseits den Anrufer an die Rettungsleitstelle zu verweisen. Zur Ausrüstung für einen Hausbesuch gehören neben den notwendigen Unterlagen (Patientenkarteien), den diagnostischen und therapeutischen Hilfsmitteln auch häufig verwendete Medikamente und Notfallinstrumente. Empfehlenswert ist hier die Verwendung von zwei verschiedenen Systemen, einer Hausbesuchstasche einerseits und eines Notfallkoffers mit Beatmungstasche andererseits. Die Hausarzttasche sollte gewichtsoptimiert bestückt sein und neben diagnostischem Werkzeug Verbrauchsmaterialien und Basismedikamente für einen Routinebesuch enthalten. Die Notfalltasche ist mit Materialien für lebensrettende Maßnahmen wie z. B. $O_2$-Flasche, Absauggerät, Beatmungseinheit und Notfallmedikamenten auszustatten.

## Koordinationsfunktion

Die gezielte **Zuweisung zu Spezialisten,** die federführende **Koordinierung** zwischen den **Versorgungsebenen** und das **Zusammenführen** und **Dokumentieren** aller Ergebnisse sind Bestandteil der Koordinationsfunktion des Hausarztes. Er muss bei jeder Erkrankung grundsätzlich entscheiden, ob eine Zuhilfenahme weiterer medizinischer Einrichtungen erforderlich ist. Hier bieten sich neben den niedergelassenen Fachkollegen Krankenhäuser (Spezialambulanzen, stationäre Behandlung), physikalische Therapieeinrichtungen und Rehabilitationszentren für die Zusammenarbeit an. Alle erfolgten stationären oder fachärztlichen Untersuchungen werden dem Hausarzt in schriftlicher Form zugeschickt. Diesem obliegt es wiederum, die Untersuchungsberichte zu sammeln und aufzubewahren. So ist zum einen eine lückenlose und optimale medizinische Beratung des Patienten gewährleistet, zum anderen kann der Hausarzt von Fachkollegen bei relevanter medizinischer Fragestellung kontaktiert werden.

### Allgemeine Meldepflicht

Der Allgemeinarzt ist, ebenso wie seine klinischen Kollegen, verpflichtet, im Rahmen der allgemeinen Meldepflicht meldepflichtige Erkrankungen anzuzeigen. → Tab. 4.1 gibt eine Übersicht über die namentlich meldepflichtigen Krankheiten in verschiedenen Stadien. Anerkannte Berufskrankheiten wie Lärmschwerhörigkeit, allergische Atemwegs- und Hauterkrankungen oder Asbestose und Silikose müssen ebenfalls den Gesundheitsbehörden gemeldet werden.

**Tab. 4.1** Übersicht über meldepflichtige Krankheiten

| Namentliche Meldung bei Verdacht, Erkrankung und Tod | Nichtnamentliche Meldung |
|---|---|
| Botulismus, Cholera, Diphtherie, humane spongiforme Enzephalopathie (außer familiär-hereditäre Formen), akute Virushepatitis, enteropathisches hämolytisch-urämisches Syndrom (HUS), virusbedingtes hämorrhagisches Fieber, Keuchhusten, Masern, Meningokokken-Meningitis oder -Sepsis, Milzbrand, Mumps, Pest, Poliomyelitis, Röteln einschließlich Rötelnembryopathie, Tollwut, Typhus abdominalis oder Paratyphus, Windpocken, zoonotische Influenza, Coronavirus-Krankheit-2019 (COVID-19), | Syphilis, Echinokokkose, Malaria, AIDS, konnatale Toxoplasmoseinfektion, Gonorrhö |

## Soziale Integrationsfunktion

Der Allgemeinarzt vertritt unter Einbeziehung von Hilfen aller Art die gesundheitlichen Interessen des Patienten nach außen. So wird er im Rahmen der Krankenversorgung vonseiten des Patienten, des Staates und der Krankenkassen in viele Entscheidungsprozesse miteinbezogen. Seine Funktion definiert sich hier über **Stellungnahmen** und **gutachterliche Untersuchungen,** sowohl in der Krankheitsprävention als auch bei Rehabilitations- und vorzeitigen Rentenverfahren bzw. der Beurteilung von Arbeitsunfähigkeit.

### Arbeitsunfähigkeit

Laut Gesetz ist arbeitsunfähig, wer aufgrund von Krankheit seine bisher ausgeübte Tätigkeit nicht mehr oder nur unter der Gefahr der Verschlimmerung der Krankheit ausüben kann. Der Hausarzt ist für die Bestätigung der Arbeitsunfähigkeit der erste Ansprechpartner für Patienten. Normalerweise darf er eine Arbeitsunfähigkeitsbescheinigung (AU) nur ausstellen, wenn er den Patienten vorher persönlich untersucht hat. Im Rahmen der ärztlichen Versorgung während der Covid-19-Pandemie wurde seitens der Kassenärztlichen Bundesvereinigung in befristetem Maße eine telefonische Krankschreibung für bis zu 7 Tage gewährt. Die AU besteht aus drei Durchschlägen (für Krankenkasse, Arzt und Arbeitgeber) und muss die ICD-10-verschlüsselte Diagnose, Befund, voraussichtliche Dauer der Arbeitsunfähigkeit und die Unterschrift des Arztes enthalten (→ Abb. 4.1). Mit Einführung der elektronischen Krankschreibung (eAU) im laufenden Prozess der Telematik-Infrastruktur in Arztpraxen wird eine elektronische Weiterleitung der

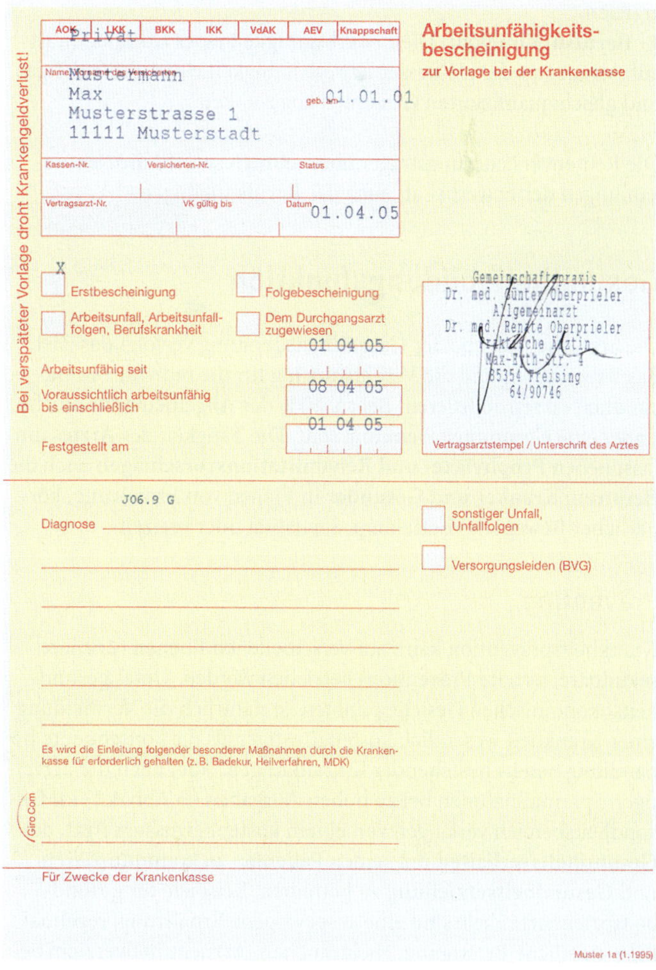
AOK | LKK | BKK | IKK | VdAK | AEV | Knappschaft

Privat

Arbeitsunfähigkeitsbescheinigung
zur Vorlage bei der Krankenkasse

Name, Vorname des Versicherten
Mustermann
Max
Musterstrasse 1
11111 Musterstadt
geb. am 01.01.01

Kassen-Nr. | Versicherten-Nr. | Status

Vertragsarzt-Nr. | VK gültig bis | Datum 01.04.05

Bei verspäteter Vorlage droht Krankengeldverlust!

X Erstbescheinigung
Folgebescheinigung
Arbeitsunfall, Arbeitsunfallfolgen, Berufskrankheit
Dem Durchgangsarzt zugewiesen

Arbeitsunfähig seit 01 04 05
Voraussichtlich arbeitsunfähig bis einschließlich 08 04 05
Festgestellt am 01 04 05

Gemeinschaftspraxis
Dr. med. Günter Oberprieler
Allgemeinarzt
Dr. med. Renate Oberprieler
Praktische Ärztin
Max-Erth-Str. 1
85354 Freising
64/90746

Vertragsarztstempel / Unterschrift des Arztes

Diagnose J06.9 G
sonstiger Unfall, Unfallfolgen
Versorgungsleiden (BVG)

Es wird die Einleitung folgender besonderer Maßnahmen durch die Krankenkasse für erforderlich gehalten (z. B. Badekur, Heilverfahren, MDK)

Für Zwecke der Krankenkasse

Muster 1a (1.1995)

**Abb. 4.1** Arbeitsunfähigkeitsbescheinigung (AU) [O1044]

Arbeitsunfähigkeitsbescheinigung an die Krankenkassen künftig möglich sein. Eltern dürfen bei akuten Erkrankungen ihrer Kinder unter 12 Jahren für maximal 10 Tage pro Elternteil arbeitsbefreit werden.

### Rehabilitationsmaßnahmen

Maßnahmen zur Vorbeugung, Linderung oder Beseitigung gesundheitlicher Störungen fallen unter die sog. Rehabilitation. Die Aufgabe des Allgemeinarztes ist das **Erkennen des Rehabilitationsbedarfs,** also der medizinisch gerechtfertigten Indikation. Unter ökonomischen Gesichtspunkten greift vonseiten der Rehabilitationsträger der Grundsatz „Rehabilitation vor vorzeitiger Berentung“. Der Allgemeinarzt muss also abwägen, ob eine Rehabilitation sinnvoll erscheint. Trifft dies zu, so müssen medizinische und therapeutische Vorgehensweise, die Art der Rehabilitation und der Zeitraum in Absprache mit Patient und Kostenträger festgelegt werden. Die Bandbreite der Reha-Maßnahmen reicht von ambulanter Therapie über Tageskliniken bis zu stationären Aufenthalten.

### Rentenverfahren

Sind alle Rehabilitationsmaßnahmen ausgeschöpft und besteht gleichzeitig keine Aussicht auf eine Besserung der Erkrankung, so kommt eine vorzeitige Berentung der betroffenen Person infrage. Wichtig hierfür ist die Klärung der Erwerbsunfähigkeit und der Berufsunfähigkeit:

- **Erwerbsunfähigkeit:** Ein Versicherter ist infolge einer Krankheit auf absehbare Zeit nicht in der Lage, eine regelmäßige Erwerbstätigkeit auszuüben oder mehr als geringfügige Einkünfte zu erzielen.
- **Berufsunfähigkeit:** Die Erwerbsfähigkeit eines Erkrankten ist auf weniger als die Hälfte der Erwerbsfähigkeit eines gleichaltrigen und gleich qualifizierten Gesunden abgesunken.

Die Rentenversicherungsträger übernehmen sowohl die Rentenzahlungen der Erwerbs- als auch der Berufsunfähigen.

## Gesundheitsbildungsfunktion

Die ärztliche Aufgabe der Gesundheitsberatung verfolgt das Ziel, das Bewusstsein und die Verantwortung für die individuelle Gesundheit zu sensibilisieren. Bei ca. 20 % der Allgemeinarztbesuche findet eine Gesundheitsberatung statt. Die Tätigkeit des Arztes umfasst neben **Prophylaxe- und Rehabilitationsvorschlägen** auch die **Beratung Kranker und Gesunder** in Fragen von Ernährung, körperlicher Bewegung, Beziehung, Sexualität oder Freizeit.

### Prävention

Krankheitsprävention kann auf verschiedenen Ebenen (primäre, sekundäre, tertiäre Prävention) betrieben werden. Unter gesundheitsökonomischen Gesichtspunkten ist natürlich die Vermeidung einer Krankheit wesentlich kostengünstiger als die konsequente Behandlung bereits bestehender Erkrankungen. Aber auch die derzeitigen Sparmaßnahmen bei zu hohen Ausgaben (→ Abb. 4.2) im Gesundheitsbereich verlangen von einem kostenbewussten Arzt, das **Gesundheitsverhalten** mit seinen Patienten zu kommunizieren und **Gesundheitserziehung** zu betreiben. Beispiele für gesundheitsorientierte Ziele sind eine ausgewogene Ernährung, regelmäßige sportliche Betätigung, Nichtrauchen, Arzneimittelverzicht bei banalen Beschwerden. Eine regelmäßige Kontrolle in Kombination

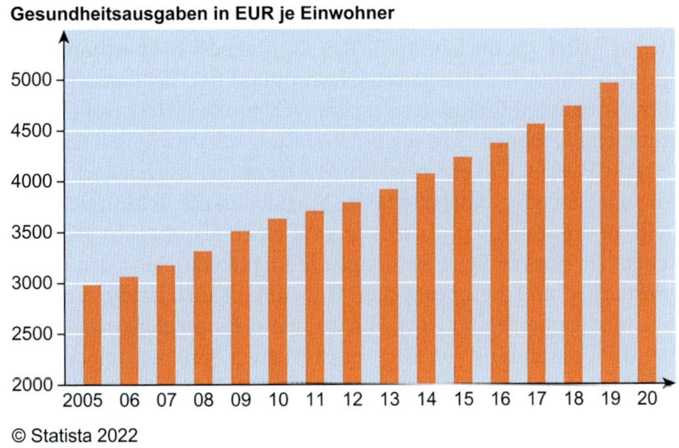


**Abb. 4.2** Entwicklung der jährlichen Gesundheitsausgaben in der Bundesrepublik Deutschland in Euro, je Einwohner [W193, L231]

mit einer positiven Verstärkung von Teilerfolgen erhöht die Attraktivität von gesundheitsbewusstem Verhalten.

### Früherkennung

Das Thema Früherkennung ist ein viel diskutierter und wichtiger Bestandteil der sekundären Präventionsebene. Die folgenden Untersuchungen sind in diesem Rahmen freiwillige, von den Krankenkassen getragene Leistungen und fallen hierbei u. a. in das Aufgabengebiet des Allgemeinmediziners.

#### Kindervorsorge

Während die ersten beiden Vorsorgeuntersuchungen U1 (unmittelbar nach der Geburt) und U2 (zwischen 3. und 10. Lebenstag) meist im Krankenhaus von Gynäkologen bzw. Pädiatern durchgeführt werden, fallen die weiteren Untersuchungen (U3–U10) evtl. auch dem familienbetreuenden Allgemeinmediziner zu. Neben Hör-, Sehtest und der Beurteilung der Reflexe werden auch Sprach- und intellektuelle Entwicklung bzw. das Sozialverhalten untersucht und beurteilt. Im Rahmen dieser Untersuchungen erfolgen auch die Impfungen (s. u.).

#### Untersuchung nach dem Jugendarbeitsschutzgesetz

Alle **Beschäftigten unter 18** Jahren müssen laut Gesetz vor Aufnahme der Berufstätigkeit und vor Ablauf des ersten Beschäftigungsjahrs standardisiert untersucht werden. Hierbei wird die für den Arbeitgeber relevante Arbeitsfähigkeit mit evtl. Einschränkungen dokumentiert. Weitere Ziele der Jugendarbeitsschutzuntersuchung sind die Früherkennung von Krankheiten und die Vorbeugung von gesundheitsschädlichen Einflüssen am Arbeitsplatz. Eine Beschäftigung darf erst nach Vorlage der ärztlichen Untersuchungsbescheinigung aufgenommen werden.

#### Gesundheits-Check-up und Krebsfrüherkennung

Ab dem 35. Lebensjahr haben Frauen und Männer alle 3 Jahre Anspruch auf eine Gesundheitsuntersuchung, die zusammen mit der Krebsfrüherkennung (→ Kap. 13) stattfinden kann. Bestandteile dieser Untersuchung sind die Anamnese mit Erfassung sämtlicher Risikofaktoren, eine klinische Untersuchung (Ganzkörperstatus), Laboruntersuchung (Cholesterin, Glukose, Urinstreifentest), fakultativ ein Ruhe-EKG und eine intensive Beratung bzgl. Ergebnissen, Lebensführung und Prävention. Der Anspruch besteht auch, wenn der Versicherte wegen einer Krankheit bereits in Behandlung ist. Obwohl grundsätzlich viele Allgemeinmediziner die Gesundheitsvorsorge anbieten, wird diese mit einer Häufigkeit bis zu 30 % noch nicht ausreichend in Anspruch genommen.

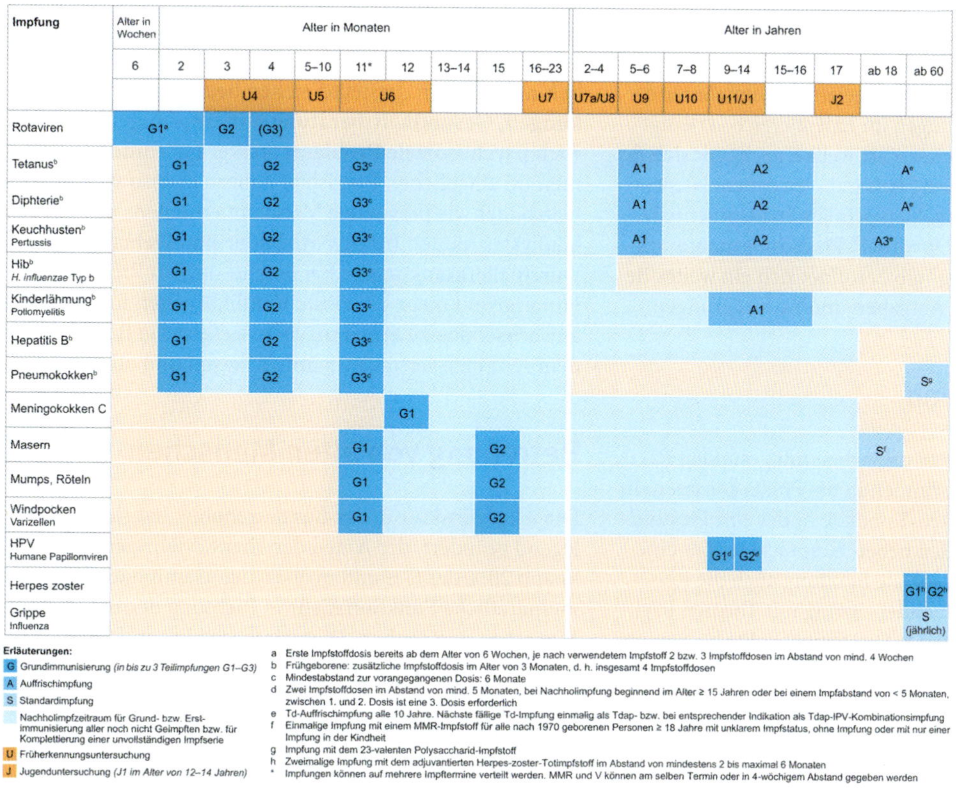


**Abb. 4.3** Impfkalender (Standardimpfungen) für Säuglinge, Kinder, Jugendliche und Erwachsenen nach den Empfehlungen der STIKO am Robert Koch-Institut (Stand 27.1.2022, Epidemiologisches Bulletin Nr. 34/2021) CC BY 4.0 License [X221-035, L141]

### Sporttauglichkeitsuntersuchung

Die Sporttauglichkeitsuntersuchungen werden nicht von den gesetzlichen Krankenkassen erstattet, müssen also **vom Patienten selbst gezahlt** werden. Art und Umfang der Durchführung sind weder festgelegt noch facharztgebunden, d. h., jeder Allgemeinarzt kann die Sporttauglichkeitsprüfung nach eigener Erfahrung durchführen. Die Belastbarkeit des Einzelnen richtet sich nach Alter, Sportart und v. a. nach evtl. Vorerkrankungen. Diese gelten auch als potenziell einschränkender Faktor. Die Tauglichkeit wird formlos mit einem Attest bescheinigt, bei einigen Sportarten muss ein Vordruck ausgefüllt werden.

## Impfungen

In der Allgemeinarztpraxis werden Impfungen aller Art durchgeführt **(Primärprävention).** Sowohl Kinder im Rahmen von **Routineimpfungen** (→ Abb. 4.3) als auch Erwachsene mit **Auffrischungsimpfungen** oder **vor Auslandsreisen** stellen die Klientel des Allgemeinarztes. Dieser hat bzgl. jeder Impfung eine Informations- und Aufklärungspflicht. Vor der Impfung muss der Patient über Nutzen der Impfung, Dauer des Impfschutzes, Nebenwirkungen und Kontraindikationen informiert werden. Grundsätzlich ist jeder Mediziner angehalten, sich über die aktuellen Impfempfehlungen der Ständigen Impfkommission (STIKO) zu informieren und danach zu handeln. Laufend aktualisierte Stände finden sich unter der Homepage des Robert-Koch-Instituts unter www.rki.de. Die erfolgten Impfungen werden in den Impfpass eingetragen. Schutzimpfungen, die ausschließlich aus Anlass einer privaten Auslandsreise durchgeführt werden, dürfen nicht mit der gesetzlichen Krankenkasse abgerechnet werden. Der Patient trägt die Kosten selbst, teilweise werden die Kosten von den Krankenkassen rückerstattet.

## Zusammenfassung

- Allgemeinmedizin beinhaltet die Grundversorgung aller Patienten in der Notfall-, Akut- und Langzeitversorgung, in der Prävention und Rehabilitation.
- Allgemeinmedizin ist fachübergreifend und fachintegrierend.
- Zirka 45 % aller Behandlungen erfolgen in Allgemeinarztpraxen.
- Der Allgemeinarzt übernimmt die primärärztliche Diagnostik und Therapie aller Patienten.
- Der Hausbesuch ist ein Bestandteil der haus- und familienärztlichen Funktion.
- Der Allgemeinarzt hält federführend die Koordinierung zwischen den einzelnen Versorgungsebenen.
- Bei bestimmten festgestellten Erkrankungen ist der Hausarzt im Rahmen der allgemeinen Meldepflicht zur Anzeige verpflichtet.
- Der Allgemeinarzt vertritt die gesundheitlichen Interessen des Patienten nach außen, er ist der „Gesundheitsanwalt" des Patienten.
- Die Beurteilung von Arbeitsunfähigkeit, Rehabilitations-, Pflege- oder Berentungsbedarf übernimmt in erster Linie der Allgemeinarzt.
- Ziel der Gesundheitsbildung und -erziehung ist es, das Bewusstsein und die Verantwortung für die individuelle Gesundheit zu sensibilisieren.
- Das Jugendarbeitsschutzgesetz schreibt eine Untersuchung bei Arbeitsaufnahme und nach einem Jahr Tätigkeit vor.
- Check-up und Krebsvorsorge werden bislang nur ungenügend in Anspruch genommen.
- Der Patient muss in die Vorsorgeuntersuchung selbst aktiv eingebunden werden.
- Der Arzt hat vor jeder Impfung eine Informations- und Aufklärungspflicht.

Der Allgemeinarzt betreut in seinem Praxiseinzugsgebiet ein **unausgelesenes Krankengut.** Das bedeutet, dass nicht etwa ein Querschnitt der Gesundheitsstörungen zu ihm gelangt. Vielmehr wird ein Großteil der Gesundheitsstörungen im Laienbereich „erledigt", erst nach Überschreiten einer gewissen Schwelle entschließt sich der Patient, zum Arzt – dann meist zum Hausarzt – zu gehen. Nicht zum unausgelesenen Krankengut zählen primäre Inanspruchnahmen von Spezialisten „am Hausarzt vorbei". Da es im primärärztlichen Bereich keine „Vorsortierung" gibt, eröffnet sich ein weites Betätigungsfeld mit breit gestreuten Aufgaben und Anforderungen.

## Betreuung von Gesunden

Eine oft sehr angenehme Aufgabe ist die Arbeit mit gesunden Patienten, die aus verschiedensten Gründen in die Praxis kommen. In ca. einem Fünftel der Arzt-Patienten-Kontakte findet eine **Gesundheitsberatung** statt. Hierunter fallen neben Gesprächen über eine ideale Lebensführung und psychosoziale Beratung auch die Reise- und Impfberatung oder die Auseinandersetzung mit Themen bzgl. Arbeitsplatz, Berentung oder Hygiene. Der Patient sollte bei seinem Hausarzt über entscheidende gesundheitserhaltende Maßnahmen im körperlichen, seelischen und sozialen Bereich erfahren. Dabei ist besonders die aktive Mitarbeit des Patienten durch Minimierung der Risikofaktoren (Übergewicht, übermäßiger Alkoholkonsum, Rauchen etc.) und körperliche Betätigung wünschenswert. Hier sollte vonseiten des Arztes nicht nur ein Ideal glaubhaft verkörpert, sondern der positive Aspekt der gesundheitsfördernden Maßnahmen hervorgehoben werden. Eine positive Verstärkung der gesundheitserhaltenden Maßnahmen hat sich gegenüber der Androhung von Konsequenzen (wie z. B. Lungenkrebs durch Rauchen) bewährt.

## Psychosomatische Basisversorgung

Patienten mit psychosomatischen Beschwerden suchen häufig als Erstes den Hausarzt auf. Die überwiegende Zahl der Beschwerden ist **funktioneller Art** (z. B. Reizmagen, Colon irritabile, funktionelle Herzbeschwerden), also Erkrankungen ohne organisch-pathologisches Korrelat. Ziel ist eine möglichst frühzeitige Klärung der oft komplexen Krankheitsbilder, insbesondere in Bezug auf mögliche abwendbar gefährliche Verläufe. Therapeutisch kommt eine verbale oder übende Basistherapie (Gesprächstherapie) infrage, ggf. ist die Überweisung oder Zusammenarbeit mit psychoanalytischen und verhaltenstherapeutischen Fachkollegen oder Psychologen nötig.

## Betreuung von Kindern und Jugendlichen

Kinder und Jugendliche sind im Rahmen der familienärztlichen Versorgung in den Allgemeinarztpraxen häufige Patienten. Während in der Nachkriegszeit v. a. die Prävention und Therapie von infektiösen Krankheiten die wichtigste ärztliche Aufgabe in der Arbeit mit Kindern darstellte, stehen heute, neben den **Akuterkrankungen, Gesundheitsberatung** und **Impfungen,** aber besonders auch **psychosoziale Probleme** stärker im Vordergrund. So kommen im alltäglichen Praxisbild nahezu ebenso viele akute Krankheitsbilder wie präventive Maßnahmen seitens des Arztes vor. Die häufigsten akuten Beschwerdebilder sind Fieber, Husten und Durchfallerkrankungen. Bei psychosozialen Problemen sind im Hintergrund meist ungelöste Konfliktthemen im Umfeld der Heranwachsenden zu eruieren, vorausgesetzt die Betroffenen finden in dem Arzt eine vertrauenswürdige Person und öffnen sich (→Tab. 5.1).

## Betreuung von alten Menschen

Die Altersstruktur in der Bundesrepublik hat sich seit 1950 grundlegend geändert, der Anteil der über 67-Jährigen liegt derzeit bei knapp 20 % der Gesamtbevölkerung. Damit hat sich auch die allgemeinärztliche Funktion mehr in Richtung der Behandlung älterer Menschen verschoben. Demografische Prognosen bis 2050 gehen von einer gravierenden Verschiebung der Altersstruktur (→ Abb. 5.1) aus. Diese Tatsache war, ist und wird für eine steigende Patientenklientel auch in Allgemeinarztpraxen verantwortlich sein. Die derzeit häufigsten Krankheitsbilder bei älteren Menschen sind:

- Kreislauf- und Durchblutungsstörungen
- Schlafstörungen
- Rheumatische Beschwerden
- Schmerzsymptome des gesamten Bewegungsapparates
- Magen-Darm-Beschwerden

Ein Problem in der Behandlung älterer Patienten ist die steigende Multimorbidität. Bei ca. 50 % der über 75-Jährigen in einer Allgemeinpraxis können mindestens drei verschiedene Diagnosen gestellt werden. Zu diesen kommen mit progredienter Immobilität, einer steigenden Zahl an Stürzen und Demenzerkrankungen weitere Diagnosen hinzu.
Eine **Weiterbildung** in **„klinischer Geriatrie"** beschäftigt sich im Speziellen mit der Prävention, Erkennung, Diagnostik und Rehabilitation von Menschen in fortgeschrittenem Lebensalter und eröffnet Allgemeinärzten weitere Behandlungsstrategien bei alternden Menschen.

## Betreuung von chronisch Kranken

Der Anteil von chronisch Kranken beträgt in Allgemeinarztpraxen zwischen 20 und 40 %, die Tendenz ist in Korrelation zu der Überalterung der Gesellschaft steigend. Oft sind es chronische **Schmerzen im Kopf-, Nacken- und Rückenbereich** und **Tumorschmerzen,** die den Patienten zum Allgemeinarzt führen. Hauptaufgabe

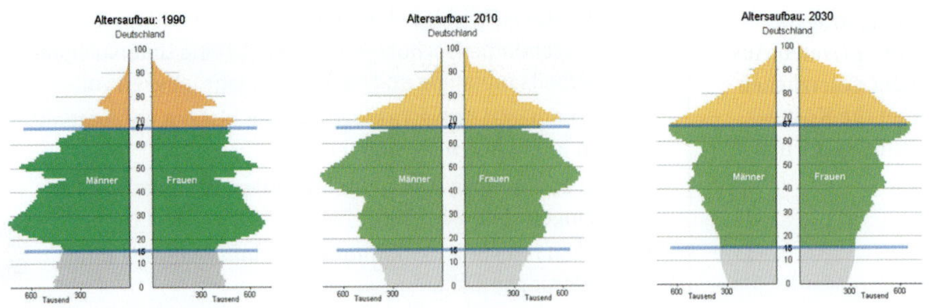


**Abb. 5.1** Alterspyramiden von 1990, 2010 und 2030 zur Verschiebung der Altersstruktur [W193, L231]

**Tab. 5.1** Häufige psychosoziale Ursachen einer Arztkonsultation bei Kindern und Jugendlichen in den jeweiligen Altersstufen

| Altersstufe | Beschwerden |
|---|---|
| 6–12 Monate | Ein- und Durchschlafstörungen |
| 12–18 Monate | statomotorische Entwicklungsverzögerungen |
| Kleinkindalter | Sprachentwicklungsverzögerung, Daumenlutschen, Trennungsängste, Sauberkeitstraining, Pavor nocturnus |
| Vorschul- und Schulalter | Koordinationsstörung, Störung des Sozialverhaltens, hypermotorisches Verhalten mit oder ohne Aufmerksamkeitsstörung, Einnässen, Einkoten, Tic-Störungen, rezidivierende Schmerzen |
| Jugendlichenalter | Alkohol-, Drogen-, Medikamentenmissbrauch, „Broken-Home-Situation“, Beziehungskonflikte |

des Allgemeinarztes ist das gemeinsame Erstellen einer adäquaten und umfassenden Schmerztherapie. Hierbei müssen mit dem Patienten sowohl die aktive Mitarbeit (Coping, Compliance) als auch eine medikamentöse Therapie mit den möglichen Nebenwirkungen besprochen und in einem Therapieplan festgelegt werden. Der Arzt übernimmt mit der Funktion der Langzeitbetreuung des Patienten auch eine Koordination der Hilfsmaßnahmen bei Pflegebedürftigkeit.

## Betreuung Sterbender und deren Angehöriger

Umfragen bestätigen, dass die meisten Bundesbürger ein Sterben im Kreise ihrer Angehörigen jenem im Krankenhaus oder Hospiz vorziehen. Die gilt sowohl in Bezug auf akute als auch unheilbare lang andauernde Erkrankungen (z. B. Tumorleiden). Der Hausarzt ist in diesen Prozess als konstante und beratend begleitende Bezugsperson eingebunden. Er kann dem Sterbenden ein Gefühl der Sicherheit, Beistand, Erklärungen und die Möglichkeit geben, über den Vorgang des Sterbens zu reden. Zu den wichtigsten ärztlichen Aufgaben der Sterbebegleitung gehören:

- Aufklärung und Wahrheit am Krankenbett
- Schmerzbekämpfung
- Beratung bei der häuslichen Pflege (Klärung der Pflegegrade) des Sterbenden
- Zusammenarbeit mit vorhandenen palliativen Strukturen wie z. B. Spezielles ambulantes Palliativteam (SAPV) oder einer Palliativstation im örtlichen Krankenhaus.

Die Angehörigen sollten in diesen Prozess, soweit möglich, aktiv miteinbezogen werden. Ein respektvoller und fürsorglicher Umgang mit dem Sterbenden kann diesem das oft langwierige Verarbeiten seines Schicksals erleichtern.

## Telefonische Beratung

Der Allgemeinarzt hat im Rahmen der Festsetzung seiner Sprechzeiten die Möglichkeit, den Patienten eine telefonische Beratung anzubieten. Dies ist eine zeiteffiziente Möglichkeit, den Patienten schnell über den derzeitigen Stand seiner Erkrankung (z. B. Laborergebnisse, Konsilergebnisse) zu unterrichten. Allerdings kann der Arzt hier auch Krankheitssymptome übersehen, da der Patient normalerweise nur von seinem subjektiven Krankheitsempfinden berichtet. Bei jeglichem Zweifel sollten die Patienten zum persönlichen Gespräch und ggf. zur Untersuchung einbestellt werden. Unangenehme Nachrichten sollten generell im persönlichen Kontakt und nicht telefonisch übermittelt werden.

### Zusammenfassung

- Der Allgemeinarzt betreut das unausgelesene Krankengut.
- Zirka 20 % der Hausarztkonsultationen beinhalten gesundheitsberatende Maßnahmen.
- Die psychosomatische Primärversorgung findet überwiegend auf Hausarztebene statt.
- Die häufigsten akuten Erkrankungen bei Kindern und Jugendlichen sind Fieber, Husten und Durchfall.
- Die Betreuung chronisch Kranker ist eine große Herausforderung an den Allgemeinmediziner.
- Die telefonische Beratung ist zwar zeitsparend, aber dennoch kritisch anzuwenden.

# Verschreiben von Arzneimitteln

Arzneimittel sind Stoffe bzw. Produkte, die zur Heilung, Linderung, Verhütung oder Erkennung von Krankheiten bestimmt sind. Neben den frei verkäuflichen gibt es auch apotheken- und verschreibungspflichtige Arzneimittel. → Abb. 6.1 zeigt einen Überblick.

## Verschreibungspflicht

Arzneimittel, die bei bestimmungsgemäßem Gebrauch ohne ärztliche Überwachung die Gesundheit schädigen können oder die in erheblichem Umfang nicht bestimmungsgemäß gebraucht werden, unterliegen einer unbefristeten Verschreibungspflicht. Außerdem unterliegen Arzneimittel mit neuem Wirkstoff einer automatischen Verschreibungspflicht.

## Rezepte

Juristisch betrachtet ist jedes Rezept eine **Urkunde.** Neben Namen, Berufsbezeichnung, Anschrift, Arzt- und Telefonnummer des Arztes muss es das Datum der Ausfertigung enthalten. Des Weiteren sind das Arzneimittel (Name, Arzneiform, Stückzahl), die Gebrauchsanweisung und der Name des Patienten zu vermerken. Folgende Normierungen der Packungsgrößen werden verwendet und müssen angegeben werden:

- **N1:** kleinste Packung, 10–20 Dosiseinheiten zur Kurzbehandlung
- **N2:** mittlere Packung, 20 oder 50 Dosiseinheiten bei mittlerer Behandlungsdauer
- **N3:** große Packung, 50–120 Dosiseinheiten zur Dauertherapie

**Gültigkeit** erlangt ein Rezept mit dem Praxisstempel und der Unterschrift des Arztes. Die Gültigkeitsdauer bei Kassenrezepten beträgt 28 Tage, bei Privatrezepten i. d. R. 3 Monate. Eine wiederholte Gabe eines verschreibungspflichtigen Medikaments auf dasselbe Rezept ist nicht zulässig.

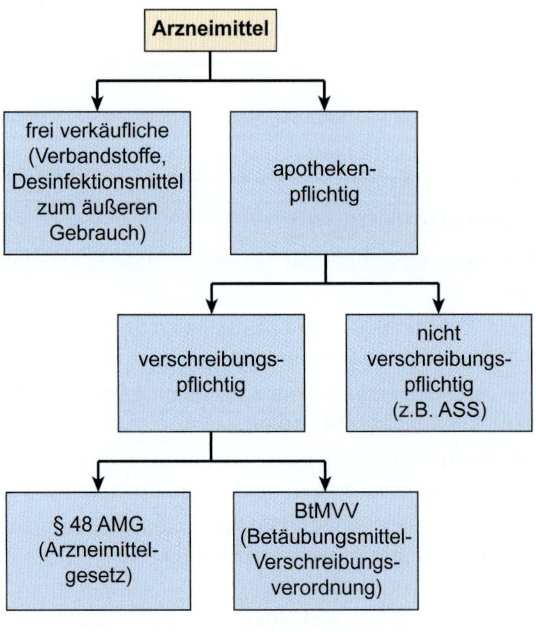


**Abb. 6.1** Erwerb von Arzneimitteln im Überblick [L231]

### Kassenrezept

Kassenrezepte werden auf einem roten Block gedruckt, zusätzliche Angaben wie die Krankenkasse als Kostenträger oder die Gebührenpflichtigkeit des Patienten sind zu vermerken (→ Abb. 6.2).

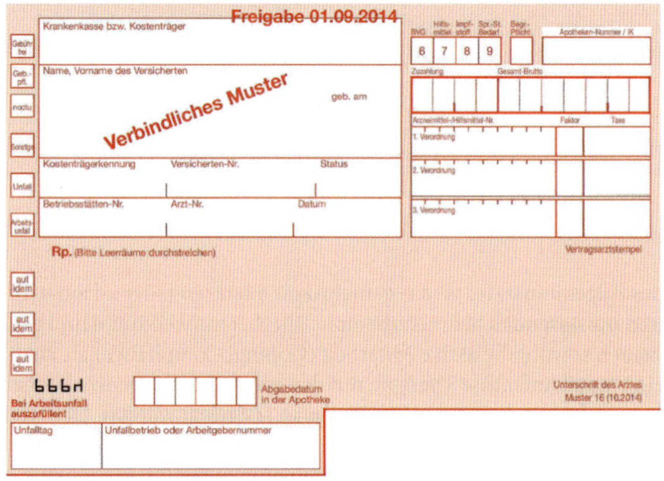


**Abb. 6.2** Normales Kassenrezept [W181]

### Das „grüne Rezept"

Das grüne Rezept dient dem verschreibenden Arzt als Empfehlung eines Medikaments, das nicht verschreibungspflichtig ist (→ Abb. 6.3). Die Gültigkeitsdauer ist üblicherweise unbegrenzt.

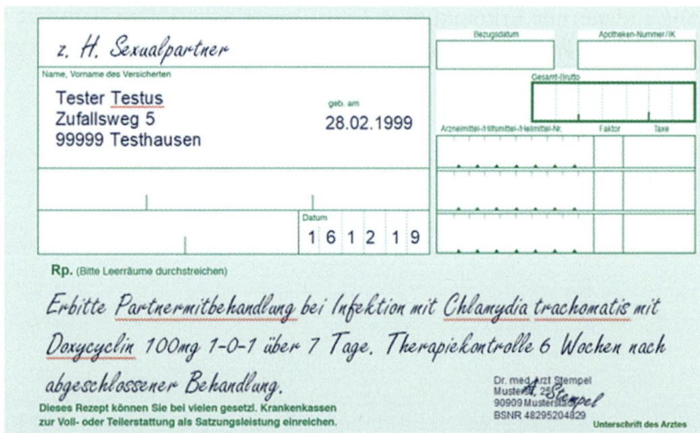


**Abb. 6.3** Grünes Rezept mit einer therapeutischen Empfehlung (hier die Partnerbehandlung) des verschreibenden Arztes [W181]

### Privatrezept

Privatrezepte können auch handschriftlich ausgestellt sein. Das Kürzel „Rp." zeigt eine Arzneimittelverordnung an (→ Abb. 6.4).

## Verschreibung von Betäubungsmitteln (BtM)

Die Betäubungsmittel-Verschreibungsverordnung (BtMVV) regelt die Verordnung von Betäubungsmitteln für Patienten, Praxis-/Stationsbedarf und Notarztdienst. Das Betäubungsmittelgesetz (BtMG) besagt, dass Stoffe, die ein Abhängigkeitspotenzial haben, unter das Betäubungsmittelgesetz fallen und deren Verschreibung bzw. Ausgabe nur im Rahmen einer ärztlichen Behandlung erfolgen darf. Außerdem muss die Verschreibung begründet sein, d. h., der Arzt kommt nach eigener Untersuchung zu der Überzeugung,

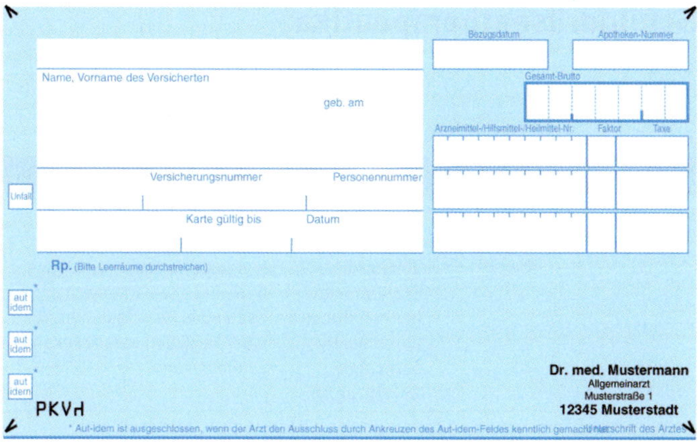


Abb. 6.4 Privatrezept [W181]

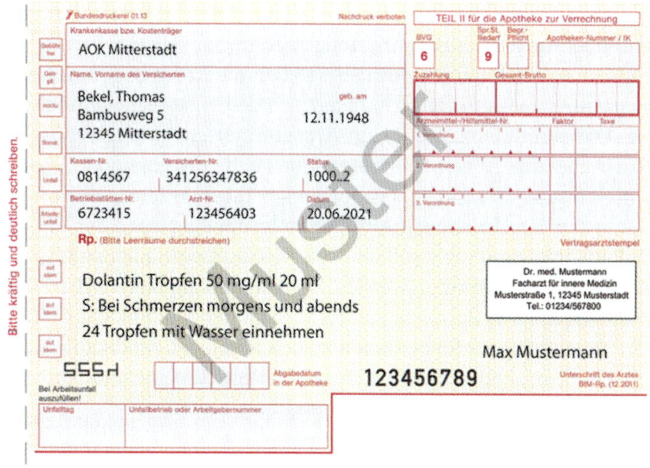


Abb. 6.5 BtM-Rezept [W329]

dass die Anwendung eines BtM wissenschaftlich begründet ist. Das Rezept muss innerhalb von 7 Tagen eingelöst werden.

Jeder Arzt ist für das **Verschreiben,** die **Nachweisführung** sowie den **Verbleib und Bestand** seiner georderten und verschriebenen BtM selbst verantwortlich. Die BtM müssen gesondert aufbewahrt und vor Diebstahl gesichert werden.

In der BtMVV wurde für die einzelnen Pharmaka eine Höchstmenge festgelegt, die bei durchschnittlicher Dosierung einem Bedarf von 30 Tagen entspricht. → Tab. 6.1 führt die zulässigen Höchstmengen verschiedener BTM auf.

**Tab. 6.1** Einige BtM und deren Höchstverschreibungsmengen [xxx]

| Freiname | Gruppe | Höchstmenge |
|---|---|---|
| Fentanyl | Opioid | 2,5 g |
| Methadon | Opioid | 3 g |
| Methylphenidat | Amphetaminderivat | 1,5 g |
| Morphin | Opioid | 20 g |
| Pethidin | Opioid | 10 g |
| Piritramid | Opioid | 6 g |

## BtM-Rezept

BtM-Rezepte werden von dem Allgemeinarzt bei der **Bundesopiumstelle** angefordert. Das Rezept ist ein dreiteiliges Formblatt (→ Abb. 6.5). Teil I und II werden vom Patienten bei der Apotheke vorgelegt, den dritten Teil muss der Arzt 3 Jahre lang aufbewahren und auf Verlangen von Aufsichtsbehörden vorlegen. Folgende Angaben müssen in dem BtM-Rezept enthalten sein:

- Name und Anschrift des Patienten bzw. der Vermerk „Praxisbedarf"
- Ausstellungsdatum
- Arzneimittelbezeichnung
- Arzneimittelmenge (in g oder ml), Stückzahl in abgeteilter Form, Zahl der Packungseinheiten (N1, N2, N3)
- Gebrauchsanweisung mit Einzel- und Tagesangabe
- Name des Arztes, Berufsbezeichnung, Anschrift und Telefonnummer
- Unterschrift des Arztes
- Eventuell zusätzliche Kennzeichnung („N" bei Notfällen, „A" bei besonderem Einzelfall, „S" bei Substitution [z. B. für das Methadonprogramm], „K" bei Kauffahrteischiffen [= Handelsschiffen])

Bei einem **medizinischen Notfall** kann ein BtM in einem zur Behebung des Notfalls erforderlichen Umfang auf ein Normalrezept mit dem Vermerk „Notfall-Verschreibung" verschrieben werden. Ein mit **„N"** gekennzeichnetes BtM-Rezept muss der Apotheke dann schnellstens nachgereicht werden.

## Zusammenfassung

- Arzneimittel können frei verkäuflich, apotheken- und verschreibungspflichtig sein.
- Jedes Rezept ist eine Urkunde.
- N1, N2 und N3 bezeichnen die Packungsgrößen und sind auf dem Rezept zu vermerken.
- Das Kassenrezept wird von der Kasse bezuschusst, das Privatrezept zahlt der Patient selbst.
- Gültigkeitsdauer: bei Kassenrezept 28 Tage, bei Privatrezept 3 Monate, bei BtM-Rezept 7 Tage.
- BtM-Rezepte müssen gesondert und diebstahlsicher aufbewahrt werden.
- Für BtM sind Verschreibungshöchstmengen festgelegt.
- Im Notfall kann ein BtM auf ein Normalrezept ausgestellt werden, vorausgesetzt, dieses enthält alle erforderlichen Angaben.

# Häufig verwendete Medikamente

Die Arzneimittelausgaben der gesetzlichen Krankenversicherungen sind über die letzten 10 Jahre stetig angestiegen. Allgemeinärzte und hausärztlich tätige Internisten stellen die Arztgruppen mit den meisten Arzneimittelverordnungen und dementsprechend höchsten Arzneimittelumsätzen. Laut Arzneimittelverordnungsreport 2020 haben die Allgemeinärzte fast die Hälfte des gesamten Arzneimittelumsatzes rezeptiert. Die folgenden Tabellen zeigen die am häufigsten verschriebenen Arzneimittelgruppen. Neben der Verfügbarkeit in der Praxis sollten diese Medikamente auch zu Hausbesuchen mitgenommen werden. Die Darstellung bietet neben den Wirkstoffen auch Beispiele von Handelsnamen, die Einzeldosierungen und wichtige Informationen zu den jeweiligen Medikamenten. Die Dosisangaben beziehen sich auf Erwachsene und sind Anfangsdosen, d. h., sie müssen ggf. modifiziert werden.

## Analgetika, Antirheumatika

→ Tab. 7.1, → Tab. 7.2

**Tab. 7.1** Periphere Analgetika, Antirheumatika

| Substanz | Beispiele | Einzeldosis | Wichtige Informationen |
|---|---|---|---|
| Acetylsalicylsäure, ASS | Aspirin®, Aspisol® | 500–1 000 mg (bei Fieber, Schmerzen) | schlechte Magenverträglichkeit (Erosionen), Gefahr der Entwicklung eines Ulcus ventriculi oder eines „Aspirin-Asthmas" |
| Anilinderivate/ Paracetamol | Ben-u-ron® | 500–1 000 mg (Höchstdosis ist 4 000 mg/d) | gute Alternative zu ASS, allerdings kaum antiphlogistisch wirksam, Vorsicht vor Überdosierung und Intoxikation |
| Pyrazolderivate/Metamizol | Novalgin® | 8–16 mg/kg als Tbl., Trpf., Supp., oder i. v. | sehr potentes Analgetikum mit spasmolytischem Effekt, Agranulozytoserisiko. **Cave:** Schock bei zu schneller i. v. Gabe! |
| NSAR (Diclofenac, Indometacin, Ibuprofen) | Voltaren®, Amuno®, Dolormin® | 50–600 mg/d p. o. | erhebliche gastrointestinale NW (Übelkeit, Erbrechen, Ulzera) |
| COX-2-Hemmer | Celebrex® | 200 mg/d | geringere gastrointestinale NW als NSAR, evtl. kardiovaskuläre Nebenwirkungen |

**Tab. 7.2** Zentrale Analgetika: Opioide

| Substanz | Beispiele | Einzeldosis | Wichtige Informationen |
|---|---|---|---|
| Morphin | Morphin Merck®, MSI®, MST® | 10 mg p. o. oder 5–10 mg i. m. | BtM (!), hohes Abhängigkeitspotenzial, Intoxikationstrias: Koma, Miosis, Atemdepression |
| Fentanyl-Pflaster | Durogesic® | transdermal, anfänglich kleinste Wirkstärke: 12,5 µg/h | Indikation sind chronische Schmerzzustände (Tumorschmerzen). Wechsel des Pflasters nach 72 h |
| Tramadol | Tramal® | 50–100 mg | Wirkung und NW (z. B. Atemdepression) im Vergleich zu Morphin sind geringer. |
| Tilidin | Tilidin® | 50–100 mg | |

## Schilddrüsentherapeutika

→ Tab. 7.3

**Tab. 7.3** Schilddrüsentherapeutika

| Substanz | Beispiele | Einzeldosis | Wichtige Informationen |
|---|---|---|---|
| Levothyroxin | L-Thyroxin®, Euthyrox® | Euthyreote Struma: 75–200 µg/d, Schilddrüsenhormon-Substitution bei Hypothyreose: 25–200 µg/d | Eine erhöhte Zufuhr kann zur Hyperthyreose führen (Hyperthyreosis factitia). Vorsichtige Gabe bei älteren Menschen, da es zu einer Verschlimmerung einer kardialen Vorerkrankung kommen kann. |

## Magen-Darm-Medikamente, Ulkustherapeutika

→ Tab. 7.4, → Tab. 7.5, → Tab. 7.6, → Tab. 7.7

**Tab. 7.4** $H_2$-Rezeptorenblocker

| Substanz | Beispiele | Einzeldosis | Wichtige Informationen |
|---|---|---|---|
| Ranitidin | Zantic®, Sostril® | 150–300 mg/d für 4–8 Wochen | Indikation bei Ulcus ventriculi/ duodeni, Refluxösophagitis, aber häufig gastrointestinale NW |

**Tab. 7.5** Antiemetika

| Substanz | Beispiele | Einzeldosis | Wichtige Informationen |
|---|---|---|---|
| Metoclopramid | Paspertin® | 3–4 × 10 mg p. o. | extrapyramidale Störungen als NW, Gegenmittel ist Biperiden (Akineton®) |

**Tab. 7.6** Antidiarrhoika

| Substanz | Beispiele | Einzeldosis | Wichtige Informationen |
|---|---|---|---|
| Loperamid | Imodium® | akut: 0,4 mg, chronisch: 0,4 mg/d | Eine kausale Therapie der Diarrhö hat absolute Priorität. |

**Tab. 7.7** Protonenpumpenhemmer

| Substanz | Beispiele | Einzeldosis | Wichtige Informationen |
|---|---|---|---|
| Esomeprazol | Nexium® | 40 mg/d evtl. in Kombination mit Amoxicillin und Clarithromycin über 7 d | Indikation bei Ulcus ventriculi/ duodeni, Refluxösophagitis, Basistherapeutikum bei H. p.-Eradikation |
| Pantoprazol | Pantozol® | 40–80 mg/d evtl. in Kombination mit Amoxicillin und Metronidazol über 7 d | |

## Lipidsenker

→ Tab. 7.8

**Tab. 7.8** Lipidsenker

| Substanz | Beispiele | Einzeldosis | Wichtige Informationen |
|---|---|---|---|
| Pravastatin | Pravasin® | Anfangsdosis: 10–40 mg/d | Eine Dosisanpassung erfolgt nach frühestens 4 Wochen. |
| Simvastatin | Zokor® | Anfangsdosis: 10 mg/d | |
| Atorvastatin | Sortis® | Anfangsdosis: 10 mg/d | |

## Herz-Kreislauf-Medikamente

→ Tab. 7.9, → Tab. 7.10, → Tab. 7.11, → Tab. 7.12

**Tab. 7.9** ACE-Hemmer

| Substanz | Beispiele | Einzeldosis | Wichtige Informationen |
|---|---|---|---|
| Captopril | Lopirin® | 2 × 12,5 mg/d p. o. | Bei Salz- oder Volumenmangel, Herzinsuffizienz oder schwerer Hypertonie muss mit kleinsten Einzeldosen begonnen werden, wichtigste NW ist ein unproduktiver Reizhusten (bis zu 20 %!) |
| Lisinopril | Acerbon® | 1 × 10 mg | |
| Enalapril | Xanef® | 1 × 5 mg/d p. o. | |
| Ramipril | Delix® | 1 × 2,5 mg/d p. o. | |

**Tab. 7.10** Angiotensin-II-Rezeptor-Blocker

| Substanz | Beispiele | Einzeldosis | Wichtige Informationen |
|---|---|---|---|
| Losartan | Lorzaar® | 1 × 50 mg/d p. o. | Einsatz bei Unverträglichkeit von ACE-Hemmern |
| Valsartan | Diovan® | 1 × 80 mg/d p. o. | |
| Candesartan | Blopress®, Atacand® | 1 × 4 mg/d p. o. | |

**Tab. 7.11** Kalziumantagonisten

| Substanz | Beispiele | Einzeldosis | Wichtige Informationen |
|---|---|---|---|
| Verapamil | Isoptin®, Generika | 240–480 mg/d p. o. | Einsatz auch als Antiarrhythmikum, Bradykardie, nicht mit β-Blockern kombinieren |
| Amlodipin | Norvasc® | 1 × 5 mg/d, bei Bedarf auf 1 × 10 mg steigern | meist verwendete Substanzen aus der Nifedipingruppe |
| Nicardipin | Antagonil® | 3 × 20 mg/d, bei Bedarf auf 3 × 30 mg steigern | |

**Tab. 7.12** β-Rezeptorenblocker

| Substanz | Beispiele | Klassifizierung | Einzeldosis | Wichtige Informationen |
|---|---|---|---|---|
| Metoprolol | Beloc® | $\beta_1$-selektiv | Dosierungen sind abhängig von Einsatz bei Angina pectoris, Myokardinfarkt, arterieller Hypertonie oder Herzinsuffizienz. | Bradykardie und obstruktive Atemwegserkrankungen sind absolute Kontraindikationen. |
| Propranolol | Dociton® | $\beta_1$-selektiv | | |
| Carvedilol | Dilatrend® | $\beta_1$- und $\beta_2$-Blockade | | |
| Sotalol | Sotalex® | $\beta_1$- und $\beta_2$-Blockade | | |

## Notfallmedikamente

→ Tab. 7.13

**Tab. 7.13** Notfallmedikamente

| Substanz | Beispiele | Einzeldosis | Wichtige Informationen |
|---|---|---|---|
| Adrenalin | Suprarenin® | Herzstillstand: 1 mg i. v. | Mittel der Wahl bei der Reanimation, aber auch gute Wirksamkeit bei Schockzuständen |
| Atropin | Atropinum sulfuricum® | bradykarde Herzrhythmusstörungen: 0,25–1 mg i. v., als Antidot: 2–5 mg mit anschließend fraktionierter Gabe | Aufgrund der NW ist die Anwendung in erster Linie auf bradykarde Herzrhythmusstörungen und Alkylphosphatvergiftungen beschränkt. |

## Diuretika

→ Tab. 7.14

**Tab. 7.14** Diuretika

| Substanz | Beispiele | Einzeldosis | Wichtige Informationen |
|---|---|---|---|
| Furosemid (Schleifendiuretikum) | Lasix®, Furosemid-ratiopharm® | 1 × 40 mg/d p. o. (bei arterieller Hypertonie), 40–80 mg/d p. o. bzw. 40 mg/d i. m. oder i. v. (bei Ödemen) | auch bei eingeschränkter Nierenfunktion anwendbar, aber Vorsicht vor zu hohem Elektrolyt- und Volumenverlust |
| Hydrochlorothiazid (HCT) | Esidrix®, HCT® | 1 × 12,5–25 mg/d p. o. (bei arterieller Hypertonie), 1 × 25–50 mg/d p. o. (bei Ödemen) | dürfen bei eingeschränkter Nierenfunktion nicht gegeben werden, da sie die GFR und Nierendurchblutung senken |
| Triamteren | Jatropur®, (+ HCT: Dytide®) | bei Hypertonie: 2 × 1 Tbl. (50 mg Triamteren +25 mg HCT) | Kaliumsparende Diuretika sind bei schwerer Niereninsuffizienz kontraindiziert. |
| Spironolacton | Aldactone®, Osyrol® | 1–2 × 100 mg p. o., Erhaltungsdosis bei 50–200 mg/d, oder 1–2 × 200 mg i. v. über einen kurzen Zeitraum | Diuretikum der Wahl bei primärem und sekundärem Hyperaldosteronismus, symptomatischer Herzinsuffizienz bzw. Leberzirrhose mit Aszites |

## Broncholytika, Antiasthmatika

→Tab. 7.15, →Kap. 18

**Tab. 7.15** Broncholytika, Antiasthmatika

| Substanz | Beispiele | Einzeldosis | Wichtige Informationen |
|---|---|---|---|
| Dexamethason | Auxiloson® Dos.-Aerosol | 5 Hübe | Anwendung bei Lungenreizsymptomen |
| Theophyllin | Euphylong® | 11–13 mg/kg/d p.o. oder i.v. | langsame i.v. Gabe wegen RR-Abfall und Herzrhythmusstörungen |
| Ipatroplumbromid und Fenoterol | Berodual® | 1–2 Hübe (max. 12 Hübe/d) | Asthma-bronchiale-Therapie und Basistherapie bei COPD |
| Formoterol | Foradil® | 2 × 12 µg/d | lang wirksames β-Mimetikum bei Asthmatherapie |

## Antidiabetika

→Tab. 7.16

**Tab. 7.16** Antidiabetika

| Substanz | Beispiele | Einzeldosis | Wichtige Informationen |
|---|---|---|---|
| Glibenclamid | Euglucon® | zunächst 1,75–3,5 mg/d, bei Bedarf schrittweise steigern | Glibenclamid besitzt zusammen mit Glimepirid (Sulfonylharnstoffe) die stärkste blutzuckersenkende Wirkung. **Cave:** Hypoglykämien! |
| Metformin | Glucophage®, Mescorit® | 1 × 500/850 mg nach einer Hauptmahlzeit, bei Bedarf steigern | Mittel der 1. Wahl bei übergewichtigen Typ-2-Diabetikern |
| Acarbose | Glucobay® | 3 × 50 mg, bei Bedarf steigern | Acarbose verzögert die Glukoseresorption, besonders gastrointestinale NW sind oft therapielimitierend. |

## Thrombozytenaggregationshemmer, Antikoagulanzien

→Tab. 7.17

**Tab. 7.17** Thrombozytenaggregationshemmer, Antikoagulanzien

| Substanz | Beispiele | Einzeldosis | Wichtige Informationen |
|---|---|---|---|
| Acetylsalicylsäure, ASS | Aspirin®, Aspisol® | 75–300 mg/d | s. Analgetika/Antirheumatika |
| Phenprocoumon | Marcumar® | 1. Tag: 6–9 mg, 2. Tag: 5 mg, dann gemäß der INR | Cumarine mit ASS kombiniert verstärken die Blutungsgefahr. |
| Clopidrogel | Plavix®, Iscover® | 75 mg/d | Ersatz für ASS bei Unverträglichkeit |
| Dabigatran | Pradaxa® | 220 mg/d | Antidot verfügbar |
| Rivaroxaban | Xarelto® | 20 mg/d | Antidot verfügbar |
| Apixaban | Eliquis® | 10 mg/d | |

## Psychopharmaka

→Tab. 7.18, →Kap. 31

**Tab. 7.18** Psychopharmaka

| Substanz | Beispiele | Einzeldosis | Wichtige Informationen |
|---|---|---|---|
| Amitriptylin (trizyklisches Antidepressivum) | Saroten®, Amytriptylin-neuraxpharm ® | 3 × 20–25 mg | sehr ermüdend, **Cave:** Fahrtauglichkeit! |
| Citalopram (SSRI) | Cipramil® | 20 mg/d | Nicht mit MAO-Hemmern kombinieren wegen der Gefahr eines serotonergen Syndroms! |
| Risperidon (atypisches Neuroleptikum) | Risperdal® | 2 mg/d | geringere extrapyramidale NW als klassische Neuroleptika |

## Multimedikation

Die Behandlung von multimorbiden Patienten, die z. T. eine Vielzahl an Medikamenten gleichzeitig einnehmen, ist die tägliche Arbeit des Allgemeinarztes. Multimorbidität, wie sie in unserer Gesellschaft zunehmend zu beobachten ist, geht gehäuft mit Multimedikation einher. Hier liegt v. a. durch umfassende Interaktionen bzw. Fehlanwendungen ein hohes Fehlerrisiko vor. Dies stellt an den Hausarzt in seiner Koordinationsfunktion gravierende Anforderungen.
Wichtige Fragen, die sich der Hausarzt hier stellen muss sind:

1. Wie erfasse ich die Medikation?
2. Wie erkenne ich die Gefahren und Risiken der Multimedikation?
3. Wie achte ich auf Symptome?
4. Wie vermeide/reduziere ich unnötige Medikation?

Grundlage eines jeden sicheren Medikationsmanagements stellt ein **aktualisierter Medikamentenplan** dar.

Der von der DEGAM empfohlene Algorithmus gibt in aller Kürze eine klare Handlungsempfehlung für den Umgang einem oder mehreren Medikamenten wieder (→ Abb. 8.2).

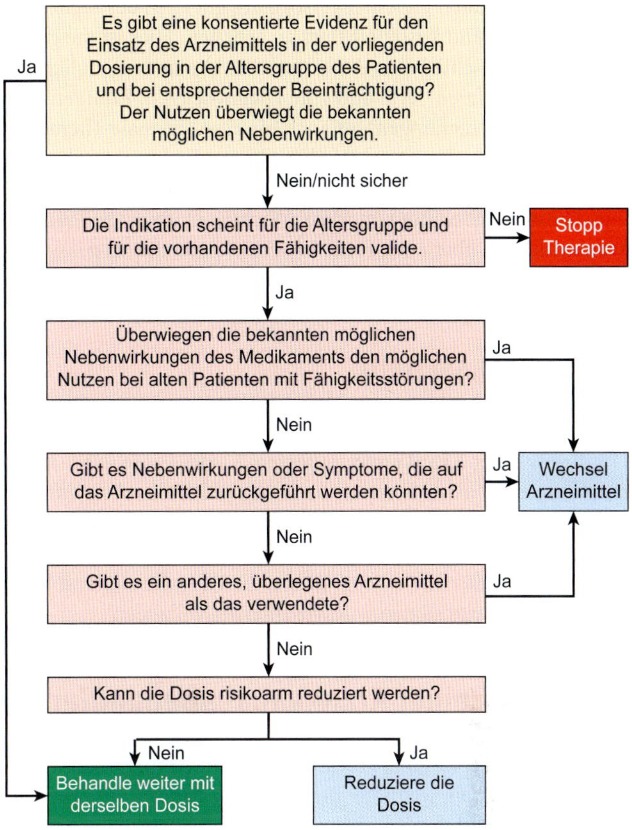


**Abb. 8.2** Multimedikation [F430-003/L231]

### Zusammenfassung

- Multimedikation birgt ein hohes Fehlerrisiko für die behandelnden Ärzte.
- Vor allem im stationären Therapiesetting werden häufig Medikamente modifiziert, neu angesetzt oder abgesetzt.
- Eine Überprüfung der Entlassungsmedikation zählt zu den koordinativen Aufgaben des Hausarztes.
- Besonders bei Multimedikation ist das Überprüfen von Arzneimittelinteraktionen wichtig.
- Ein Vorgehen nach Algorithmen ist empfehlenswert.

Neben der optimalen Patientenversorgung gilt es in der täglichen Praxis, v. a. zeit- und kosteneffizient zu arbeiten. Hier ist die genaue Kenntnis der verschiedenen Auftragsformulare unumgänglich. Sowohl für eine differenzierte und gute Diagnose (z. B. Röntgen-, CT-, MRT-Untersuchungen) als auch für eine optimale Therapie (z. B. stationär) ist eine enge interdisziplinäre Zusammenarbeit zwischen Allgemeinarzt, Facharzt, Krankenhaus und evtl. Beförderungsdiensten unbedingt vonnöten. Wichtig ist eine detaillierte Kommunikation über entsprechende Formulare, die im gesamten Bundesgebiet einheitlich sind.

## Abrechnungsschein

Jedes versicherte Mitglied einer gesetzlichen Krankenversicherung ist im Besitz einer **Krankenversicherten-Karte.** Diese wird i. d. R. am Anfang eines jeden Quartals beim behandelnden Arzt vorgelegt und bildet somit die Datengrundlage für den erstellten Abrechnungsschein. Die Dokumentation erfolgt mittlerweile in den meisten Arztpraxen über EDV-Programme, die Abrechnung und Übermittlung der Quartalsdaten wird via Internet vollzogen.

## Verordnung einer Krankenhausbehandlung

Eine stationäre Versorgung eines Patienten im Krankenhaus ist in Erwägung zu ziehen, wenn die Behandlung einer Erkrankung weder durch hausärztliche Versorgung noch durch häusliche Krankenpflege gewährleistet ist. Hier entscheidet der Allgemeinarzt in Ab- und Rücksprache mit Fach- und Krankenhauskollegen und weist den Patienten schließlich ein. → Abb. 9.1 zeigt das dafür zu verwendende Formular.

## Überweisungsschein

Ein Überweisungsschein (→ Abb. 9.2) darf nur dann ausgestellt werden, wenn dem überweisenden Arzt ein **Krankenschein** vorliegt. Außerdem sollte immer der Zweck (z. B. kurativ, präventiv, sonstige Hilfen) in dem entsprechenden Feld angekreuzt werden. Des Weiteren kann die Überweisung nicht an einen bestimmten Arzt erfolgen, der Versicherte hat im Rahmen der Überweisung bei der Auswahl des Arztes freies Wahlrecht. Es darf also lediglich die zutreffende Gebietsbezeichnung in dem entsprechenden Feld angegeben werden. Der Fachkollege ist zudem angehalten, nur die aufgeführte Fragestellung zu beantworten, bei weiterführenden Untersuchungen muss mit dem überweisenden Arzt Rücksprache gehalten werden.

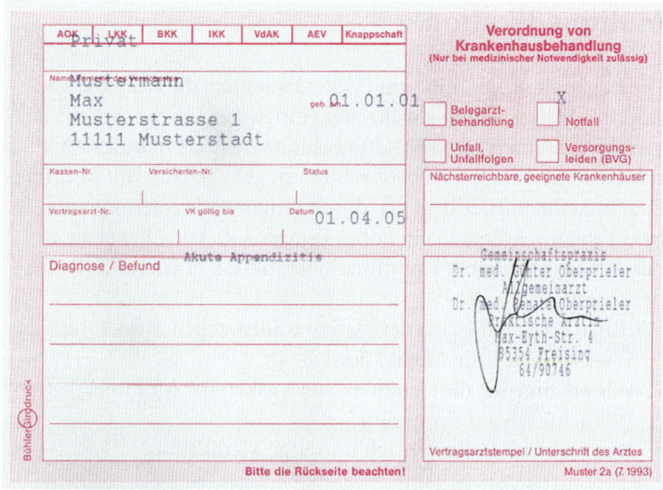

AOK | LKK | BKK | IKK | VdAK | AEV | Knappschaft
Privat
Name, Vorname des Versicherten
Mustermann
Max
Musterstrasse 1
11111 Musterstadt
geb. am 01.01.01
Kassen-Nr. | Versicherten-Nr. | Status
Vertragsarzt-Nr. | VK gültig bis | Datum 01.04.05
Verordnung von Krankenhausbehandlung
(Nur bei medizinischer Notwendigkeit zulässig)
Belegarzt-behandlung | X Notfall
Unfall, Unfallfolgen | Versorgungs-leiden (BVG)
Nächsterreichbare, geeignete Krankenhäuser
Diagnose / Befund Akute Appendizitis
Gemeinschaftspraxis Dr. med. Günter Oberprieler Allgemeinarzt Dr. med. Renate Oberprieler Praktische Ärztin Max-Eyth-Str. 4 85354 Freising 64/90746
Vertragsarztstempel / Unterschrift des Arztes
Bitte die Rückseite beachten!
Muster 2a (7.1993)

**Abb. 9.1** Krankenhauseinweisung [O1044]

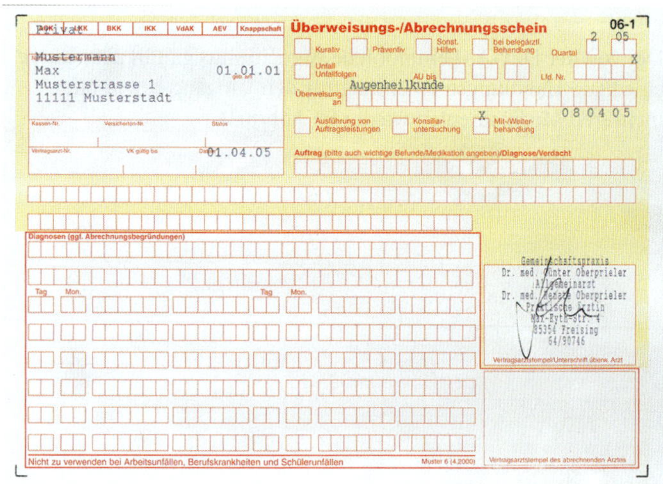

AOK | LKK | BKK | IKK | VdAK | AEV | Knappschaft
Privat
Mustermann
Max
Musterstrasse 1
11111 Musterstadt
01.01.01
Kassen-Nr. | Versicherten-Nr. | Status
Vertragsarzt-Nr. | VK gültig bis | 01.04.05
Überweisungs-/Abrechnungsschein 06-1
Kurativ | Präventiv | Sonst. Hilfen | bei belegärztl. Behandlung | Quartal 2 05
Unfall Unfallfolgen | AU bis | Lfd. Nr.
Überweisung an Augenheilkunde
Ausführung von Auftragsleistungen | Konsiliar-untersuchung | X Mit-/Weiter-behandlung | 08 04 05
Auftrag (bitte auch wichtige Befunde/Medikation angeben)/Diagnose/Verdacht
Diagnosen (ggf. Abrechnungsbegründungen)
Tag | Mon.
Gemeinschaftspraxis Dr. med. Günter Oberprieler Allgemeinarzt Dr. med. Renate Oberprieler Praktische Ärztin Max-Eyth-Str. 4 85354 Freising 64/90746
Vertragsarztstempel/Unterschrift überw. Arzt
Nicht zu verwenden bei Arbeitsunfällen, Berufskrankheiten und Schülerunfällen
Muster 6 (4.2000)
Vertragsarztstempel des abrechnenden Arztes

**Abb. 9.2** Überweisungsschein [O1044]

## Verordnung häuslicher Krankenpflege

Häusliche Krankenpflege durch eine Pflegekraft kann verordnet werden, wenn eine Krankenhausbetreuung zwar geboten, aber nicht ausführbar ist, eine Krankenhausbehandlung nicht erforderlich oder das Ziel der ärztlichen Behandlung durch die häusliche Pflege gesichert ist. Die einzelnen Leistungen der Behandlungspflege müssen auf der Verordnung genau aufgeführt werden (→ Abb. 9.3).

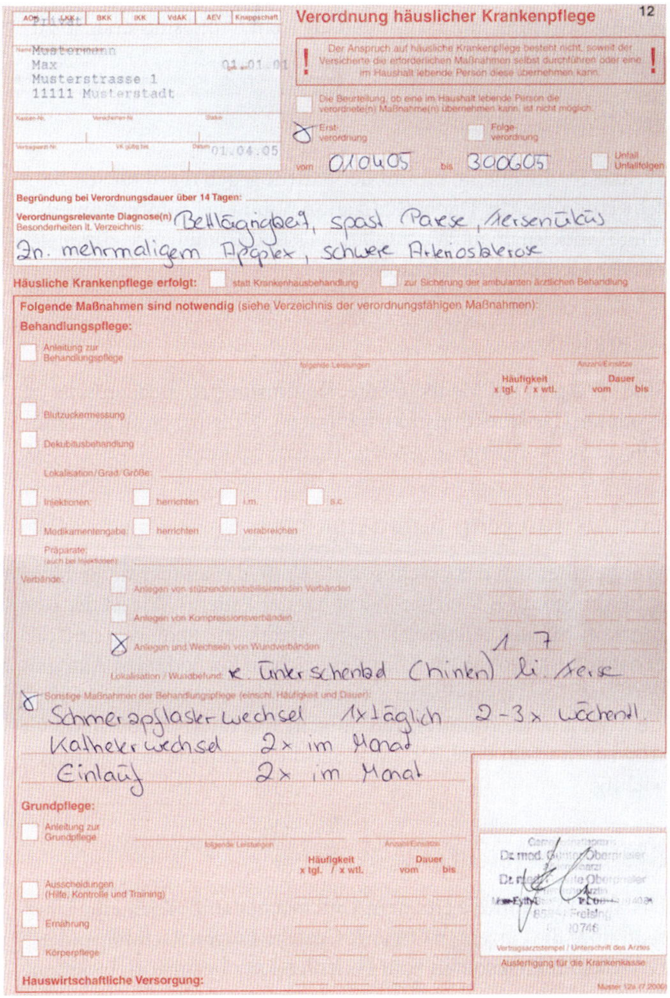

Verordnung häuslicher Krankenpflege 12

Privat

Mustermann
Max
Musterstrasse 1
11111 Musterstadt

01.01.01

01.04.05

Erst-verordnung

vom 01.04.05 bis 30.06.05

Begründung bei Verordnungsdauer über 14 Tagen:

Verordnungsrelevante Diagnose(n): Bettlägerigkeit, spast. Parese, Aphasie, Zn. mehrmaligem Apoplex, schwere Arteriosklerose

Häusliche Krankenpflege erfolgt:

Folgende Maßnahmen sind notwendig (siehe Verzeichnis der verordnungsfähigen Maßnahmen):

Behandlungspflege:

Anlegen und Wechseln von Wundverbänden

Lokalisation / Wundbefund: Unterschenkel (hinten) li. Ferse

Sonstige Maßnahmen der Behandlungspflege: Schmerzpflaster wechsel 1x täglich 2-3 x wöchentl.
Katheterwechsel 2x im Monat
Einlauf 2x im Monat

Grundpflege:

Hauswirtschaftliche Versorgung:

Abb. 9.3 Verordnung häuslicher Krankenpflege [O1044]

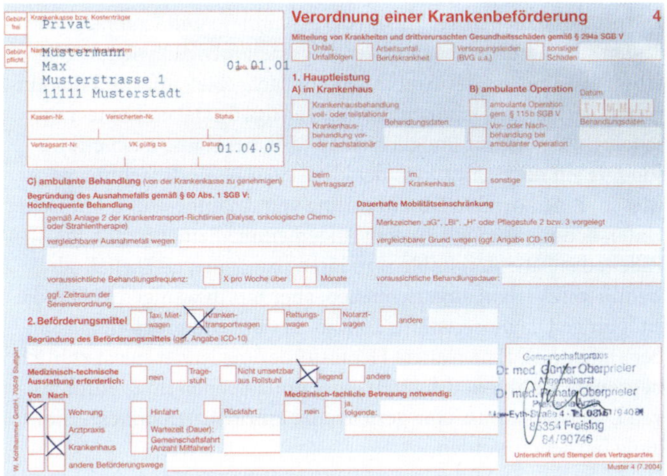

Verordnung einer Krankenbeförderung 4

Privat

Mustermann
Max
Musterstrasse 1
11111 Musterstadt

01.01.01

01.04.05

1. Hauptleistung

A) im Krankenhaus

B) ambulante Operation

C) ambulante Behandlung

2. Beförderungsmittel: Krankentransportwagen

Medizinisch-technische Ausstattung erforderlich: liegend

Von Nach: Wohnung, Krankenhaus

Abb. 9.4 Krankenbeförderungsschein [O1044]

## Verordnung einer Krankenbeförderung

Die Verordnung der Krankenbeförderung (→ Abb. 9.4) sollte im Hinblick auf eine Kostenreduzierung nur bei entsprechender Indikation erfolgen:

- Patient kann wegen der Schwere der Krankheit **weder zu Fuß gehen noch die öffentlichen Verkehrsmittel,** geschweige denn den eigenen Pkw benutzen.
- Die Schwere der Erkrankung erfordert **fachgerechte medizinische Betreuung.**

Der Arzt unterscheidet bei der Krankenbeförderung zwischen einem **Taxitransport** und einem **Kranken-, Rettungs- oder notarztbegleiteten Transport.**

## Zusammenfassung

- Das richtige und vollständige Ausfüllen von Formularen spart sehr viel Zeit.
- Ein Vertragsarzt der Krankenkassen muss bei Abrechnungs-, Überweisungs- und Krankenbeförderungsscheinen bundeseinheitliche Muster verwenden.
- Eine Krankenhauseinweisung muss immer begründet sein.
- Überweisungsscheine dürfen nur für das jeweilige Fachgebiet, nicht einen bestimmten Arzt ausgestellt werden.
- Der Allgemeinarzt muss die Kosten-Nutzen-Relation bei Krankenbeförderung überblicken.

# → 10 Anamnese und Untersuchung

Die grundsätzlichen Techniken der Anamnese und Untersuchung finden sich natürlich auch in der Allgemeinmedizin wieder. Wie schon erwähnt, ist der Arzt in diesem Fachgebiet aufgrund der eingeschränkten bzw. häufig nicht zur Verfügung stehenden technischen Untersuchungsmöglichkeiten (z. B. bei Hausbesuchen) besonders auf die Fertigkeiten der klinischen Befunderhebung angewiesen. Eine korrekte Durchführung von Anamnese und klinischer Untersuchung ermöglicht dem Allgemeinmediziner in den meisten Fällen, das Patientenproblem zu lösen bzw. einen gefährlich-abwendbaren Verlauf auszuschließen, aber nur in wenigen Fällen die endgültige Diagnosestellung (→ Kap. 11, abwartendes Offenlassen der Diagnose). Eine weitere Herausforderung ist der meist **zeitlich begrenzte Rahmen,** d. h., statt einer umfassenden und zeitintensiven Diagnostik muss eine gezielte und effiziente Anamneseerhebung betrieben werden.

## Anamnese

Das Gespräch zwischen Arzt und Patient ist essenzielle Grundlage für eine adäquate Diagnostik und eine effiziente Behandlung. Einen standardisierten Fragebogen einzusetzen wäre bei den häufig beklagten langen Wartezeiten wahrscheinlich eine Zeitersparnis, allerdings bleiben dem Arzt dabei durch die eingeschränkte Kommunikation viele wichtige Informationen für das therapeutische Verhältnis verborgen. Im Gegensatz dazu erhält er besonders viele Informationen, wenn er den Patienten dazu ermuntert, seine Vorstellung zu Entwicklung und Verlauf seiner Beschwerden einzubringen. Grundsätzlich stehen dem Arzt verschiedene Anamnesevarianten zur Verfügung. Es ist sinnvoll, die Anamnese in eine Persönlichkeits- und eine medizinische Anamnese zu unterteilen.

## Medizinische Anamnese

Die medizinische Anamnese setzt sich aus **aktuellen Beschwerden, Krankenvorgeschichte** und **Familienanamnese** zusammen. Die nachfolgend aufgeführten Punkte sind hierbei wichtige Bestandteile einer Erstanamnese. Die Informationen haben in erster Linie für das Kennenlernen von Patienten mit Krankheiten und im weiteren Verlauf für die ganzheitliche und längerfristige Betreuung der Patienten einen hohen Stellenwert. Ist eine so ausführliche Anamnese aufgrund der zur Verfügung stehenden Zeit nicht machbar, empfiehlt sich ein gezieltes, symptomorientiertes Vorgehen. Hier sei auf die Möglichkeit der Anwendung „Diagnostischer Programme“ nach Braun/Mader bzw. auf die etablierten Leitlinien verwiesen.

### Hauptsymptome bei Präsentation

Hier wird nach dem **aktuellen Beschwerdebild** und somit dem **Grund des Arztbesuchs** gefragt. Derzeit bestehende Symptome sollen vom Patienten selbst beschrieben und nach Kriterien wie Lokalisation, Qualität, Beginn, Dauer, Auslöser und Begleitsymptomen charakterisiert werden. Aber auch die bisherigen diagnostischen und therapeutischen Maßnahmen sollten angesprochen werden, falls diese dem Allgemeinarzt nicht bekannt sind.

### Medizinische Vorgeschichte

Alle medizinischen Vorerkrankungen in der Vergangenheit, Operationen, Unfälle, Krankenhausaufenthalte könnten mit den derzeitigen Beschwerden in Zusammenhang stehen und sind deshalb zu erfragen.

### Medikamente

Welche Medikamente nimmt der Patient gegen die aktuellen Beschwerden, welche Dauermedikation nimmt er? Informationen über Handelsnamen, Wirkstoff, Dosis und Compliance komplettieren die Medikamentenanamnese.

### Allergien

Sind Allergien auf Medikamente, Kontrastmittel, medizinische Produkte (Desinfektionsmittel, Pflaster), Nahrungsmittelbestandteile, exogene Allergene (Pollen, Toxine) bekannt?

### Sozial- und Familienanamnese

Wie gestaltet sich das psychosoziale Umfeld (Familienstand, häusliche Umgebung)? Welchen Beruf hat der Patient? Wie ist der Konsum von Nikotin, Alkohol, Drogen, Medikamenten? Wie sind die Ernährungsgewohnheiten, im Vergleich zu körperlichen Aktivitäten? Auch der Gesundheitszustand bzw. die Todesursache (Apoplexie, Herzinfarkt, Tumorerkrankungen) von Eltern, Großeltern, Geschwistern ist im Hinblick auf mögliche genetische Erkrankungen wichtig.

### Systemübersicht

Die Systemanamnese gibt dem Untersucher eine allgemeine Übersicht über die einzelnen Organe. Gezielte Fragen nach folgenden Gesichtspunkten sollten vom Patienten kurz beantwortet werden.

#### Allgemeinbefinden

Einschätzung der eigenen Gesundheit, körperliche und geistige Leistungsfähigkeit, Fieber, Nachtschweiß, Gewichtsverlust, Appetit, Durst (Trinkmenge), Nägel- und Haarwuchs.

#### Kopf – Hals

Kopfschmerz, Sehstörungen, Visus- und Hörverlust, Entzündungen, Schwindel, Nasennebenhöhlen-, Racheninfekte, Nasenbluten, Zahnstatus, Halsschmerzen, Lymphknotenschwellungen.

#### Kardiovaskuläres System

Thoraxschmerzen, Bluthochdruck, Herzstolpern/Herzrhythmusstörungen, Synkopen, Nykturie, Ödeme, Claudicatio intermittens, Schwellung der Beine, vermehrte Venenzeichnung.

#### Respiratorisches System

Atemabhängige Schmerzen, Orthopnoe/Dyspnoe, Husten, Auswurf, Heiserkeit, Infektionen der Atemwege.

#### Gastrointestinales System

Übelkeit, Erbrechen (Farbe des Erbrochenen), Schluckstörungen, Sodbrennen, Bauchschmerzen, Diarrhö/Obstipation, Änderung der Stuhlgewohnheiten (Farbe, Form, Konsistenz, Häufigkeit), rektale Blutungen/Blutauflagerungen, Hämorrhoiden.

#### Endokrinologisches System

Gewichtsveränderungen, Hitze-/Kälteintoleranz, Polyurie/Polydipsie, Struma, Gynäkomastie.

### Urogenitales System

Frequenz bzw. Probleme beim Wasserlassen (z. B. abgeschwächter Strahl), Inkontinenz, sexuelle Aktivität, erektile Dysfunktion, Impotenz, letzte Periode, Menstruationsbeschwerden, Schwangerschaften, Geburten, Kontrazeption, Vorsorgeuntersuchungen.

### Muskuloskelettales System

Schmerzen (Ruhe-, Bewegungsschmerz, radikulärer Schmerz), Muskelschwäche, Bewegungseinschränkung, Gelenkschwellung, Gelenkdeformitäten.

### Neurologisches System

Schwindel, Synkopen, Bewusstseinsverlust, Krampfanfälle, Schlaganfall, motorische Schwäche, Lähmungen, unwillkürliche Bewegungen, Schmerzen, Parästhesien, Tremor, Gangunsicherheit, Koordinationsstörung, Konzentrationsstörung, Änderung der Stimmungslage, depressive Verstimmtheit, Suizidgedanken.

## Persönlichkeitsanamnese

Die Persönlichkeitsanamnese ist ein Charakteristikum der Allgemeinmedizin. Sie ist für den Allgemeinarzt von großer Bedeutung, um die Krankheit vor dem Lebenshintergrund des Patienten zu sehen und beurteilen zu können.

### Erlebte Anamnese

Da sich Arzt und Patient meist über viele Jahre hinweg kennen und sich über die Jahre des Betreuens, Behandelns und Bewältigens von inner- und außerfamiliären Problemen eine enge Beziehung aufgebaut hat, kann der Arzt innerhalb kurzer Zeit diagnostizieren und adäquate und umsetzbare Lösungsvorschläge unterbreiten. Dies kommt einer umfassenden und effizienten Patientenbetreuung ungemein zugute.

### Gezielte Anamnese

Ist eine ausführliche Anamnese aus zeitlichen Gründen nicht möglich, so verschafft sich der Arzt mit gezielten Fragen einen Überblick über die Situation des Patienten, ohne die komplette medizinische Vorgeschichte zu erfragen. Auch hier ist es von Vorteil, den Patienten schon betreut zu haben und dessen Vorgeschichte zu kennen.

### Situationsanamnese

Die Situationsanamnese erhebt nur die aktuellen Beschwerden (z. B. nach einem Unfall) des Patienten, ohne auf die medizinische Vorgeschichte einzugehen. Diese Technik findet v. a. bei Verletzungen mit Entscheidungszwang bzgl. Weiterbehandlung und Überweisung, Anwendung.

## Gesprächsführung

Die Anamneseerhebung und klinische Untersuchung sollte in einem angemessenen Zeitrahmen dem Patienten das Gefühl geben, dass sein Problem verstanden und erkannt bzw. dass ihm ein konstruktiver Lösungsansatz vermittelt wurde. Dies ist keine leichte Aufgabe, da einerseits niedergelassene Ärzte mehr und mehr einem **ökonomischen wirtschaftlichen Leistungszwang** ausgesetzt sind, andererseits Patienten keinen Zeitdruck beim Besprechen ihrer Anliegen verspüren sollten. Die folgenden wichtigen Gesichtspunkte sollten im Dialog mit dem Patienten beachtet und eingehalten werden:

- Zuhören anstatt belehren
- Einfühlen und verstehen, ohne zu werten
- Anteilnahme an dem Problem des Patienten
- Offenheit, Ehrlichkeit und Echtheit

## Klinische Untersuchung

Die klinische Untersuchung ist für den Allgemeinmediziner aufgrund der beschränkten diagnostischen Möglichkeiten von immenser Bedeutung. Anhand der zuvor erhobenen Anamnese lassen sich hier die Organsysteme systematisch oder gezielt nach pathologischen Veränderungen untersuchen. Die drei Grundprinzipien, nach denen vorgegangen wird, sind **Inspektion, Palpation (Perkussion) und Auskultation.** Die nachfolgende Systemübersicht dient als Gedächtnisstütze und gibt in Kurzform die für den Allgemeinmediziner wichtigsten Untersuchungsschritte wieder.

### Erscheinungsbild

Der allgemeine Eindruck des Patienten beim Betreten des Sprechzimmers gibt schon erste Hinweise auf körperliche oder seelische Beschwerden bzw. über die Schwere der Krankheit. Wichtig für den Hausarzt, der seine Patienten meist über Jahre hinweg betreut, ist ein Vergleich des aktuellen Erscheinungsbilds mit der gespeicherten Erinnerung. Die derzeitige körperliche und emotionale Verfassung, der Habitus, das äußere Erscheinungsbild (Kleidung, Körperhygiene) können bedeutende Hinweise auf Erkrankungen geben.

### Vitalparameter

Die Erhebung der Vitalparameter umfasst **Puls, Blutdruck, Atemfrequenz, Temperatur** und den **neurologischen Status** des Patienten. Natürlich werden diese Parameter bei Routineuntersuchungen oft nur teilweise geprüft, allerdings sollten sie bei dem geringsten Verdacht einer Notfallsituation automatisiert erhoben und dokumentiert werden.

## Inspektion

### Mund

Bei der Inspektion der Lippen, Wangenschleimhaut, der Zunge, Zähne und der Tonsillen können verschiedene Befunde erhoben werden (→ Tab. 10.1, → Tab. 10.2, → Tab. 10.3).

**Tab. 10.1** Inspektion der Lippen

| Symptom | Mögliche Ursache |
|---|---|
| Blässe, Zyanose | Sauerstoffunterversorgung |
| Rötung | Entzündungszeichen (Cheilitis) |
| Mundwinkelrhagaden | Eisenmangel |
| gruppierte Bläschen | Herpes labialis |
| Ulzerationen, Leukoplakien | potenziell maligne Prozesse |
| Schwellung | allergische Reaktion |

**Tab. 10.2** Inspektion der Zunge

| Zungenveränderung | Befund | Mögliche Ursache |
|---|---|---|
| belegte Zunge | grau-weißlicher Belag | Fieber, gastrointestinale Beschwerden |
| trockene Zunge | trockene Schleimhaut | Dehydration |
| Himbeerzunge | tiefrote Farbe | Scharlach |
| Landkartenzunge | landkartenähnliche Zungenfurchung | keine Pathologie |
| schwarze Haarzunge | braun-schwarze Verfärbung | Antibiotika |
| Leukoplakie | weißer, nicht abstreifbarer Belag | Präkanzerose |
| Soor | abwischbarer, weißer Belag | Candida-Infektion |

**Tab. 10.3** Inspektion der Tonsillen

| Charakteristika | Erkrankung |
|---|---|
| große Tonsillen | physiologisch, ablaufende Immunabwehr |
| dunkelrote, geschwollene Tonsillen und Rachenring | Scharlach |
| rote, geschwollene Tonsillen, weiß-gelbliche Stippchen | akute Angina tonsillaris (Streptokokken) |
| Rötung, Schwellung der Tonsillen, Fibrinbeläge | Mononukleose |
| zerklüftete, vernarbte, teils atrophische Tonsillen | chronische Tonsillitis |

### Schilddrüse

Die Inspektion der Schilddrüse erfolgt zunächst in Normalhaltung, dann in Reklination des Kopfes.

### Mamma

Die weiblichen Mammae werden von verschiedenen Seiten, bei herabhängenden, über den Kopf gehobenen und in die Hüften gestemmten Armen betrachtet. Beurteilt werden Größe, Symmetrie und Kontur der Mammae sowie Veränderungen der Haut und der Mamillen.

### Haut

Bei der Inspektion der Haut wird auf die Hautfarbe, die Hautbeschaffenheit und auf mögliche Effloreszenzen geachtet. Aus der Beurteilung dieser Parameter können Rückschlüsse auf das Vorliegen von trophischen Störungen oder Hautaffektionen (z. B. Ekzeme) gezogen werden.

## Palpation

### Kopf und Hals

Die Größe, Form und die Proportionen im Kopf-Hals-Bereich werden beurteilt. Zusätzlich wird der Kopf auf Schwellungen oder Verletzungen palpiert. Neben den Nervenaustrittpunkten (NAP) im supra- bzw. infraorbitalen und mentalen Bereich wird auch nach palpablen Lymphknoten abgetastet.

### Schilddrüse

Mithilfe der Palpation lassen sich Größe, Form, Konsistenz, Symmetrie, Verschieblichkeit und Druckschmerzhaftigkeit des Gewebes feststellen. Dazu stellt sich der Untersucher hinter den entspannt sitzenden Patienten und umfasst mit beiden Händen dessen Hals. Mit den Fingern 2–4 tastet der Untersucher etwas kaudal des Schildknorpels das Schilddrüsengewebe und beurteilt dessen Größe und Konsistenz, während der Patient eine Schluckbewegung durchführt.

### Mamma

Alle Quadranten der Brust werden nach Gewebeverhärtungen bzw. Knoten abgetastet. Die Patientin liegt hierbei bequem auf der Liege und legt die Arme neben ihren Körper. Neben der Brust werden auch die Lymphknotenareale in der Axilla, supra- und infraklavikulär getastet. Zu beachten ist, dass es zyklusabhängige Veränderungen des Brustgewebes gibt.

### Abdomen

Die Palpation des Abdomens umfasst neben der Beurteilung von Form, Größe und Konsistenz der einzelnen Organe auch die Erfassung von Resistenzen und schmerzhaften Arealen. Der Patient wird auf dem Rücken liegend zunächst über allen vier Quadranten oberflächlich abgetastet. Dabei ergeben sich erste Hinweise auf schmerzhafte Regionen, Abwehrspannung oder Resistenzen. Anschließend erfolgt – falls es der Zustand des Patienten zulässt – in gleicher Weise die tiefe Palpation zur Untersuchung der intraabdominellen Organe (Leber, Gallenblase, Milz). Die rektale Tastuntersuchung sollte im Rahmen der Krebsvorsorge v. a. bei Patienten über 40 Jahren Bestandteil der klinischen Untersuchung sein. Hierbei wird vom äußeren Analring der Zeigefinger unter Verwendung von ausreichend Vaseline in den Analkanal eingeführt und anschließend die Analschleimhaut, bei Männern auch die Prostata, auf Konsistenzveränderungen abgetastet. Tastbare Raumforderungen oder derbe, knotige Veränderungen sind abklärungsbedürftig.

**Tab. 10.4** Auskultationsbefunde: Nebengeräusche und mögliche Erkrankungen

| Nebengeräusch | Charakteristika | Mögliche Erkrankung |
|---|---|---|
| **Trockene Rasselgeräusche** | Giemen, Brummen, Pfeifen | COPD, Asthma, Bronchitis |
| **Feuchte Rasselgeräusche** | grobblasig, nicht klingend | Bronchitis, Bronchiektasien |
| | fein-/grobblasig, klingend | Pneumonie |
| | feinblasig, nicht klingend | kardiales Lungenödem |
| **Siderophonie** | Knistern, v. a. bei Inspiration | Lungenfibrose |

## Auskultation

### Lunge

Die Auskultation der Lunge erfolgt am besten am sitzenden Patienten, der über den leicht geöffneten Mund regelmäßig ein- und ausatmet. Mit dem Stethoskop werden die auf den Thorax projizierten Lungenareale von vorn und hinten auf Atem- und Nebengeräusche („Rasselgeräusche" oder RG) abgehört. Die Beurteilung der Lungenbelüftung im Seitenvergleich und das Vergleichen der Lautstärke geben wichtige diagnostische Hinweise. (DD Pleuraerguss, Pneumothorax). → Tab. 10.4 gibt die wichtigsten Nebengeräusche mit den jeweils ursächlichen Krankheitsbildern wieder.

### Herz

Die Auskultation gibt Auskunft über die Frequenz (Brady-/Tachykardie), den Rhythmus (regelmäßig/unregelmäßig), die Herztöne und evtl. Herzgeräusche. Die Auskultationsorte sind über dem 2. ICR parasternal links (Pulmonalklappe) und rechts (Aortenklappe), über dem Erb-Punkt (3. ICR parasternal, links), über der Trikuspidalregion (4. ICR parasternal, rechts) und der Mitralregion (5. ICR medioklavikular, links). Pathologische Veränderungen bei der Auskultation können vielfältiger Genese sein.

## Neurologischer Status

Bei der neurologischen Untersuchung werden neben den Hirnnerven (I.–XII.) der Reflexstatus (→ Tab. 10.5), die Muskelkraft, die Sensibilität und die Koordination geprüft.

**Tab. 10.5** Verschiedene Reflexarten und deren pathologische Segmentzuordnung (in Klammern)

| Eigenreflexe | Fremdreflexe | Pathologische Reflexe |
|---|---|---|
| Bizepssehnenreflex, BSR (C5/C6) | Kremasterreflex (L1/L2) | Babinski (Pyramidenbahnzeichen) |
| Brachioradialisreflex, BRR (C5/C6) | Bauchhautreflex (Th6-Th12) | Oppenheim (Pyramidenbahnzeichen) |
| Trizepssehnenreflex, TSR (C6-C8) | Analreflex (S3-S5) | Gordon (Pyramidenbahnzeichen) |
| Patellarsehnenreflex, PSR (L3/L4) | | |
| Achillessehnenreflex, ASR (S1/S2) | | |

## Zusammenfassung

- Anamnese und klinische Untersuchung haben einen hohen Stellenwert in der Betreuung von Patienten.
- Die meisten Patientenprobleme können mit einer korrekten Anamneseerhebung und körperlichen Untersuchung geklärt werden, endgültige Diagnosen allerdings werden in der Allgemeinmedizin nach der klinischen Untersuchung nur in 10 % der Fälle gestellt.
- Jede Erstanamnese sollte einen Überblick über die aktuellen Beschwerden, die medizinische Vorgeschichte und Systemüberblick beinhalten.
- Der Allgemeinarzt hat verschiedene Optionen bei der Anamneseerhebung.
- Die erlebte Anamnese basiert auf einer längeren Arzt-Patienten-Beziehung.
- Der meist eingeschränkte zeitliche Rahmen einer Behandlung setzt beim Allgemeinmediziner besondere Kompetenz für das Einschätzen einer Krankheit (banal/gefährlich) voraus.
- Empathische Fähigkeiten (Zuhören, Einfühlungsvermögen, Anteilnahme) werten die Arzt-Patienten-Beziehung auf und führen zu größerem therapeutischen Erfolg.
- Die klinische Untersuchung ist die Basis für eine gute Arbeitsdiagnose.
- Die Bestandteile der klinischen Untersuchung sind Inspektion, Palpation/Perkussion und Auskultation.
- Das Erscheinungsbild (Emotionalität, Habitus, Auftreten) des Patienten kann bereits Hinweise auf Erkrankungen geben.
- Vitalparameter (Puls, Blutdruck, Atmung, Temperatur, neurologischer Status) sind bei Notfällen immer zu erheben.
- Die Beurteilung von Größe, Form, Konsistenz und Druckschmerzhaftigkeit eines bestimmten Organs ist Zweck der Palpation.
- Die rektale Untersuchung ist Bestandteil der Krebsvorsorge.
- Gezielte Untersuchungsschritte sind, analog zur Anamnese, ein Charakteristikum der Allgemeinmedizin.

# → 11 Diagnostische und therapeutische Leitlinien

Die diagnostischen und therapeutischen Leitlinien des Allgemeinarztes unterscheiden sich aufgrund der Breitenbetreuung von denen seiner klinischen Kollegen. Während das ärztliche Vorgehen in Krankenhäusern wesentlich von dem Vorhandensein hochwertiger diagnostischer und therapeutischer Hilfsmittel geprägt ist, muss der niedergelassene Allgemeinmediziner zunächst das **Risiko** einer vorliegenden Krankheit einschätzen, um dann die richtige **Entscheidung** bzgl. **ambulanter oder stationärer Weiterbehandlung** zu treffen.

## Individuelle Leitlinien

### Diagnostik

Das diagnostische Vorgehen erfolgt in zwei chronologisch ablaufenden Stufen:

#### 1) Abgrenzendes Vorgehen

In dieser Instanz wird geprüft, ob **potenziell gefährliche** und **lebensbedrohliche Krankheitsverläufe** vorliegen. Erst nachdem der Arzt diese Krankheiten (z. B. Herzinfarkt, Schlaganfall, Ileus, Peritonitis), die einer dringlichen, meist stationären Behandlung bedürfen, ausgeschlossen hat, kann er mit seiner routinediagnostischen Arbeit weitermachen. Diese Aufgabe kann u. a. aufgrund des begrenzten Equipments durchaus schwierig sein. Ist ein eindeutiger Ausschluss eines gefährlichen Verlaufs nicht möglich, so ist es sicherer, den Patienten in die Klinik einzuweisen.

#### 2) Eingrenzendes Vorgehen

Ist eine unmittelbare Gefährdung des Patienten ausgeschlossen, kann der Arzt im Hinblick auf die wahrscheinliche Krankheitsursache die weitere Diagnostik (Sonografie, EKG, Labor) einleiten. Eine **Grunddiagnostik** (BSG, Teststreifen- und mikroskopische Untersuchungen von Blut und Urin) kann in (fast) jeder Praxis betrieben werden, für umfangreichere Laboruntersuchungen werden die Blutproben an Laborgemeinschaften weitergeleitet.

### Therapie

Der Patient erwartet üblicherweise von seinem Hausarzt eine schnelle und wirksame Linderung seiner Beschwerden. Eine erfolgreiche Soforttherapie kann allerdings in den meisten Fällen nur symptomatisch erfolgen, die Ursachenbehandlung erstreckt sich oft über einen längeren Zeitraum und gestaltet sich häufig schwierig. Für einen optimalen Erfolg müssen Patienten oft ihre Lebensgewohnheiten kritisch hinterfragen und ggf. auch ändern (z. B. bei Adipositas). Zudem ist es von ärztlicher Seite wichtig, dass jeder Patient eine **individuelle therapeutische Anleitung** erhält. Eine gute **Patientencompliance** lässt sich nur erzielen, wenn der Patient das gemeinsame therapeutische Vorgehen verstanden hat. Wichtige Punkte für eine gute Zusammenarbeit zwischen Arzt und Patient sind:

#### Klare Therapieanweisungen

Therapeutische Maßnahmen, wie beispielsweise die Medikamenteneinnahme, müssen für den Patienten verständlich erklärt werden. Hierbei ist auf die Verwendung des Patientensprachjargons zu achten. Ein Patient, der eine Anweisung nicht versteht, wird sie wohl kaum umsetzen.

#### Umgang mit Ängsten und Fragen des Patienten

Auf Ängste und Bedenken des Patienten muss in jedem Fall gründlich eingegangen werden. Auch hier gilt, dass die **Compliance** bei alleiniger Verhaltensanweisung ohne Erklärung und Gespräch sicher geringer ist.

#### Aktive Mitarbeit des Patienten

Patienten, die motiviert sind, einen Beitrag zu ihrer Genesung zu leisten, beschleunigen den Heilungsprozess wesentlich. Vor allem ein Einbauen von **therapeutischen Maßnahmen** in den **normalen Tagesablauf** (z. B. Inhalationen, sportliche Betätigung) und die eigenverantwortliche Durchführung fördern die Gesundung in erheblichem Maße.

## Allgemeine Leitlinien

Die Einführung von allgemeinen diagnostischen und therapeutischen Leitlinien in die Allgemeinmedizin, so wie es in anderen Fachdisziplinen (Chirurgie, Anästhesie) der Fall ist, war und ist eine sehr schwer zu bewältigende Aufgabe. Da in der täglichen Praxissituation nur selten schematisierte Krankheitsbilder vorkommen bzw. bei einem beträchtlichen Teil der Patienten mehrere Krankheitssymptome gleichzeitig präsent sind, kann man nicht regelmäßig auf krankheitsdefinierte Leitlinien zurückgreifen. Allerdings entwickelt die Deutsche Gesellschaft für Allgemeinmedizin und Familienmedizin (DEGAM) seit einigen Jahren wissenschaftlich fundierte und zugleich praxiserprobte Leitlinien. Mit dem Ziel, die Versorgungsqualität im allgemeinmedizinischen Bereich zu verbessern, wurden nach den Prinzipien der Evidence-Based Medicine (EBM) Leitlinien zu verschiedenen Krankheitssymptomen (→ Abb. 11.1, s. a. → Kap. 49, Flussdiagramme) erstellt. Hierbei wurde der Ausgangspunkt der Leitlinien nach Patientenanliegen bzw. nach Symptomen und nicht nach einer bereits verifizierten Diagnose gestaltet. Ein **schrittweises Vorgehen** und eine dem Einzelfall **angemessene Versorgung** ermöglichen es dem niedergelassenen Arzt, eine adäquate Diagnostik und Therapie zu betreiben.

## Der abwendbar gefährliche Verlauf (AGV)

Der Allgemeinarzt muss in der Lage sein, einen möglichen gefährlichen Verlauf einer Krankheit einzuschätzen und diesen auch zu verhindern wissen. Dies bezieht sich nicht nur auf **akute somatische Erkrankungen,** sondern auch auf **psychische Befindlichkeitsstörungen** und **psychosoziale Konfliktsituationen.** Den sog. Worst Case sollte der Allgemeinarzt bei jedem sich ihm präsentierenden Krankheitsbild im Hinterkopf haben.

## Abwartendes Offenlassen der Diagnose (AO)

Besonders Befindlichkeitsstörungen **ohne anfängliche organisch** oder **psychisch definierbare Ursachen** setzen eine adäquate Diagnostik und Therapie, große Erfahrung und oft auch die richtige Intuition des Arztes voraus. Einerseits muss ein abwendbar gefährlicher Verlauf ausgeschlossen werden, andererseits sollte der Patient nicht mit unnötigen und überflüssigen Untersuchungsmaßnahmen belastet werden. Die Taktik des abwartenden Offenlassens ist eine hier praktizierte Methode.

### Algorithmus für das Vorgehen bei zufälligem Nachweis von nicht sichtbarem Blut im Urin-Schnelltest mit der Quartalsdiagnose

„Nicht näher bezeichnete Hämaturie" (R 31)

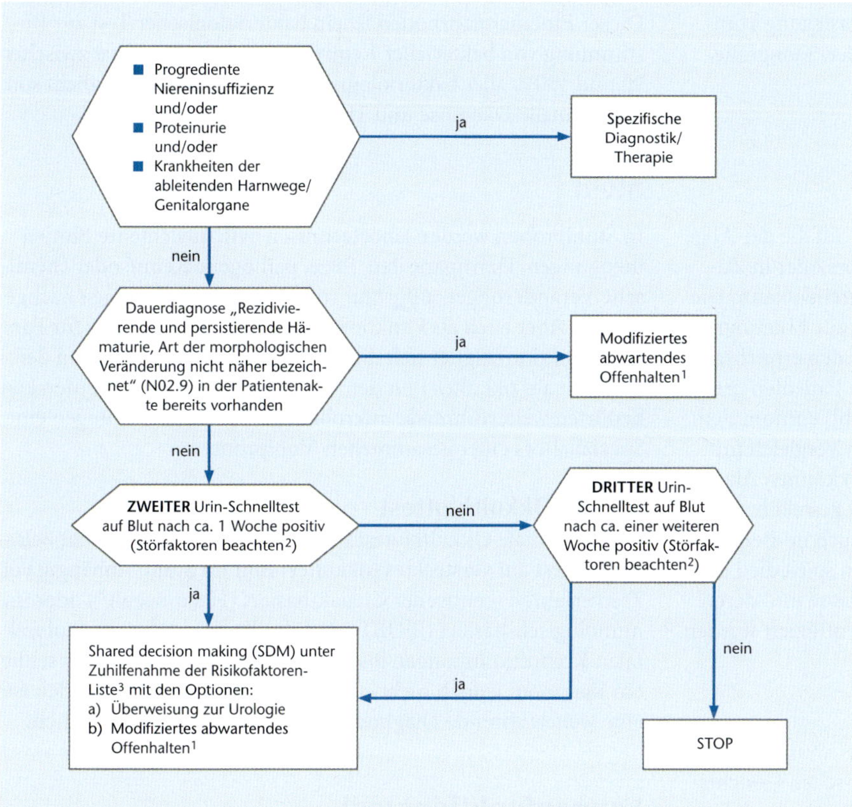


1 Bei fortbestehender isolierter, nicht sichtbarer Hämaturie jährlich klinisch-anamnestischer Status inkl. Blutdruck-Messung, Schätzung der glomerulären Filtrationsrate und Test auf Proteinurie.

2 Folgende Faktoren können einen falsch-positiven Test liefern: Menstruation, rektale Blutung, Infekte, abdominelles Trauma, starke körperliche Anstrengung, sexuelle Aktivität, urologische Prozeduren, Medikamenten-UAW (siehe Medikamentenliste „Hämaturie"; Antikoagulation und/oder Thrombozytenaggregationshemmung sind für sich allein kein Grund für eine Hämaturie, sondern lediglich ein begünstigender Faktor). Ein hoher Vitamin-C-Spiegel kann zu einem falsch-negativen Test führen.

3 Jede einzelne der folgenden Eigenschaften erhöht das Risiko für eine maligne urologische Krankheit: Höheres Alter (unter 35 Jahre sehr unwahrscheinlich, mit 50 Jahren ca. eine Malignom-Diagnose von 125 positiv Getesteten mit unklarer Relevanz für die Betroffenen), männliches Geschlecht, (Ex-)Konsum von Nikotin, beruflicher Kontakt zu aromatischen Aminen/Anilin-Derivaten, Therapie mit Cyclophosphamid, Blasenkrebs in der Familie, Aufenthalt in einem Bilharziosegebiet.

**Abb. 11.1** Leitlinie unsichtbare Hämaturie [F430-004]

Man versteht hierunter den bewussten Verzicht auf weiterführende und beweisende Diagnostik bei Ausschluss eines potenziell gefährlichen Verlaufs. Dies bedeutet, dass man unter symptomatischer Therapie den weiteren Verlauf der Erkrankung abwartet und beobachtet, ob sich die Befindlichkeitsstörung bzw. eine fassbare organische oder psychische Ursache entwickelt. Der Patient wird in für die Befindlichkeitsstörung angemessenen Abständen in die Praxis einbestellt.

## Zusammenfassung

- Abgrenzendes Verhalten: banale von gefährlichen Verläufen abgrenzen.
- Eingrenzendes Verhalten: differenzialdiagnostisches Vorgehen bei der Präsentation verschiedener Symptome.
- Leitlinien in der Allgemeinmedizin sind nur symptomorientiert sinnvoll.
- Die DEGAM entwickelt symptomorientiert Leitlinien für Allgemeinärzte.
- Der abwendbar gefährliche Verlauf einer Erkrankung muss dem Allgemeinmediziner bekannt sein.
- Das abwartende Offenlassen ist eine häufig praktizierte Vorgehensweise und findet besonders bei Befindlichkeitsstörungen Anwendung.

# Apparativ-diagnostisches Spektrum

Der Allgemeinarzt muss sich aufgrund begrenzter räumlicher und finanzieller Mittel auf eine Grundausstattung an Diagnosemöglichkeiten beschränken. Hierzu gehören neben der Labordiagnostik und dem Elektrokardiogramm auch der Lungenfunktionstest und die Sonografie. Je nach Praxisschwerpunkt und -auslegung kommen weitere diagnostische Hilfsmittel (z. B. Doppler-Sonografie, Rektoskopie, Herzecho) in Betracht.

## Labordiagnostik

Das Labor ist eine wichtige Diagnosemöglichkeit, auf die der Allgemeinarzt, entweder im Rahmen eines Präsenzlabors oder in Zusammenarbeit mit Laborgemeinschaften, zurückgreifen kann. Die erfassten Werte geben oft wichtige Informationen zur Erkennung einer Krankheit, zum Krankheitsverlauf und über den erreichten Behandlungserfolg. Grundsätzlich wird dazu dem Patienten geeignetes Untersuchungsmaterial (z. B. Blut, Urin, Stuhl) entnommen, das dann untersucht und bewertet wird. Über den Vergleich mit festgelegten Normwerten (s. Anhang, → Abb. 50.1) können Abweichungen erkannt und so oft eine genaue Diagnose gestellt bzw. das Ausmaß einer Krankheit beurteilt werden. Aber auch im Bereich der Vorsorge und Früherkennung von Krankheiten spielt die Laboruntersuchung eine wichtige Rolle. Krankheitsprozesse und deren potenzielle Komplikationen können frühzeitig identifiziert werden.

### Blut

Einen besonderen Stellenwert hat die Laboruntersuchung des Blutes (venöses Blut, Kapillarblut). Neben hämatologischen Gesichtspunkten (Differenzialblutbild) können auch Entzündungszeichen (BSG, CRP), der Gerinnungsstatus (z. B. Quick, PTT), Elektrolytzusammensetzung (Natrium, Kalium, Kalzium), Glukose (Blutzucker), Stoffwechselprodukte (z. B. Aminosäuren) oder Eiweiße, Blutfette (Triglyzeride, Cholesterin), Hormone und Tumormarker gemessen werden. Abweichungen von den Normwerten können durch verschiedenste Krankheiten verursacht werden.

### Urin

Für die Untersuchung des Urins wird die Urinprobe (Mittelstrahlurin) vom Patienten selbst aufgefangen und in der Praxis mittels Streifentests, Zytologie und Sedimentuntersuchung beurteilt. Die Erfassung von Vanillinmandelsäure bzw. Katecholaminen im 24-Stunden-Urin kann z. B. in der Hypertoniediagnostik differenzialdiagnostisch wichtig sein.

#### Urinzytologie

Die Zytologie kann Hinweis auf verschiedenste Erkrankungen geben. Der Nachweis erhöhter Leukozytenwerte lässt beispielsweise auf einen entzündlichen Prozess (z. B. Harnwegsinfekt) schließen. Erhöhte Erythrozytenwerte können neben der physiologischen Regelblutung bei Frauen auch traumatischer, paraneoplastischer oder nekrotischer Genese sein.

#### Streifentest

Auf Teststreifen sind Testfelder für pH, Erythrozyten, Hämoglobin, Glukose, Protein, Leukozyten und Nitrit markiert. Ein Farbumschlag im jeweiligen Testfeld gibt einen pathologischen Befund an.

#### Urinsediment

Der Bodensatz des Urins besteht aus Erythrozyten, Leukozyten und verschiedenen Epithelzellen. Das Sediment des zentrifugierten Mittelstrahlurins wird mikroskopisch auf erhöhte Leukozyten- und Erythrozytenwerte untersucht.

#### Uricult®

Dieser Eintauchnährboden ist ein bakteriologischer Test zur Bestimmung von bakterieller Keimzahl und -art. Er erfasst zwischen 90 und 100 % aller bakteriologischen Erreger und ermöglicht somit eine schnelle Diagnose und Therapie.

### Stuhl

In Stuhlproben werden labortechnisch evtl. unsichtbare Blutbeimengungen, Darmparasiten, Pilze, pathogene Keime oder chemische Veränderungen aufgrund von Verdauungsstörungen nachgewiesen. Aber auch als Funktionsdiagnostik (z. B. Elastase für Pankreasfunktion) eignet sich die Stuhluntersuchung. Während der Stuhltest auf okkultes Blut dem Patienten mitgegeben werden kann, bedürfen weiterführende mikrobiologische Untersuchungen eines Speziallabors einer gesammelten Stuhlprobe.

#### Fäkaler Okkultbluttest

Der sog. fäkale Okkultblutest ist ein für den Patienten nicht belastender Test auf verstecktes (okkultes) Blut im Stuhl. Abhängig vom Testverfahren – entweder Guajak-basiert (Haemoccult®) oder immunologisch-basiert (iFOBT) – ist die Treffsicherheit bei kolorektalen Krebserkrankungen bis zu 95 %, ein negativer Befund schließt ein Karzinom jedoch nicht aus. Bei anhaltenden Beschwerden ist eine weiterführende Diagnostik (z. B. Koloskopie) erforderlich.

## Lungenfunktionstest

Die Lungenfunktionsüberprüfung erfolgt in der Allgemeinpraxis i. d. R. durch die Spirometrie. Diese gehört zur Basisdiagnostik von Lungenerkrankungen und ist eine nicht-invasive Untersuchungsmethode. Der Patient muss nach Anleitung in das Gerät hineinatmen bzw. -blasen; gleichzeitig wird die Nase zugeklemmt, um ein Ausströmen von Luft zu vermeiden. Durch diese den Patienten nicht sehr belastende Untersuchung können die verschiedenen Volumen (Residual-, inspiratorisches und exspiratorisches Volumen) und Strömungsgeschwindigkeiten der Lunge bestimmt werden. Neben der Vitalkapazität (VC) und dem Atemwegswiderstand (Resistance) wird zusätzlich zur Bestimmung der Ein-Sekunden-Kapazität ($FEV_1$) ein Atemstoßtest mit starker Ausatmung durchgeführt. So kann die aktuelle Leistungsfähigkeit der Lunge bzw. die Effektivität des Krankheitsverlaufs beurteilt werden und es lassen sich evtl. Rückschlüsse auf verschiedene Atemwegs- und Lungenerkrankungen ziehen. Konkrete Indikationen sind Diagnostik und Therapieüberwachung bei Allergien, chronisch obstruktive Lungen- und Atemwegserkrankungen, Lungenemphysem und Lungenresektion.

## EKG

### Ruhe-EKG

Anhand der elektrokardiografischen Untersuchung erhält der Arzt Informationen über **Herzfrequenz und -rhythmus** sowie **Lagetyp.** Es lassen sich auch evtl. stattgehabte Ischämien beurteilen und es können bestimmte charakteristische Kurvenveränderungen auftreten (z. B. bei Elektrolytstörungen, Angina pectoris, Medikamenten, Myokarditis, Herzinfarkt). Die EKG-Untersuchung gehört bei Verdacht auf jegliche Art von Herzerkrankung bzw. bei unklaren Oberbauchbeschwerden zu den Basisuntersuchungen. Eingesetzt wird sie auch in der präoperativen Diagnostik und im Rahmen von Vorsorgeuntersuchungen, besonders bei älteren Patienten.

### Belastungs-EKG

Damit lassen sich Arbeitsleistung und dabei auftretende Veränderungen der Herz-Kreislauf-Funktion messen. Viele KHK-Patienten verspüren erst unter einer bestimmten körperlichen Belastung Herz-Kreislauf-Probleme und auch die Stromkurvenveränderungen treten meist erst dann auf. Vor dem Belastungs-EKG erstellt der Arzt ein Ruhe-EKG. Je nach Trainingszustand des Patienten werden dann für die Belastung unterschiedliche Regime angewendet. Dabei wird ein Zwölf-Kanal-EKG fortlaufend aufgezeichnet und der Blutdruck mindestens am Anfang und Ende der Belastungsstufe gemessen. Abbruchkriterien sind eine ST-Strecken-Hebung, eine ST-Strecken-Senkung (> 0,2 mV in den Brustwandableitungen, > 0,1 mV in den Extremitätenableitungen), Angina pectoris, systolischer Blutdruckanstieg > 240 mmHg, Neuauftreten von Vorhofflattern und -flimmern, AV-Blockierung, Schenkelblock und das Neuauftreten ventrikulärer Rhythmusstörungen. Sechs bis zehn Minuten nach Belastungsende, also in der Erholungsphase, werden nochmals ein Ruhe-EKG und eine Blutdruckkontrolle durchgeführt. Der Patient wird während der Belastung und in der Nachbelastungsphase kontinuierlich überwacht. **Indikationen** für ein Belastung-EKG sind:

- Verdacht auf KHK
- Verdacht auf Belastungshypertonie
- Beurteilung von Herzrhythmusstörungen
- Beurteilung der Belastbarkeit nach Herzinfarkt oder vor Operationen
- Sportmedizinische Leistungstests

### Langzeit-EKG

Die Indikation für das Langzeit-EKG ist eine **Erfassung von Reizleitungsveränderungen** unter normalen Lebensbedingungen. Hierzu zählen Herzrhythmusstörungen, Tachy- und Bradykardien und Synkopen. Aber auch die Therapiekontrolle bei antiarrhythmischer Therapie (Schrittmacher, Medikamente) ist eine Indikation.

## Blutdruck

Das **ambulante Blutdruckmonitoring** (ABDM) stellt eine Blutdruck-Langzeitmessung dar, bei der der Patient über 24 h ein Blutdruckmessgerät trägt. In definierten Zeitabständen, tagsüber alle 20 min und nachts stündlich, wird der Blutdruck bestimmt und aufgezeichnet. Das ABDM ist heute die objektivste Messung zur Feststellung einer manifesten Hypertonie. Bei medikamentös behandelten Hypertonikern stellt das ABDM ein ausgezeichnetes Verfahren zur Therapiekontrolle dar. Anhand des 24-Stunden-Profils kann die Dosis der Antihypertonika angepasst und reguliert werden.

## Sonografie

### Abdomen-Sonografie

Das Hauptanwendungsgebiet des Ultraschalls in der Allgemeinarztpraxis liegt in der Untersuchung der Bauch- und Beckenorgane. Da es im Gegensatz zur Röntgenstrahlung keine gewebsschädigenden Effekte gibt, ist die Ultraschalldiagnostik eine wertvolle Methode mit hoher Aussagekraft bei geringer Belastung des Patienten. Im Ultraschallbild lassen sich z. B. freie Flüssigkeit in der Bauchhöhle (ab ca. 100 ml), flüssigkeitsgefüllte Zysten, solide Tumoren, verschiedene Steinleiden (z. B. Gallen-, Nierensteine), Gewebsveränderungen (z. B. Leberzirrhose), Veränderungen an größeren Blutgefäßen (z. B. Pfortadererweiterung bei portaler Hypertonie) und Peristaltikstörungen (z. B. bei Invagination) nachweisen.

### Schilddrüsen-Sonografie

Mittels Sonografie kann ein exakter Befund über **Größe, Struktur und Lage** der Schilddrüse erstellt werden. Zudem können **Anzahl, Lage und Aussehen** von **Knoten** und sonstige Auffälligkeiten beurteilt werden (z. B. Lymphknotenvergrößerungen am Hals).

### Zusammenfassung

- Dem Allgemeinmediziner stehen nur begrenzte apparative Möglichkeiten zur Verfügung.
- Die Laboruntersuchung ist – neben der klinischen Untersuchung – die am häufigsten verwendete Diagnostik und beinhaltet die Auswertung von Blut, Urin und Stuhl.
- Das EKG gehört zu der allgemeinärztlichen kardiologischen Basisdiagnostik.
- Bei Verdacht auf KHK ist die Durchführung eines Belastungs-EKG indiziert.
- Das ABDM stellt die objektivste Messung zur Feststellung einer Hypertonie dar.
- Die Sonografie ist eine nichtinvasive Diagnostik mit hohem Nutzen.

# Vorsorgeuntersuchungen

Die meisten Erkrankungen sind nicht angeboren, sondern im Laufe der Zeit durch falsches v. a. nicht gesundheitsbewusstes Verhalten ausgelöst und erworben. Dabei kennt man mittlerweile eine Reihe ursächlicher Krankheitsfaktoren, sog. Risikofaktoren, für die Entwicklung von verschiedenen Krankheitsbildern. Durch ihr Vermeiden sowie durch überlegte, präventive Vorsorgeuntersuchungen kann gegen die sog. Volkskrankheiten KHK, Adipositas oder Darmkrebs sowohl aktiv, d. h. vom Patienten selbst, als auch vonseiten des Gesundheitssystems vorgegangen werden. Der Deutsche Bundestag hat im Juni 2015 das sog. **Präventionsgesetz** (PrävG) verabschiedet, mit dem **Früherkennungsmaßnahmen, Gesundheitsförderung** und **Impfprävention** gefördert werden sollen. Hier kommt es besonders auf die zielgerichtete Zusammenarbeit der gesetzlichen und privaten Krankenversicherungen, der gesetzlichen Rentenversicherung, der Unfallversicherung sowie der Pflegeversicherung an. Die bereits bestehenden Gesundheits- und Früherkennungsuntersuchungen für Kinder, Jugendliche und Erwachsene sollen weiterentwickelt und ausgebaut werden. Ebenso ist beabsichtigt, ein stärkeres Augenmerk auf individuelle Belastungen und Risikofaktoren für das Entstehen von Krankheiten zu legen.
Der Check-up 35 bietet der Bevölkerung ab dem 35. Lebensjahr eine regelmäßige Früherkennungsuntersuchung bzgl. Herz-Kreislauf-Erkrankungen, Diabetes und Nierenerkrankungen (s. u.).
Viele Krankenkassen unterstützen seit geraumer Zeit eigenverantwortliches Gesundheitsbewusstsein mit zahlreichen Bonusprogrammen und Beitragsrückerstattungen.

## Risikofaktoren

Risikofaktoren zeigen eine durch kontrollierte Langzeitstudien bewiesene erhöhte Wahrscheinlichkeit, an einer späteren Folgeerkrankung zu leiden. Im Gegensatz zur Früherkennung geht es bei der Erstellung eines Risikofaktorenprofils um das **Herausfiltern von behandelbaren symptomlosen Funktionsstörungen,** die mit einem erhöhten Risiko für die Entwicklung einer späteren Krankheit verbunden sind. So gibt es z. B. einige Risikofaktoren für das Entstehen einer KHK (→ Tab. 13.1).

**Tab. 13.1** Wichtige Risikofaktoren bei KHK

| Risikofaktor | Bezug zur KHK |
|---|---|
| **Hypercholesterinämie** | Deutlich erhöhtes Risiko bei erhöhtem Gesamt- und LDL-Cholesterin bzw. Lipoprotein A. Ein erhöhtes HDL-Cholesterin wirkt hingegen kardioprotektiv. |
| **Rauchen** | Zirka ein Fünftel aller KHK-Todesfälle ist mit inhalativem Zigarettenrauchen assoziiert. Morbidität und Mortalität steigen mit der Zahl der täglich gerauchten Zigaretten und der Anzahl der Jahre, in denen geraucht wurde. Das Infarktrisiko für Raucher ist 2- bis 5-mal so hoch wie für Nichtraucher. |
| **Arterieller Hypertonus** | Das Risiko, an einer KHK zu erkranken, steigt bei systolischen Blutdruckwerten > 140 mmHg und bei diastolischen Werten > 90 mmHg linear an. |
| **Diabetes mellitus** | Zirka 60 % aller Todesfälle bei Diabetes mellitus werden durch eine KHK verursacht. |
| **Genetische Disposition** | Erhöhtes Risiko für die Entwicklung einer KHK besteht bei positiver Familienanamnese (z. B. Myokardinfarkt, Schlaganfall, plötzlicher Herztod). |
| **Alter, Geschlecht** | Das Erkrankungsrisiko steigt bei Männern ab dem 30. Lebensjahr, bei Frauen ab der Menopause. |
| **Adipositas, körperliche Aktivität** | Adipositas hat als alleiniger Risikofaktor wenig Krankheitsrisiko und kann durch regelmäßige körperliche Aktivität positiv beeinflusst werden. |
| **Psychosoziale Faktoren** | Einige Studien zeigen, dass das Infarktrisiko bei Stress steigt. Auch bei Patienten mit einer sog. Typ-A-Persönlichkeit (ehrgeiziges, konfliktbereites und kompetitives Auftreten) ist das Risiko für eine Entwicklung einer KHK erhöht. |
| **Andere Faktoren** | Hyperhomocysteinämie, Hypertriglyzeridämie |

Die Bestimmung einiger durchaus relevanter Risikofaktoren, wie z. B. Lipoprotein A oder Homocystein, ist **keine Kassenleistung,** d. h., hier liegt es am jeweiligen Arzt, ob er diese Leistungen anbietet.

Für die Erfassung und Beurteilung des individuellen Gesamtrisikos einzelner Patienten gibt es zahlreiche Score-Systeme. So existiert neben dem bekannten englischsprachigen Framingham Coronary Heart Disease Score auch ein deutschsprachiges System, mit dem Hausärzte zusammen mit ihren Patienten eine individuelle Risikoprognose bzgl. Herzinfarkt und Schlaganfall erstellen können. Unter www.arriba-hausarzt.de werden patientenbezogene Wahrscheinlichkeiten anschaulich dargestellt und ein Effekt von Verhaltensänderungen optisch demonstriert.

**Tab. 13.2** Früherkennungs- und Krebsvorsorgeuntersuchungen bei Männern

| Vorsorgebeginn | Untersuchung | Maßnahmen |
|---|---|---|
| Zwischen 18. und 35. Lebensjahr allgemeiner Check-up (einmal) | Früherkennung von: Herz-Kreislauf-Erkrankungen, Diabetes | • Anamnese, Erfassung des Risikoprofils (z. B. Übergewicht, Rauchen, Impfstatus, familiäre Risiken)<br>• Körperliche Untersuchung<br>• Kontrolle Cholesterin und Blutzucker nur bei entsprechendem Risikoprofil<br>• Beratung über das Ergebnis |
| Ab dem 35. Lebensjahr Check-up 35 (alle 3 Jahre) | Früherkennung von: Herz-Kreislauf-Erkrankungen, Diabetes, Nierenerkrankungen | • Gezielte Anamnese<br>• Körperliche Untersuchung<br>• Kontrolle Cholesterin und Blutzucker<br>• Kontrolle Urin<br>• Einmaliges Screening auf Hepatitis-B- oder C- Virusinfektion<br>• Beratung über das Ergebnis |
| Ab dem 35. Lebensjahr (alle 2 Jahre) | Hautuntersuchung | • Gezielte Anamnese<br>• Untersuchung der gesamten Haut<br>• Beratung über das Ergebnis |
| Ab dem 45. Lebensjahr (jährlich) | Genital- und Prostatauntersuchung | • Gezielte Anamnese<br>• Inspektion und Abtasten des äußeren Genitals<br>• Abtasten der Prostata<br>• Tastuntersuchung der regionären Lymphknoten<br>• Beratung über das Ergebnis |
| Vom 50. bis zum 54. Lebensjahr | Früherkennung Darmkrebs | • Beratung über Ziel und Zweck der Darmkrebs-Früherkennung<br>• Patientenaufklärung zur Koloskopie<br>• Test auf nicht sichtbares (okkultes) Blut im Stuhl (jährlich)<br>• Alternativ: einmalig Darmspiegelung, bei unauffälligem Befund nächste Darmspiegelung nach 10 Jahren |
| Ab dem 55. Lebensjahr | Früherkennung Darmkrebs | • Gezielte Beratung über Ziel und Zweck der Darmkrebs-Früherkennung<br>• Patientenaufklärung zur Koloskopie<br>• Darmspiegelung<br>• Zweite Darmspiegelung nach 10 Jahren oder alle 2 Jahre ein Test auf okkultes Blut im Stuhl |
| Ab dem 65. Lebensjahr | Früherkennung Bauchaortenaneurysma | Ultraschalluntersuchung der Bauchaorta |

## Krebsvorsorge/-früherkennung

Die Krebsvorsorgeuntersuchungen zielen darauf ab, Malignome in frühen Stadien bei der breiten Allgemeinbevölkerung mit einem vertretbaren Aufwand rechtzeitig zu erkennen **(Sekundärprävention).** Sie umfassen neben der routinemäßigen Untersuchung ein Tumorscreening an Haut, Darm, Brust, Zervix, Prostata und Genitalien und sind nach Geschlecht spezifiziert (→ Tab. 13.2 und → Tab. 13.3). Richtlinien zur Krebsfrüherkennung finden sich im Internet auf den Seiten des Bundesministeriums für Gesundheit unter www.bmgs.de.
Obwohl in Deutschland jährlich ca. 450 000 Erwachsene neu an Krebs erkranken, ist die Bereitschaft zur Krebsvorsorge vonseiten der Bevölkerung noch sehr gering. Nur 30 % der Frauen und nur 14 % der Männer nehmen die Krebsvorsorge regelmäßig in Anspruch. Folglich liegt es am Allgemeinarzt, in seiner Gesundheitsberatung an das Gesundheitsbewusstsein seiner Patienten zu appellieren. Neben dem Angebot der Krebsvorsorgeuntersuchung ist es andererseits auch eine wichtige Aufgabe des Allgemeinarztes, die Patienten anzuleiten, sich regelmäßig selbst zu untersuchen. Man bedenke, dass ca. 85 % der Mammakarzinome unmittelbar von den Frauen selbst entdeckt werden.

**Tab. 13.3** Früherkennungs- und Krebsvorsorgeuntersuchungen bei Frauen

| Vorsorgebeginn | Untersuchung | Maßnahmen |
|---|---|---|
| Zwischen 18. und 35. Lebensjahr allgemeiner Check-up (einmal) | Früherkennung von: Herz-Kreislauf-Erkrankungen, Diabetes | • Anamnese, Erfassung des Risikoprofils (z. B. Übergewicht, Rauchen, Impfstatus, familiäre Risiken)<br>• Körperliche Untersuchung<br>• Kontrolle Cholesterin und Blutzucker nur bei entsprechendem Risikoprofil<br>• Beratung über das Ergebnis |
| Ab dem 20. Lebensjahr (jährlich) | Genitaluntersuchung | • Gezielte Anamnese (z. B. Blutungsstörung)<br>• Inspektion der Zervix<br>• Gynäkologische Tastuntersuchung<br>• Abstrich und Zytologie<br>• Beratung über das Ergebnis |
| Bis 25. Lebensjahr (einmal jährlich) | Chlamydien-Test | Test auf Chlamydien-Infektion |
| Ab dem 30. Lebensjahr (jährlich) | Brustuntersuchung | • Gezielte Anamnese (Veränderungen an Haut und Brust)<br>• Inspektion und Tastuntersuchung der Brust<br>• Anleitung zur Selbstuntersuchung<br>• Beratung über das Ergebnis |
| Ab dem 35. Lebensjahr Check-up 35 (alle 3 Jahre) | Früherkennung von: Herz-Kreislauf-Erkrankungen, Diabetes, Nierenerkrankungen | • Gezielte Anamnese<br>• Körperliche Untersuchung<br>• Kontrolle Cholesterin und Blutzucker<br>• Kontrolle Urin<br>• Einmaliges Screening auf Hepatitis-B- oder C- Virusinfektion<br>• Beratung über das Ergebnis |
| Ab dem 35. Lebensjahr (alle 2 Jahre) | Hautuntersuchung | • Gezielte Anamnese<br>• Untersuchung der gesamten Haut<br>• Beratung über das Ergebnis |
| Ab dem 35. Lebensjahr (alle 3 Jahre) | Früherkennung Gebärmutterhalskrebs | • Zytologische Untersuchung<br>• HPV-Test |
| Ab dem 50. Lebensjahr (jährlich) | Früherkennung Darmkrebs | • Beratung über Ziel und Zweck der Darmkrebs-Früherkennung<br>• Test auf nicht sichtbares (okkultes) Blut im Stuhl |
| Vom 50. bis zum 69. Lebensjahr (alle 2 Jahre) | Mammografie | • Untersuchung von einem zertifizierten Untersucher<br>• Information und Beratung |
| Ab dem 55. Lebensjahr | Früherkennung Darmkrebs | • Gezielte Beratung über Ziel und Zweck der Darmkrebs-Früherkennung<br>• Wahlweise Test auf okkultes Blut alle 2 Jahre oder 2 Darmspiegelungen im Mindestabstand von 10 Jahren<br>• Patientenaufklärung zur Koloskopie<br>• Darmspiegelung |

## Prävention

Zirka 20 % der deutschen Bundesbürger leiden an chronischen Erkrankungen und beanspruchen eine kontinuierliche ärztliche Behandlung, welche die medizinische Überwachung sowie die medikamentöse Therapie umfasst. Der Hauptansprechpartner ist normalerweise der Hausarzt, der i. d. R. auch die Langzeitbetreuung übernimmt. Sind Spezialkenntnisse oder -untersuchungen erforderlich, wird der Patient zu einem Facharzt/zu mehreren Fachärzten überwiesen oder in ein Krankenhaus eingewiesen.
Durch die Einführung von sog. Disease-Management-Programmen (DMP) erfolgt außerdem eine langfristige, präventive Begleitung von „Chronikern".
Mithilfe von Disease-Management-Programmen sollen

- Patienten, die unter chronischen Krankheiten leiden, durch eine gut abgestimmte, kontinuierliche Betreuung und Behandlung vor Folgeerkrankungen bewahrt werden.
- Haus-, Fachärzte, Krankenhäuser, Apotheken und Reha-Einrichtungen koordiniert zusammenarbeiten.
- die Therapieschritte nach wissenschaftlich gesichertem medizinischen Wissensstand aufeinander abgestimmt sein.
- langfristig die Leistungsausgaben der Krankenkassen gesenkt werden.

Indikationen von DMPs sind insbesondere die Volkskrankheiten KHK, Asthma, COPD oder Diabetes. Aber auch für nicht zivilisationsbedingte Krankheiten wie Brustkrebs gibt es mittlerweile DMPs.

### Zusammenfassung

- Krankheitspräventive Maßnahmen müssen in erster Linie vom Individuum ausgehen.
- Die Bundesregierung und die Krankenkassen fördern aktive Krankheitsprävention.
- Risikofaktoren stehen in Zusammenhang mit späteren Folgeerkrankungen.
- Es gibt unbeeinflussbare (Alter, Geschlecht) und beeinflussbare (Rauchen, Stress) Risikofaktoren.
- Vorsorgeuntersuchungen werden von den Krankenkassen gemäß den Richtlinien übernommen.
- Bei einer hohen Zahl von Patienten mit Tumorneuerkrankungen wurde die Krebsvorsorge nicht in Anspruch genommen.
- Der Allgemeinarzt muss bei der Gesundheitsberatung sowohl die Eigenuntersuchung als auch die Krebsvorsorge ansprechen und anbieten.
- Disease-Management-Programme dienen der optimalen Versorgung von chronisch kranken Patienten.

# Spezieller Teil

BASICS

## Leitsymptome und Krankheitsbilder



## Spezielle Themen

Von akuten Halsschmerzen spricht man, wenn die Symptome < 14 Tage anhalten. Der häufigste Wunsch von Patienten, die mit Halsschmerzen zum Arzt gehen, ist Schmerzlinderung. Oftmals wird sich diese fälschlicherweise von Antibiotika versprochen, 80–90 % der Halsschmerzepisoden sind jedoch viral oder nicht infektiös bedingt. Sind die akuten Halsschmerzen infektiöser Genese, so ist zwischen einer Pharyngitis (Rachenentzündung ohne Tonsillenbeteiligung), einer Tonsillitis oder einer Tonsillopharyngitis (Entzündung von Rachen und Tonsillen) zu unterscheiden.

## Tonsillitis

Als **Tonsillitis (Mandelentzündung)** bezeichnet man Entzündungen des lymphatischen Rachenrings, meist der Gaumenmandeln, in seltenen Fällen auch der Rachenmandeln (→ Abb. 14.1). Die Entzündung kann viraler Genese (z. B. rhinotrope Viren) oder bakterieller Genese sein (z. B. Scharlach mit β-hämolysierenden Streptokokken Gruppe A [GAS]).

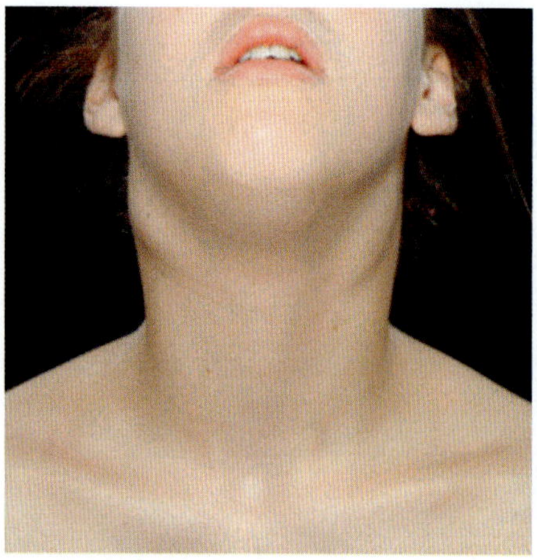

**Abb. 14.1** Infektiöse Mononukleose, entzündeter Rachenring [H008-001]

### Klinik

Typisch sind Halsschmerzen und Schluckbeschwerden, oft auch ein Kloßgefühl im Hals. Bei viralen Infekte treten häufig zusätzlich Husten, Schnupfen und Heiserkeit auf, bakterielle Infekte äußern sich häufiger durch Abgeschlagenheit, schweres Krankheitsgefühl, Fieber ≥ 38 °C und submandibuläre Lymphknotenschwellungen.

### Diagnostik

Es wird nach Vorerkrankungen und Erkrankungen in der Umgebung (Familienangehörige, Arbeitsplatz) gefragt. Bei der klinischen Untersuchung spielt die **Inspektion der Mundhöhle** eine große Rolle. Die akute Tonsillitis wird anhand ihres Ausbreitungsstadiums beurteilt:

- **Angina catarrhalis:** vergrößerte Mandeln, hochrot → viraler Befall oder frühe bakterielle Entzündung
- **Angina follicularis:** vergrößerte, rote, eitrige Mandeln (Leukozyten und Fibrin imponieren als gelbe „Stippchen") (→ Abb. 14.2) → häufiger bakterielle Entzündung, auch z. B. im Rahmen von Scharlach (→ Kap. 37)
- **Angina lacunaris:** Erosion des Epithels der Gaumenmandel mit folgender Fibrinauflagerung

Darüber hinaus kann es sich um eine **Seitenstrangangina** (Erregerspektrum wie Angina Tonsillaris; Rötung, Schwellung, gelbe Stippchen im Bereich der Seitenstränge), um eine durch den Epstein-Barr-Virus (EBV) verursachte Tonsillitis (**infektiöse Mononukleose** → weiß-graue Fibrinbeläge), **Diphtherie** (weiß-gräuliche, schnell blutende Pseudomembranen), **Herpangina** (durch Cocksackie A, herpesähnliche Bläschen auf gerötetem Grund) und weitere handeln. Anhand der Klinik kann jedoch nicht sicher zwischen viraler oder bakterieller Genese unterschieden werden. Zur weiteren Einschätzung der Wahrscheinlichkeit, ob es sich um eine Streptokokkenangina handeln könnte, dient der sog. Centor-Score für Patienten > 15 Jahre.

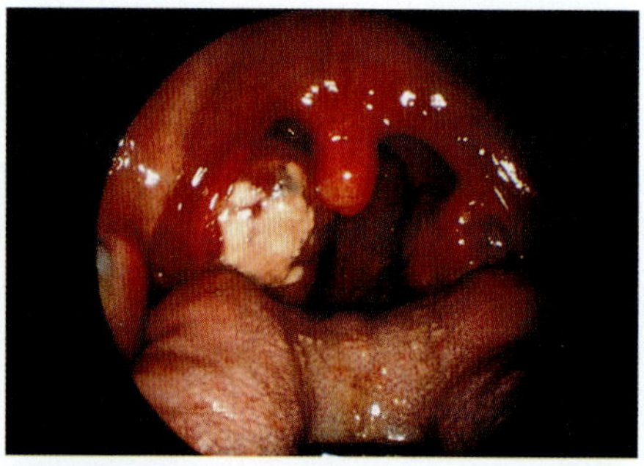

**Abb. 14.2** Angina tonsillaris [M117]

Eine Streptokokkenangina (durch GAS) lässt sich vermuten bei folgenden Symptomen (Zutreffendes gibt jeweils einen Punkt):

- **Fehlender Husten**
- **Fieber > 38 °C**
- **Geschwollene Kieferwinkellymphknoten**
- **Exsudate** auf den Tonsillen

Bei Kindern > 3 Jahren hat sich der modifizierte McIsaac-Score bewährt. Spezifisch sind diese klinischen Symptome jedoch nicht, sodass es sich bei 50 % der Fälle mit „typischer" Symptomkonstellation dennoch um virale Infekte handelt. Bei Kindern im Alter von 3–15 Jahren mit akuten Halsschmerzen und fehlenden Red Flags kann bei einem McIsaac-Score ≥ 3 ein Schnelltest auf GAS zur Therapieentscheidung herangezogen werden, wenn eine antibiotische Therapie ärztlich erwogen oder von Elternseite erwartet wird.

Laboruntersuchungen wie Blutbild, CRP oder BSG sind normalerweise nicht notwendig bzw. helfen diagnostisch nicht weiter. Die Bestimmung des ASL-Titers sowie anderer Streptokokken-AK-Titer soll bei akuter und rezidivierender Tonsillopharyngitis nicht durchgeführt werden. Mit der Kultur eines **Abstrichs** kann spezifisch und sensitiv ein GAS-Nachweis erfolgen, sie wird allerdings nur in Ausnahmefällen angelegt. Um eine begleitende Otitis media auszuschließen, sollte eine **Ohrspiegelung** durchgeführt werden.

### Therapie

Mandelentzündungen heilen in den allermeisten Fällen innerhalb einer Woche von selbst aus. Zur Schmerzlinderung können **Ibuprofen oder Naproxen** verabreicht werden. Die Datenlage zu Paracetamol ist schlechter. **Gurgeln** mit Tee/Salzwasser oder das **Lutschen** von Bonbons kann Schmerzen lindern.
**Antibiotika sind i. d. R. nicht indiziert,** auch wenn die Tonsillitis bakteriell bedingt ist. Der Krankheitsverlauf wird bei bakterieller Genese durch die Antibiotikatherapie im Durchschnitt um ca. 16 h verkürzt. Bei Kindern und Jugendlichen < 15 Jahren sollte bei fehlenden Red Flags und negativem GAS-Schnelltest auf eine antibiotische Therapie verzichtet werden. Wird antibiotisch behandelt, dann mit **Penicillin,** bei Allergie mit Clarithromycin.

> Gefürchtete Komplikationen der GAS-Tonsillitis sind das **rheumatische Fieber, Chorea minor** und die **Post-Streptokokken-Glomerulonephritis.** In der gegenwärtigen epidemiologischen Situation in Westeuropa sind Antibiotika zur Prävention dieser Komplikationen – entgegen der weitverbreiteten Meinung – nicht indiziert.

> Weder das ARF noch eine APSGN können durch eine antibiotische Therapie nachweislich verhindert werden.
> Auch zur Prävention von eitrigen Komplikationen wie Peritonsillarabszessen können Antibiotika nicht beitragen, die einzige Ausnahme bildet hierbei möglicherweise die eitrige Mittelohrentzündung.

## Weitere Ursachen für Halsschmerzen

Neben Atemwegsinfektionen kommen differenzialdiagnostisch u. a. auch folgende Erkrankungen in Betracht:

- Neoplasie (Kopf-/Halstumore), Leukämien
- Rauchen
- Schnarchen (OSAS)
- Medikamente (ACE-Inhibitoren, inhalative Glukokortikoide)
- Reflux
- Myokardinfarkt
- Thyreoiditis
- Stimmbelastung
- Vaskulitiden (Kawasaki-Syndrom)
- Mukositis bei Radio-/Chemotherapie
- Seltener: Zahnaffektionen, Speicheldrüseninfektionen, Aortenaneurysma

### Red Flags

Wenn zusätzlich zum Symptom Halsschmerz folgende Red Flags vorliegen, sollte eine weiterführende Beratung/Diagnostik/Therapie erfolgen:

- V. a. Scharlach (Exanthem, Auslöser: GAS)
- V. a. infektiöse Mononukleose (Auslöser: EBV)
- Infektion mit anderem Fokus (z. B. Otitis media, Sinusitis, Pneumonie, Bronchitis)
- Immunsuppression (Neutropenie, medikamentöse Immunsuppression, Z. n. Transplantation, AIDS, Antikörpermangelsyndrome, angeborene/erworbene Immundefekte)
- Erhöhtes Risiko für rheumatisches Fieber
- Schwere Komorbiditäten

Eine Überweisung zum HNO-Arzt sollte erfolgen bei V. a. Neoplasie, Halsschmerz > 6 Wochen oder bei rezidivierenden akuten Tonsillitiden (> 6×/J. mit der Frage nach OP-Indikation).
Eine Klinikeinweisung sollte erfolgen bei:

- Stridor/Atembeeinträchtigungen (z. B. bei infektiöser Mononukleose, Epiglottitis)
- Hinweis auf schwere systemische Erkrankung (Diphterie, Lemierre-Syndrom, Kawasaki-Syndrom, Meningitis)
- V. a. Peritonsillarabszess (Oropharynx-Asymmetrie mit Uvulaödem und Kiefersperre) → HNO-Vorstellung am selben Tag, wenn nicht möglich → direkte Klinikeinweisung
- Zeichen der gestörten Flüssigkeitsaufnahme mit Exsikkose

## Zusammenfassung

- Zirka 80 % der Patienten mit Halsschmerzen leiden unter einem viralen Infekt.
- Die Streptokokken-Angina findet sich v. a. bei Kindern von 3–15 Jahren.
- Die Begleitsymptome Husten, Schnupfen und Heiserkeit weisen eher auf eine virale Genese hin.
- Hohes Fieber, geschwollene Lymphknoten, Abwesenheit von Husten und eitrige Exsudate auf den Tonsillen weisen auf eine GAS-Pharyngitis hin.
- GAS sind gegen Penicillin empfindlich. Ob eine antibiotische Therapie angezeigt ist, kann mit dem Centor-Score, bei Kindern dem McIsaac-Score, abgeschätzt werden. Bei einem Centor-Score ≤ 2 sollte eine rein symptomatische Therapie erfolgen (die Abwesenheit von Red Flags vorausgesetzt).
- Die Antibiotikatherapie kann in Westeuropa Komplikationen der GAS-Pharyngitis wie das rheumatische Fieber, Post-Streptokokken-Glomerulonephritis oder Peritonsillarabszesse nicht verhindern → Auch bei einer GAS-Pharyngitis sind Antibiotika nicht unbedingt indiziert!

Mit Ausnahme der Schilddrüsenerkrankungen und des Diabetes behandelt man als Allgemeinmediziner relativ selten ausgeprägte endokrinologische Krankheitsbilder. Bei Erkrankungen der Schilddrüse unterscheidet man zwischen **euthyreoter, hypo- und hyperthyreoter Stoffwechsellage.** Der sog. Kropf, im Fachjargon auch Struma genannt, ist weit verbreitet.

## Stoffwechsellagen

Um die folgenden Stoffwechsellagen genau zu verstehen, sollte man den Regelkreis der Schilddrüsenhormone kennen. TSH (thyreoideastimulierendes Hormon), das im Hypothalamus gebildet und durch den Hypophysenvorderlappen ausgeschüttet wird, stimuliert die Bildung der Schilddrüsenhormone $T_3$ und $T_4$. Die Anwesenheit von $T_3/T_4$ hemmt über einen negativen Feedback-Mechanismus die Sekretion von TSH. Eine manifeste Hyperthyreose zeigt sich in erhöhten Schilddrüsenhormonspiegeln ($T_3/T_4$), während das TSH supprimiert ist. Eine manifeste Hypothyreose präsentiert sich durch reduzierte Schilddrüsenhormonspiegel bei erhöhtem TSH. Ist das TSH ausgelenkt, die peripheren Hormone jedoch normal, handelt sich um eine latente Hyper- bzw. Hypothyreose.

### Euthyreose

Euthyreose bedeutet in Bezug auf Schilddrüsenerkrankungen eine normale Hormonproduktion. Die euthyreote Struma (s. u.) ist mit 90 % die häufigste endokrinologische Erkrankung. Dabei ist der **intrathyreoidale Iodmangel** der entscheidende Faktor.

### Hyperthyreose

Die Hyperthyreose beschreibt eine **Schilddrüsenüberfunktion.** Dabei ist ein Überschuss an Schilddrüsenhormonen an den Zielorganen vorhanden, der zu psychischen und physischen Veränderungen der Patienten führen kann. Ungefähr 2 % aller Frauen durchlaufen in ihrem Leben einmal eine klinisch relevante Hyperthyreose.

#### Klinik

Klinische Symptome sind psychomotorische Unruhe, Sinustachykardie, Gewichtsverlust oder gastrointestinale Beschwerden (→ Abb. 15.1). Die häufigsten Ursachen sind der Morbus Basedow (mit der charakteristischen sog. Merseburger-Trias: Struma, Exophthalmus, Tachykardie) und die funktionelle Schilddrüsenautonomie. Es kann zur spontan auftretenden, lebensbedrohlichen Verschlimmerung einer Hyperthyreose, meist nach Iodaufnahme (Kontrastmittel) oder Absetzen einer thyreostatischen Behandlung, kommen. Symptome sind Herzrhythmusstörungen, Fieber (bis 41 °C), Erbrechen, Durchfall, Bewusstseinsstörung und evtl. Koma. Eine intensivmedizinische Behandlung ist obligat.

#### Diagnostik

Die Bestimmung der Stoffwechsellage erfolgt mittels Blutuntersuchung (TSH, $T_3$ und $T_4$). Die **ätiologische Abklärung** erfolgt durch Anamnese (Iodaufnahme), klinische Untersuchung (Präsentation der typischen Symptome) und Schilddrüsensonografie. Szintigrafisch können autonome Bezirke oder eine diffuse Autonomie nachgewiesen werden. Zur Bestätigung eines Morbus Basedow dient der Antikörpernachweis, dabei sind in 80 % der Fälle TSH-Rezeptorautoantikörper (TRAK) im Blut nachweisbar.

#### Therapie

***Medikamentös*** Anwendung von Thyreostatika (Thionamide, Perchlorate) als Iodisations- bzw. Iodinationshemmstoffe zur Einschränkung der Hormonproduktion.

**Cave bei der Blutuntersuchung**
Die von den Laboren festgesetzten Referenzwerte für TSH variieren. Die DEGAM spricht ab TSH > 4 mU/l von einem erhöhten TSH-Wert.
Die TSH-Bestimmung obliegt starken interindividuellen und laborspezifischen Schwankungen, daher müssen Laborkontrollen unter vergleichbaren Bedingungen stattfinden.
Das TSH korreliert positiv mit Alter und Gewicht.

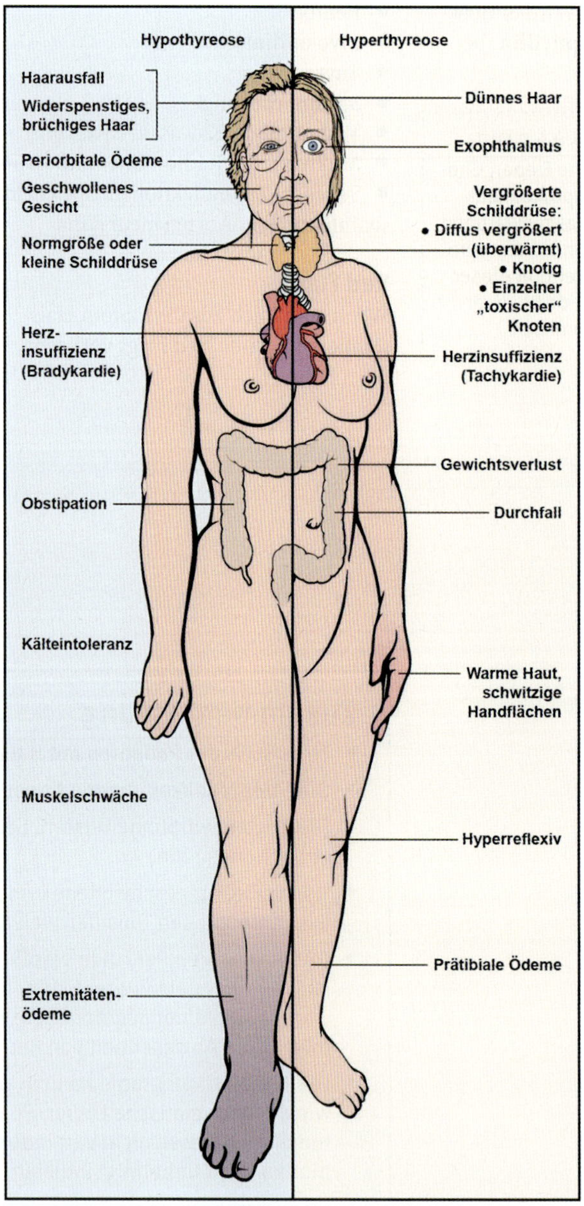


**Abb. 15.1** Klinische Zeichen einer Hypothyreose im Vergleich mit einer Hyperthyreose [G007]

***Operativ/Radioiodtherapie*** Je nach Indikation erfolgt die operative Thyreoidektomie nach thyreostatischer Vorbehandlung oder die Radioiodtherapie mit $^{131}I$.

## Hypothyreose

Hierbei besteht ein Mangel an den Schilddrüsenhormonen $T_3/T_4$, der sowohl angeboren (kongenital) als auch erworben sein kann. Die kongenitale Form wird im Rahmen der U2 (3. Lebenstag) miterfasst.

### Klinik

Typische Zeichen sind Hypometabolismus (Kälteintoleranz, Gewichtszunahme), psychische Symptome (Depression, Verlangsamung, Antriebsarmut), Bradykardie, teigigblasse Haut, struppiges Haar und Muskelschwäche (→ Abb. 15.1).

### Diagnostik

Häufigste Ursache ist eine autoimmune Genese (Hashimoto-Thyreoiditis), gefolgt von iatrogenen Ursachen und exzessivem Iod- oder Selenmangel. Die **ätiologische Abklärung** besteht in der Frage nach Schilddrüsenoperation, Radioiodtherapie und Medikamenteneinnahme (Thyreostatika, Lithium, Amiodaron). Bei Verdacht auf eine Autoimmunthyreoiditis werden die Autoantikörper bestimmt, in 50–70 % der Fälle sind dabei die Titer von Thyreoglobulin-Antikörpern (TgAk) erhöht, in 90 % die von Antikörpern gegen thyreoidale Peroxidase (anti-TPO-Ak). Aussagen über die **Stoffwechsellage** gewinnt man durch Bestimmung des TSH-Werts (↑) und der freien Hormone $T_3$ und $T_4$ (meist ↓).

### Therapie

Therapieindikation ist die manifeste Hypothyreose, bei latenter Hypothyreose hängt eine Substitution von bestimmten Faktoren (Alter, Schwangerschaft, Begleiterkrankungen) ab. Therapie der Wahl ist die lebenslange Substitution der Schilddrüsenhormone (i. d. R. mit L-T4) bei einschleichender Behandlung (25–50 µg L-T4/d). Ziel ist ein subjektives Wohlbefinden des Patienten sowie eine Normalisierung des TSH-Werts. Die Dosierung ist dabei individuell zu variieren.

## Struma

Als Struma wird grundsätzlich jede Vergrößerung der Schilddrüse bezeichnet, unabhängig von Ätiologie und Stoffwechsellage. Als häufigste Ursache gilt der Iodmangel. Meist ist sie asymptomatisch. Die Struma diffusa ist eine Schilddrüsenvergrößerung ohne Knotenbildung, dabei besteht häufig eine euthyreote Stoffwechsellage. Bei der Struma nodosa liegen einer oder mehrere abgrenzbare Knoten vor. Hier kann ebenso Euthyreose bestehen, häufiger als bei der Struma diffusa tritt jedoch eine hyperthyreote Stoffwechsellage auf.

### Klinik

Oft ist eine Struma ein Zufallsbefund. Ein subjektives Kloßgefühl im Hals, ein vergrößerter Halsumfang und Schluckbeschwerden mit Heiserkeit bzw. Atemnot sind unspezifische Erstsymptome, die Patienten zum Arztbesuch veranlassen (→ Abb. 15.2).

### Diagnostik

Zur **Basisdiagnostik** gehört die Bestimmung der Stoffwechsellage und der Schilddrüsengröße: Mittels Sonografie lassen sich vergrößerte Schilddrüsenvolumen (Männer: > 25 ml; Frauen: > 18 ml) und Strukturveränderung des Gewebes erkennen. Auskunft über die Stoffwechsellage gibt der basale TSH-Wert.
Die **weiterführende, fachärztliche Diagnostik** besteht in der Szintigrafie bei Autonomie- oder Karzinomverdacht, ggf. Röntgen und MRT zur Erfassung retrosternaler und thorakaler Strumaanteile sowie ggf. Schilddrüsenantikörperbestimmung zum Ausschluss eines Morbus Basedow.

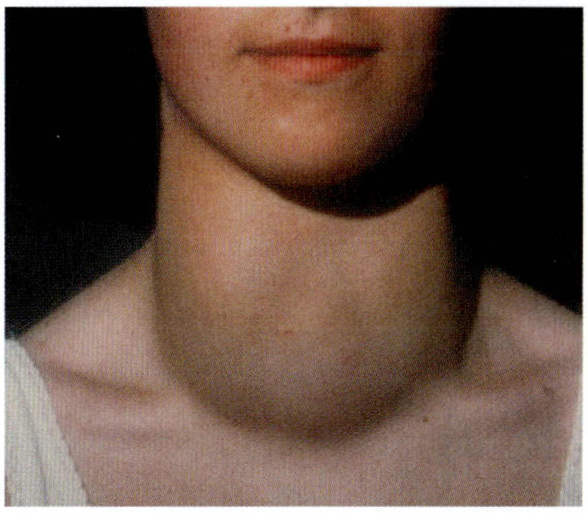

**Abb. 15.2** 20-Jährige mit Struma nodosa [T127]

### Therapie

***Prophylaxe der Iodmangelstruma*** Diese liegt primär in der Eigenverantwortung jedes Einzelnen – empfohlen werden die Verwendung von iodiertem Speisesalz und der Genuss von Fischfleisch. Schwangeren kann unter Umständen eine medikamentöse Prophylaxe mit Iodid (200 µg/d) empfohlen werden.
***Medikamentöse Therapie*** Iodidsubstitution bei diffuser Struma ohne Autonomie, ggf. zusätzliche L-Thyroxinsubstitution. Darunter ist oftmals eine Rückbildung zu verzeichnen.
***Operative Therapie*** Bei Karzinomverdacht oder Kompressionssymptomatik indiziert. Die postoperative Prophylaxe ist von dem verbliebenen Schilddrüsenrest abhängig.
***Radioiodtherapie*** Sie findet Anwendung bei Ablehnung der Operation, erhöhtem Operationsrisiko oder auch bei älteren Menschen. In > 20 % der Fälle wird als Folge eine Hypothyreose beobachtet.

## Zusammenfassung

- Euthyreote Stoffwechsellage: normale Schilddrüsenhormone (TSH, $T_3$, $T_4$).
- Hyperthyreote Stoffwechsellage: periphere Schilddrüsenhormone ↑↑, TSH supprimiert.
- Hypothyreote Stoffwechsellage: periphere Schilddrüsenhormone ↓↓, TSH erhöht.
- Hyperthyreose entspricht einem Hypermetabolismus.
- Hypothyreose entspricht einem Hypometabolismus.
- Eine Struma kann diffus oder knotig vergrößert sein.
- Die Sonografie und die Bestimmung der Stoffwechsellage (TSH, $T_3$, $T_4$) sind Basismaßnahmen.
- Die TSH-Bestimmung sollte immer unter vergleichbaren Bedingungen erfolgen.

# → 16 Ohrenschmerzen

Ohrenschmerzen sind insbesondere bei Kindern ein häufiger Beratungsanlass. Als Auslöser für Ohrenschmerzen kommen das Ohr an sich (otogene Otalgie) oder ohrferne Strukturen (nicht-otogene Otalgie) infrage. Diese erklären sich insbesondere durch die sensible Innervation des Ohrs durch die 4 Hirnnerven V, VII, IX, X sowie den Plexus cervicalis (C2, C3).
Häufige Ursachen einer otogenen Otalgie sind:

- Otitits media acuta
- Tubenventilationsstörung
- Adenoide
- Zerumen
- Otitis externa diffusa

Häufige Ursachen einer nicht-otogenen Otalgie sind z. B. HWS-/Zahn-/Kiefererkrankungen, Tonsillitis, Pharyngitis oder Nasennebenhöhlenerkrankungen. Auch muss z. B. an einen Zoster oticus, Trommelfellverletzungen, Barotrauma, Otitis media chronica, Speicheldrüsenerkrankungen oder maligne Geschehen im Oropharyngealraum gedacht werden.

## Otitis media

Die Otitis media, die Mittelohrentzündung, ist die häufigste Ursache für Ohrenschmerzen bei Kindern. Bei Erwachsenen mit Ohrenschmerzen spielt sie eine eher untergeordnete Rolle. Die Mittelohrentzündung geht meist von einer **akuten, fiebrigen Infektion des Nasen-Rachen-Raums** (z. B. Rhinitis, Tonsillitis) aus. Diese Entzündung aszendiert über die Tuben (Eustachi-Röhren, → Abb. 16.1) und führt zu einer Beteiligung des Mittelohrs. Die Tuben sind bei Kindern im Vergleich zu Erwachsenen kürzer, weshalb sie häufiger betroffen sind. Haupterreger sind Pneumokokken und seltener *Haemophilus influenzae.*

### Klinik

Es tritt ein allgemeines Unwohlsein auf, evtl. begleitet von **Fieber.** Typisch sind drückende Ohrenschmerzen, die von den Kindern allerdings oft nicht lokalisiert werden können, dazu können Schwerhörigkeit und Schwindel kommen.

Säuglinge und Kleinkinder greifen sich bei einer Otitis media häufig an ihr Ohr.

### Diagnostik

Bei der Anamnese wird nach vorausgegangenen Infekte im Nasen-Rachen-Raum gefragt. Die Otoskopie zeigt ein **gerötetes Trommelfell,** bei eitriger Entzündung ist das Trommelfell zusätzlich vorgewölbt (→ Abb. 16.2). Mit der Hörprüfung (Rinne: i. d. R. negativ, Weber: Lateralisierung ins erkrankte Ohr) erfolgt die Testung auf eine vorliegende Schallleitungsstörung.

### Komplikationen

Die akute Form kann in eine chronische Otitis media mit potenziellen Höreinschränkungen bis zum Hörverlust und **Mastoiditis** übergehen. Daneben besteht die Gefahr eines Temporallappenabszesses und einer Meningitis.

### Therapie

Bei Kindern mit nur gering eingeschränktem Allgemeinbefinden kann zunächst (36–48 h) eine symptomatische Therapie (abschwellende Nasentropfen, **Paracetamol/ Ibuprofen**) erfolgen. Dabei müssen die Eltern aufgeklärt werden sowie kurzfristige Verlaufskontrollen stattfinden. Beim Anhal-

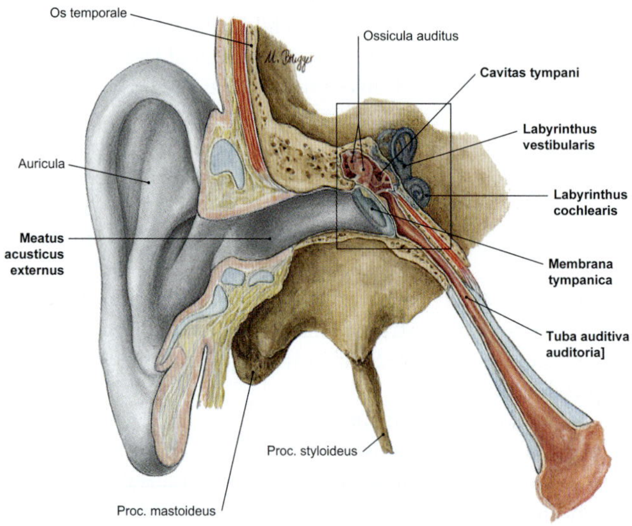


**Abb. 16.1** Eustachi-Röhre [S007]

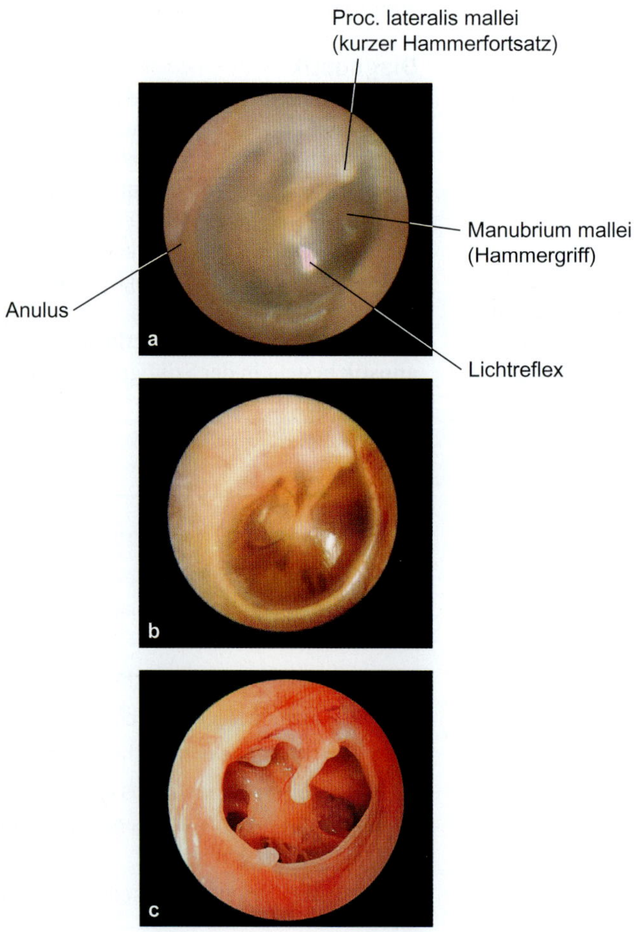


**Abb. 16.2** Trommelfellbefunde: a) normal, b) Otitis media, c) perforiertes Trommelfell [a: M776; b, c: E415]

ten der Symptome > 48 h oder einer Symptomverschlechterung unter symptomatischer Therapie muss eine antibiotische Therapie erfolgen (**Amoxicillin** für 5 Tage, bei ungenügender Besserung nach 72 h plus Clavulansäure). Bei Kindern mit Risikoprofil (schlechter AZ, beidseitige Otitis, einseitige Taubheit, frühere Mittelohrentzündungen mit Komplikationen, mangelnde Mitarbeit der Bezugspersonen und weiteres) sollte sofort antibiotisch therapiert werden.

**Ohrentropfen** sollten wegen der Gefahr einer Kontaktallergie und einer schlechteren Beurteilbarkeit des Otoskopiebefunds nicht eingesetzt werden.

## Otitis externa

Bei der Otitis externa handelt es sich um eine Infektion des äußeren Gehörgangs mit Bakterien (insbesondere *Pseudomonas aeruginosa* und *S. aureus*) und/oder Pilzen. Die Zusammenschau von Anamnese, Klinik und Otoskopiebefund lässt eine Differenzierung von Otitis media und externa meist relativ sicher zu. Die Otitis externa steht in keinem Zusammenhang mit einem vorangegangenen Infekt der oberen Atemwege. Risikofaktoren sind Wasserkontakt (**„Schwimmbad-Otitis"**) und Manipulationen mit **Wattestäbchen.** Ob **Diabetiker** häufiger betroffen sind, ist umstritten. Das Hörvermögen ist meist nicht oder nur wenig beeinträchtigt.

### Klinik

Schmerzen werden meist stechend und schwerer als bei der Otitis media empfunden, der AZ ist sonst uneingeschränkt, i. d. R. besteht **kein Fieber.** Das Hörvermögen ist nicht oder nur gering eingeschränkt. Der **Gehörgang ist subtotal bis total geschwollen,** die Schleimhaut ist hochrot, das Trommelfell meist nicht einsehbar und die Otoskopie mit starken Schmerzen verbunden. Bei der Grippe-Otitis, die durch Influenza-Viren oder eine Superinfektion mit *Haemophilus influenzae* entstehen kann, werden Blutbläschen auf dem Gehörgang und dem Trommelfell (Myringitis) beobachtet.

Bei der durch **Pilzbefall** bedingten Otitis externa findet sich meist ein stark juckender, geröteter, schuppender äußerer Gehörgang, sie ist nicht notwendigerweise schmerzhaft!

### Diagnostik

Inspektion der äußeren Ohren, Otoskopie, funktionelle Gehörprüfung. Es besteht meist ein Helixzug- und **Tragusdruckschmerz.** Der Versuch nach Rinne ist im betroffenen Ohr i. d. R. positiv, bei sehr starker Gehörgangschwellung negativ. Der Weber-Versuch ist meist unauffällig.

### Therapie

Von der DEGAM wird zunächst eine Reinigung des Gehörgangs empfohlen. Bei Verdacht auf eine bakterielle Genese sollten Antibiotika und Kortikosteroide lokal appliziert werden. Die systemische antibiotische Therapie sollte im Einzelfall bei zusätzlichen Allgemeinsymptomen oder Problemkeimen erwogen werden. Patienten mit unkomplizierter akuter Otitis externa, die topisch behandelt werden, sind im Mittel nach 6 Tagen symptomfrei. Eine pilzbedingte Otitis externa ist bei leichter Symptomatik und fehlendem Leidensdruck nicht unbedingt behandlungsbedürftig. Falls doch, kommen **antimykotische Ohrentropfen** zum Einsatz.

## Zoster oticus

Beim Zoster oticus handelt es sich um eine Entzündung der Ganglienzellen des VII. und VIII. Hirnnervs durch Reaktivierung des **Varizella-Zoster-Virus.** Diese geht meist mit der Symptomtrias **Bläschenbildung** im äußeren Gehörgang (→ Hörminderung), **Schwindel** und Fazialisparese (→ **Ramsay-Hunt-Syndrom**) einher.

### Klinik/Diagnostik

Es zeigen sich gruppiert stehende Bläschen auf erythematösem Grund (→ Abb. 16.3). Die Patienten klagen i. d. R. über neuralgiforme Schmerzen. Die Herpes-Zoster-Erkrankung ist i. d. R. eine Blickdiagnose. Bei einem Befall des Ohrs mit den typischen herpetiformen Bläschen sollte immer eine Zoster-Erkrankung in Betracht gezogen werden.

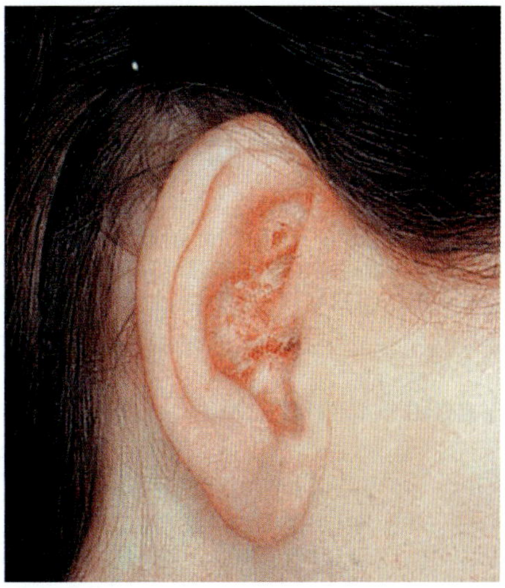

**Abb. 16.3** Zoster oticus [E304-04]

### Therapie

Die Therapie des Zoster oticus sollte zeitnah mit Aciclovir erfolgen. Je nach empfundenen subjektiven Schmerzen sollte eine antineuropatische Therapie mit z. B. Amitriptylin oder Gabapentin erfolgen. Unter Umständen muss auch an eine fachärztliche Mitbeurteilung bzw. HNO-Klinik-Einweisung gedacht werden.

## Ohrferne Otalgie

Bei den nicht-otogenen Otalgien muss auf Abklärung gedrängt werden, damit ein pathologischer oder maligner Prozess nicht übersehen wird.

Ein Ohrschmerz ohne auffälligen Otoskopiebefund ist, gerade bei Erwachsenen, nicht selten. Die Palpation und funktionelle Untersuchung der HWS stehen dann an erster Stelle. Entzündliche/tumoröse/dentogene/kieferorthopädische Ursachen sollten außerdem in Betracht gezogen werden.

## Zusammenfassung

- Ohrenschmerzen resultieren aus otogenen und nicht-otogenen Ursachen.
- Die Otitits media ist eine häufige Erkrankung im Kindesalter.
- Der Griff an das Ohr ist ein diskretes Zeichen einer Otitis media bei Säuglingen.
- Eine Otitis media korreliert meist mit einem eingeschränkten AZ.
- Ein Tragus-Druckschmerz weist auf eine Otitis externa hin.
- Persistierende nicht-otogene Ursachen für Ohrenschmerzen müssen interdisziplinär abgeklärt werden.

# Akute Atemwegsinfektionen

Akute Atemwegserkrankungen machen mit etwa 10 % einen großen Teil der hausärztlichen Behandlungen und etwa ein Drittel der Krankenhauseinweisungen aus.
Über 90 % der akuten Atemwegserkrankungen sind durch Viren verursacht.
Differenzialdiagnostisch muss zwischen Infektionen der oberen und der unteren Atemwege unterschieden werden.

## Virale Rhinitis

Eine „Erkältung" ist meist viraler Genese, verursacht durch ein breites Spektrum rhinotroper Viren. Sie tritt gehäuft in den Wintermonaten auf und imponiert v. a. durch eine entzündliche Schwellung der Nasenschleimhaut und eine Behinderung der Nasenatmung.
Die **Übertragung** erfolgt via Tröpfcheninfektion, nach kurzer Inkubationszeit von 1–3 Tagen kommt es zu dem typischen Nasenlaufen, verbunden mit Niesreiz (zur Tonsillitis → Kap. 14).

### Klinik

Das „Nasenlaufen" ist häufig begleitet von Husten, Schnupfen, rauem Hals, Heiserkeit, Kopf- und Gliederschmerzen (**„Common Cold"**).

### Diagnostik

Bei der **Anamnese** kann nach Sekretionsdauer, häufigem Auftreten und Begleitsymptomen, aber auch Risikofaktoren, Rauchen, schwachem Immunsystem (physischer und psychischer Stress) und Aufenthalt in dicht bevölkerten Plätzen wie z. B. in öffentlichen Verkehrsmitteln gefragt werden. Die **körperliche Untersuchung** umfasst die Nasen-, Rachen- und Ohreninspektion auf Entzündungszeichen (v. a. Rötung, Schwellung), Untersuchung auf Klopfschmerz über den Kiefer-/Stirnhöhlen, Palpation der Lymphknotenstationen und – als Differenzialdiagnose zur Bronchitis und Pneumonie – die Auskultation. Erst wenn es zu deutlichen Abweichungen vom typischen Verlauf kommt, sind **weitere Untersuchungen** indiziert, z. B. beim V. a. Sinusitis, Otitis media oder Pneumonie. Eine Blutabnahme (Leukozyten, CRP, BSG) und ein Röntgen-Thorax können hier hilfreich sein.

### Differenzialdiagnose

Differenzialdiagnostisch kommt ein sog. Begleitschnupfen, z. B. bei Influenza, infrage, auch weitere Organsysteme (z. B. GI-Trakt) können hierbei betroffen sein. Auch allergische oder vasomotorische Rhinopathien können eine Schnupfensymptomatik herbeiführen.

### Therapie

Bis zur spontanen Ausheilung kann eine symptomatische Behandlung durch Anfeuchten des Raums, Dampfinhalationen, reichlich Flüssigkeitszufuhr und abschwellende Nasentropfen/-sprays (Sympathomimetika) erfolgen. Ebenso kann die Verwendung von definierten Eukalyptusextrakten laut DEGAM empfohlen werden.

### Prognose

Die Symptome bessern sich meist schnell (innerhalb 2 Wochen), wobei ein begleitender Husten z. T. bis zu 3 Wochen anhalten kann. Bei deutlich länger bestehenden Symptomen kann eine weitere Abklärung indiziert sein.

## Sinusitis

Die Sinusitis ist eine akute oder chronische Entzündung der Nasennebenhöhlen. Häufig ist sie eine Folgeerkrankung anderer viraler Infekte mit einem Verschluss der Nasennebenhöhlenostien als Folge der Schleimhautschwellung. Es resultiert ein optimaler Nährboden für Keime wie Pneumokokken und *Haemophilus influenzae.* Beim Erwachsenen sind meist die Kieferhöhlen, bei Kindern v. a. die Siebbeinzellen betroffen.

### Klinik

Typisch sind Kopfschmerzen, die durch Bücken verstärkt werden, sowie eitriges Nasen- und Rachensekret. Daneben können Fieber, Schwindel, Übelkeit und Brechreiz auftreten.

### Diagnostik

Bei der **Anamnese** wird nach Vorerkrankungen bzw. Erkrankungen im Umfeld des Patienten gefragt. Die **klinische Untersuchung** umfasst die Inspektion des Nasen- und Rachenraums auf Schwellung und eitriges Sekret. Über den Nervenaustrittspunkten, Kiefer- und Stirnhöhlen sowie der Nasenwurzel wird nach Druck- und Klopfschmerz gefahndet.

### Therapie

Die symptomatische Behandlung erfolgt wie bei der akuten Rhinitis. Medikamentös kommen abschwellende **Nasentropfen** zum besseren Sekretabfluss, **NSAR** (z. B. Ibuprofen: antipyretisch, analgetisch, antiphlogistisch) zum Einsatz. Bei schweren, hochfieberhaften Infekten können Breitbandantibiotika indiziert sein. Besteht der Verdacht auf eine Chronifizierung, sollte der HNO-Arzt konsultiert werden.

## Husten

Husten ist ein häufiges Symptom in der Hausarztpraxis. Bei einer Dauer von > 8 Wochen spricht man von chronischem Husten.

### Ätiologie

Die häufigste Ursache für **akuten Husten** (< 3 Wochen) ist eine Virusinfektion der oberen Atemwege. Neben den Erkältungskrankheiten (**„Common Cold"**) kann der akute Husten Symptom einer akuten Bronchitis, Pneumonie, COPD-Exazerbation, Influenza, Pertussis, eines „Upper Airway Cough Syndroms" (UACS, früher „postnasales Drip-Syndrom"), Asthma bronchiale oder einer Allergie sein. Darüber hinaus kann er durch einen Reflux (GERD), durch exogene Ursachen wie Medikamente oder auch kardial (Linksherzbelastung mit Stauung) begründet sein.
Die häufigste Ursache des **chronischen Hustens** ist das Rauchen. Medikamente (ACE-Hemmer, β-Blocker), lungenschädigende Medikamente wie Amiodaron, Zytostatika, prothrombogene Medikamente (Antikontrazeptiva → Gefahr der Lungenembolie) müssen ebenfalls als Auslöser in Betracht gezogen werden. Darüber hinaus ist differenzialdiagnostisch an Neoplasien, COPD, Asthma, bronchiale Hyperreagibilität, GERD, UACS, Pertussis oder TBC zu denken. Bei ca. 10–40 % der Hustenpatienten bleibt die Ätiologie des chronischen Hustens ungeklärt, ursächlich wird eine Überempfindlichkeit der Hustenrezeptoren diskutiert.

> **Red Flags** bei Husten sind: Stridor, Dyspnoe, Tachypnoe, Abfall der Sauerstoffsättigung, Tachykardie, Zyanose, Thoraxschmerz, Hämoptyse, kürzliches Thoraxtrauma, Inhalation reizender Substanzen, schwere Immunsuppression, Frailty. Bei chronischem Husten zudem Fieber, Nachtschweiß, Gewichtsverlust, Dysphagie. Die unmittelbare Klinikeinweisung ist angezeigt bei V. a. LE, Lungenödem, Pneumothorax, Status asthmaticus, schwere Exazerbation einer COPD, Fremdkörperaspiration.

**Upper Airway Cough Syndrom (UACS)**
**Irritationen im oberen Respirationstrakt** sind häufige Ursachen des chronischen Hustens und werden in neuerer Literatur als UACS zusammengefasst. Ihm liegen Rhinosinusitiden unterschiedlicher Genese zugrunde. Als Auslöser für den Hustenreflex kommen ein **postnasaler Drip** (PND) sowie eine direkte **Stimulation der Hustenrezeptoren** (z. B. durch Irritation oder Entzündung) infrage.

**Gastroösophageale Refluxkrankheit (GERD)**
Bei chronischem Reflux kann es zu Husten kommen. Dieser ist i. d. R. **trocken,** nicht produktiv und nächtlich oder postprandial verstärkt. GERD und Husten können sich in einem Teufelskreis gegenseitig verstärken (→ Kap. 19).

**Medikamente**
**ACE-Hemmer** oder **β-Blocker** können einen Bronchospasmus hervorrufen, der sich durch das isoliert auftretende Symptom Husten präsentieren kann. Andere Medikamente wie Sulfonamide, **Amiodaron,** Methotrexat, Nitrofurantoin oder auch PPI können Nebenwirkung im Bereich der Lungen verursachen.

**Bronchial-/Lungenkarzinom**
70–90 % der Patienten mit einem Bronchialkarzinom (BCA) entwickeln im Krankheitsverlauf Husten. Allerdings ist ein BCA nur in < 2 % der Fälle die Ursache von chronischem Husten. **Gewichtsverlust, Hämoptysen, Thoraxschmerz, Heiserkeit > 14 Tage** oder Zeichen der chronischen Hypoxämie (Trommelschlegelfinger, Uhrglasnägel) können begleitend auftreten.

## Diagnostik

***Inspektion*** Liegen Zyanose, Zeichen der chronischen Hypoxämie, Ödeme oder eine Tachypnoe vor?

***Anamnese*** Es sollte nach Begleitsymptomen wie Rhinitis, Sinusitis, Halsschmerzen, Fieber, Schüttelfrost, Refluxbeschwerden, Hämoptysen, Situationen des Auftretens (eher nachts, morgens, beim Spazierengehen, plötzlicher Beginn, Zeichen/Risikofaktoren für TVT/LE), Nikotinkonsum, Dyspnoe/Zeichen der Herzinsuffizienz, AP-Beschwerden, Medikamenteneinnahme, Impfstatus gegen Pertussis sowie der Dauer des Hustens gefragt werden.

***Auskultation*** Es ist besonders auf Rasselgeräusche, verlängertes Exspirium, Giemen/Brummen, Stridor, abgeschwächtes Atemgeräusch (Überblähung, Erguss), verschärftes inspiratorisches oder exspiratorisches Atemgeräusch zu achten.
Bei V. a. **GERD** ist bei zudem bestehender typischer Refluxsymptomatik zwingend eine **PPI-Therapie** einzuleiten.
Bei V. a. **Neoplasien, Lungenembolien (LE), Fremdkörperaspiration** oder **Linksherzinsuffizienz** sollte eine rasche, ggf. stationäre diagnostische Klärung veranlasst werden.
Nach einer Hustendauer > 8 Wochen und unklar gebliebener Ursache sollte eine Röntgenaufnahme des Thorax angefertigt werden, ggf. eine Lungenfunktionsprüfung.

## Therapie

***Common Cold*** Auf ausreichende Trinkmenge ist zu achten, zur symptomatischen Linderung von Kopf- und Gliederschmerzen können Analgetika (z. B. Paracetamol, Ibuprofen) empfohlen werden. Antitussiva wirken hinsichtlich des Hustenreizes nicht besser als Placebo, allerdings verbessern sie die Fähigkeit zu schlafen.
***Asthma, COPD*** → Kap. 18.
***GERD*** PPI und konservative Maßnahmen (→ Kap. 19).

# Akute Bronchitis

Die akute Bronchitis ist eine reversible Entzündung der Trachealschleimhaut mit dem Leitsymptom Husten. In bis zu 90 % der Fälle sind Viren verantwortlich (RS-, Adeno-, Coxsackie-Viren bei Kindern; Rhino-, Corona-, Influenzaviren bei Erwachsenen). Die Krankheit wird u. a. getriggert durch kalte Luft, feuchtes Klima, Reizstoffe (Gas, Staub) und Rauchen. Wichtige Differenzialdiagnosen/AGVs sind die Pneumonie, Exazerbationen bei Asthma/COPD, Lungenembolien oder Aspirationen.

## Klinik

Neben dem Hustenreiz kann es zu retrosternalen Schmerzen kommen. Auswurf tritt zunächst spärlich und eher klar, dann vermehrt und gelb-grünlich auf. Das Atmen kann durch eine Bronchospastik erschwert sein, der Patient fühlt sich kurzatmig. Bei schweren Infektionen treten Fieber, Abgeschlagenheit, Kopf-, Muskel- und Gliederschmerzen hinzu.

## Diagnostik

In der **Anamnese** wird nach prädisponierenden Faktoren wie feuchter und kalter Arbeitsumgebung, Staub und Gas gefragt, ebenso nach aktivem und passivem Rauchen als wichtigem Risikofaktor. Bei der **Auskultation** kann ein verschärftes Atemgeräusch vorkommen, die Auskultation ist für Bronchitiden allerdings wenig sensitiv. Bei Beschwerdepersistenz können **erweiterte Untersuchungen stattfinden, wie Entzündungszeichen** im Labor oder ein Röntgen-Thorax.

> Das Vorhandensein von Auswurf oder dessen Farbe beweist nicht die Genese von akutem, infektbedingtem Husten. Einzig bei einer chronischen Bronchitis lässt die Farbe des Sputums den Erreger eines Infekts erahnen (grün-gelb: eher bakteriell, weiß-klar: eher viral).

## Therapie

Die symptomatische Behandlung besteht in **körperlicher Schonung,** Kamillendampfinhalationen und reichlich **Flüssigkeitszufuhr.** Eine begleitende Hyperreagibilität der Bronchialschleimhaut, die bei manchen Patienten zu einem „spastischen Husten" führt, kann durch kurz-wirksame inhalative Sympathomimetika (z. B. Salbutamol) vermindert werden. Zur Schmerz- und Entzündungshemmung können **NSAR** (z. B. Ibuprofen) eingesetzt werden. Es gibt keine Belege dafür, dass Mukolytika (z. B. ACC) den Krankheitsverlauf positiv beeinflussen, ebenso wenig beeinflussen Antitussiva (z. B. Codein) die Hustenfrequenz und -stärke bei akutem, infektbedingtem Husten. Bei chronischem Husten ist in manchen Fällen eine Wirkung von Codein nachgewiesen. Ebenso wird die sedierende (!) Wirkung von Codein als beschwerdelindernd empfunden, sodass es bei quälendem, nächtlichem Hustenreiz eingesetzt werden kann. Wegen der Züchtung resistenter Keime bei gleichzeitig marginalem Nutzen sollten Antibiotika bei akutem, infektbedingtem Husten/Bronchitis ohne Red Flags nicht eingesetzt werden.

### Prognose

Wie bei der Common Cold bessern sich die Bronchitis-Symptome meist innerhalb einer Woche spontan. Bleibt die Besserung aus, sollte weitere Diagnostik erfolgen.

## Pneumonie

Die Pneumonie ist eine akut verlaufende Entzündung des Lungenparenchyms (Alveolarraum oder Interstitium). Immunsuppression, hohes Alter, chronische Erkrankungen sowie Bettlägerigkeit stellen Risikofaktoren für das Entstehen einer Pneumonie dar.

### Ätiologie

Ursächlich kommen als Erreger Bakterien, Viren, Pilze und Parasiten infrage, jedoch können auch physikalische und chemische Noxen zu Lungenentzündungen führen. Die Häufigkeit der einzelnen Erreger ist stark abhängig von verschiedenen Faktoren:

***Jahreszeit*** In den Wintermonaten häufen sich Virus- und Pneumokokkenpneumonien.

***Infektionsort***

- **Ambulant** (zu Hause) erworbene Pneumonien (engl. *community-acquired pneumonia*, CAP): Haupterreger bei Erwachsenen: Pneumokokken (~60 %), *Haemophilus influenzae, Mycoplasma pnuemoniae* und Chlamydien
- **Nosokomial** erworbene Pneumonien (engl. *hospital-acquired pneumonia*): Infektionsweg z. B. über Aspiration bei Intubation. Haupterreger: gramnegative Bakterien (Pseudomonas, Klebsiellen, Enterobacter, *E. coli*) sowie Staphylokokken

***Immunstatus des Patienten*** Bei herabgesetztem Immunsystem (Alkoholkranke, AIDS-Patienten, Diabetiker, Krebspatienten) besteht Anfälligkeit für opportunistische Erreger (CMV, HSV, VZV, *Pneumocystis carinii*, atypische Mykobakterien).

***Alter der Patienten***

- **Jüngere** Patienten: Pneumokokken *(Streptococcus pneumoniae)*
- **Ältere** Patienten (> 65 Jahre): Pneumokokken, *Haemophilus influenzae*, Klebsiellen. Zur Bedeutung des Erregerspektrums: s. Therapie.

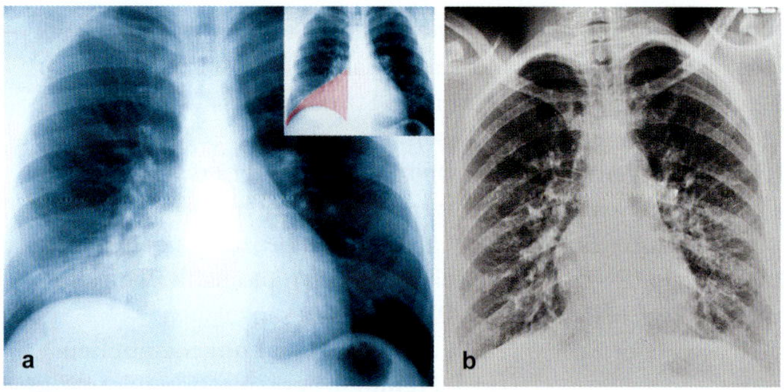

**Abb. 17.1** Röntgen-Thorax im p. a. Strahlengang. Vergleich zwischen einer Lobärpneumonie (a) und einer atypischen Pneumonie (b). [a: T197, b: E568]

### Klinik

Tachypnoe (> 20/min), Tachykardie, Fieber > 38 °C, Übelkeit, Schüttelfrost und ggf. Durchfall sind klinische Symptome einer Pneumonie. Nach der Klinik wird in typische und atypische Pneumonien unterteilt.

***Typische Pneumonie (im Röntgen Lobärpneumonie, z. B. durch Pneumokokken)*** Typisch sind produktiver Husten, Schüttelfrost/Fieber und ein allgemeines starkes Krankheitsgefühl, sichtbar ist evtl. ein „Nasenflügeln". Bei Pleurabeteiligung können auch atemabhängige Thoraxschmerzen auftreten. Die Symptome entwickeln sich in einem recht kurzen Zeitintervall.

***Atypische Pneumonie (Erreger: Mykoplasmen, Legionellen)*** Die atypische Pneumonie verläuft häufig milder. Sie beginnt meist langsam und geht mit nur leichtem Fieber ohne Schüttelfrost einher. Der Husten ist trocken, der Auswurf zäh und spärlich.

### Diagnostik

**Anamnestisch** sind der bisherige Krankheitsverlauf (Fieberkurve, Schüttelfrost, Krankheitsgefühl), Kontakt zu bereits erkrankten Personen und der Immunstatus zu eruieren. Bei der **klinischen Untersuchung** zeigen sich, vor allem bei typischer Pneumonie, bei der Palpation ein verstärkter Stimmfremitus und Bronchophonie, bei der Auskultation ein Bronchialatmen über dem infiltrierten Gebiet und fein- bis grobblasige, ohrnahe Rasselgeräusche. Bei **Laboruntersuchungen** und **Röntgen-Thorax** in 2 Ebenen (→ Abb. 17.1) werden die Unterschiede bei den Pneumonieformen deutlich:

***Typische Pneumonie (Lobärpneumonie)*** Im Labor zeigt sich eine Leukozytose mit Linksverschiebung, erhöhtem BSG und CRP. Im Röntgenbild sind dichte, scharf begrenzte, großflächige Verschattungen des betroffenen Lungenlappens zu erkennen.

***Atypische Pneumonie*** Die Leukozyten sind häufig im Normbereich. Im Röntgenbild zeigen sich fleckförmige Verschattungen, zwischen den Pneumonieherden lufthaltiges Gewebe.

> Eine **Röntgen-Thorax-Untersuchung** stellt bei entsprechendem klinischem Verdacht den Referenzstandard der Pneumoniediagnostik dar. Die Sensitivität der Auskultation ist, insbesondere bei atypischer Pneumonie, leider als nur gering einzuschätzen.

### Therapie

Wichtig sind Bettruhe, ausreichende Flüssigkeits- und Kalorienzufuhr sowie eine medikamentöse Behandlung:

- **NSAR** (z. B. Ibuprofen) oder Paracetamol
- **Kalkulierte Antibiotikatherapie** in Abhängigkeit von individuellen Risikofaktoren und der Klassifizierung ambulant/nosokomial erworbene Pneumonie, ambulante/stationäre Behandlung und nach vorhandenem Risikoprofil, z. B.:
  - CAP ohne Risikofaktoren, ambulante Therapie: Aminopenicillin
  - CAP mit Risikofaktoren (z. B. COPD), ambulante Therapie: Aminopenicillin + β-Laktamasehemmer, bei v. a. atypische Erreger + Makrolid

> Die antibiotische Therapie kann 2–3 Tage nach Entfieberung beendet werden, frühestens aber 5 Tage nach Therapiebeginn.

Kriterien zur **stationären Behandlung** einer Pneumonie liefert der **CRB-65-Score:** Es wird jeweils 1 Punkt für Bewusstseinstrübung, AF ≥ 30/min, $RR_{syst}$ ≤ 90 mmHg oder $RR_{diast}$ ≤ 60 mmHg sowie Alter ≥ 65 Jahre vergeben. Ab einem Punktwert ≥ 1 ist eine stationäre Therapie indiziert (Ausnahme: nur Alter ≥ 65 Jahre). Laut aktueller DEGAM-Leitlinie (2021) wird jedoch angenommen, dass der CRB-65-Score die Letalität einer Pneumonie überschätzt.

Bei Entscheidung für eine ambulante Therapie muss eine ärztliche Reevaluation nach 48–72 h stattfinden.

## COVID-19

Bei jeder neu aufgetretenen respiratorischen Symptomatik muss seit 2020 COVID-19 als Differenzialdiagnose in Betracht gezogen werden. Der Verdacht begründet sich vor allem durch ein gleichzeitiges Auftreten von Erkältungssymptomen mit weiteren für COVID-19 typischen Symptomen wie Fieber, ggf. Atemnot/Kurzatmigkeit, Geruchs- und Geschmacksverlust oder auch durch das isolierte Auftreten von Husten oder eines der o. g. Symptome, wenn Kontakt zu positiv getesteten Personen bestand. Die regionale Inzidenzlage muss ebenso in die Teststrategie mit einbezogen werden und ggf. eine zusätzliche Diagnostik und Therapie gemäß den aktuell gültigen Empfehlungen erfolgen.

## Zusammenfassung

- Die Erkältung (*engl.* common cold) ist hauptsächlich viraler Genese. Sie ist die häufigste Ursache des akuten Hustens.
- Die Therapie erfolgt in erster Linie symptomatisch, die Erkrankung ist selbstlimitierend.
- Die Sinusitis ist meist Folge einer Viruserkrankung.
- Der Kopfschmerz bei Sinusitis verstärkt sich beim Bücken.
- Der überlegte Einsatz von Antibiotika muss immer beachtet werden!
- Husten kann akut (≤ 3 Wo.), subakut (3–8 Wo.) oder chronisch (> 8 Wo.) auftreten.
- Wird für Husten > 8 Wochen keine Erklärung gefunden, sollte eine Röntgen-Thorax-Aufnahme angefertigt werden. Nicht selten bleibt die Hustenursache ungeklärt.
- AGV sind Lungenembolien, Neoplasien, Fremdkörperaspirationen oder eine kardiale Dekompensation.

**Bronchitis**

- Die akute Bronchitis ist zu 90 % viral bedingt → auf Antibiotika verzichten!
- Die Farbe des Auswurfs beweist nicht die virale/bakterielle Genese.
- Bakterielle Superinfektionen verschlechtern den Krankheitsverlauf.
- Schleimlösende Therapie hat bei akuter Bronchitis Vorrang (trinken, inhalieren, der Nutzen von Mukolytika hierbei ist nicht belegt).

**Pneumonie**

- Ambulant = spontan erworben, nosokomial = in Krankenhaus oder Gemeinschaftseinrichtungen erworben; unterschiedliches Erregerspektrum
- Pneumokokken verursachen meist eine „typische" Lobärpneumonie.
- Atypische Pneumonien präsentieren oft eine milde Klinik.
- Bei einer CAP ohne Risikofaktoren ist bei ambulanter Behandlung ein Aminopenicillin Mittel der Wahl.
- Stationäre Einweisung in Abhängigkeit des CRB-65-Scores.
- COVID-19: Typische Zeichen sind Erkältungssymptome inkl. Husten, mit Fieber, ggf. Atemnot und Geschmacks-/Geruchsverlust.

# Obstruktive Atemwegserkrankungen

Obstruktive Lungenerkrankungen wie COPD (Chronic Obstructive Pulmonary Disease) oder Asthma bronchiale sind die häufigsten chronischen Erkrankungen der Atmungsorgane und nehmen deshalb auch bei den hausärztlichen Konsultationen einen hohen Stellenwert ein. Neben der chronischen Bronchitis und dem Lungenemphysem spielt hier besonders das Asthma bronchiale eine wesentliche Rolle. Jeder zweite Raucher über 40 Jahre entwickelt eine COPD.

## Chronische Bronchitis/COPD

Nach der WHO wird eine chronische Bronchitis diagnostiziert, wenn in mindestens 3 Monaten zweier aufeinanderfolgender Jahre produktiver Husten besteht. Mit einer Prävalenz von 10 % der Bevölkerung in den Industrieländern ist sie die häufigste chronische Lungenerkrankung weltweit. Ursächlich für diese Volkskrankheit sind hauptsächlich exogene Faktoren wie Rauchen (90 % aller Betroffenen sind Raucher oder Exraucher) und Luftverschmutzung (die Bergmannsbronchitis ist eine anerkannte Berufskrankheit bei Bergleuten im Steinkohlebergbau).

### Klinik

Die Krankheit entwickelt sich in drei aufeinanderfolgenden Stufen:

- **Chronische, nichtobstruktive Bronchitis:** morgendlicher Husten mit Auswurf, der bei bakterieller Infektion auch eitrig sein kann
- **Chronisch-obstruktive Bronchitis (COPD):** zusätzliche, nicht vollständig reversible Verengung der Bronchien mit konsekutiver Luftnot über mehrere Monate, Belastungsdyspnoe und Leistungsminderung
- **Spätkomplikationen:** obstruktives Lungenemphysem, respiratorische Insuffizienz, Cor pulmonale

### Diagnostik

***Anamnese*** Es wird gefragt nach exogenen Noxen (Staub, Nikotin) und beruflicher Exposition, nach derzeitiger allgemeiner Verfassung, Leistungsknick und Belastungsdyspnoe sowie Husten über die letzten Monate.

***Klinische Untersuchung*** Bei der Inspektion zeigen sich evtl. ein Fassthorax (fixierter Thorax bei Inspiration) und Uhrglasnägel (als Zeichen einer chronischen Hypoxämie); der Patient setzt beim Atmen evtl. die Lippenbremse ein. Auskultatorisch können sich abgeschwächte Atemgeräusche (Überblähung) bis hin zur Silent Lung zeigen. Bei akuter Exazerbation (Verschlechterung) einer COPD zeigen sich typischerweise ein exspiratorisches Giemen/Brummen sowie ein verlängertes Exspirium, was bei einer Silent Lung jedoch fehlen kann. Bei zudem bestehender Superinfektion können feuchte Rasselgeräusche auftreten.

**Weitere Untersuchungen** sind die Lungenfunktionsprüfung (nicht während akuter Exazerbation!) oder Laboruntersuchungen (evtl. Leukozytose bei Superinfektionen). Im EKG zeigen sich evtl. Zeichen der Rechtsherzbelastung (Cor pulmonale), mit dem Röntgen Thorax wird ein Bronchialkarzinom ausgeschlossen.

Während die Einteilung des Schweregrades der COPD lange Zeit nur anhand der $FEV_1$ bzw. $FEV_1/VK$ erfolgte (GOLD-Stadien I–IV), sind heute insbesondere die Anzahl der Exazerbationen sowie die Symptome, die über bestimmte Fragebögen erhoben werden können, entscheidend. Darüber erfolgt die Einteilung in die COPD-Stadien A–D.

### Therapie

Zur **Basistherapie** gehören konsequentes und langfristiges Ausschalten der Noxen (Rauchen, Staub) bei Erstanzeichen, Klopfmassagen zur Förderung des Abhustens und Atemgymnastik. Zusätzlich werden allen COPD-Patienten die Schutzimpfungen gegen Influenza (jährlich) und Pneumokokken (Wiederholungsimpfung frühestens nach 6 Jahren) empfohlen. Die medikamentöse Therapie erfolgt je nach COPD-Stadium anhand einer Stufentherapie (s. Anhang, → Abb. 48.10). Bei Exazerbation erfolgt die Behandlung mit Sekretolytika, inhalativen Bronchodilatatoren (z.B. Salbutamol, Ipratropiumbromid), ggf. Breitbandantibiotika und ggf. oralen Glukokortikoiden.

> Bei akuter COPD-Exazerbation kann eine **orale Glukokortikoidtherapie** zielführend sein. Diese sollte jedoch spätestens nach 14 Tagen beendet werden.

## Asthma bronchiale

Asthma ist eine chronisch-entzündliche Erkrankung der Atemwege und ist charakterisiert durch eine bronchiale Hyperreagibilität mit (im Unterschied zur COPD) **reversibler Atemwegsobstruktion.** Typisch sind insbesondere nächtlicher Husten und eine anfallsweise Atemnot, oftmals allergisch getriggert. Das Asthma wird nach dem **Grad der Asthmakontrolle** unter eingeleiteter Therapie eingeteilt (→ Tab. 18.1) und auch die weitere Behandlung richtet sich, via einem Stufenschema, danach (→ Abb. 48.11). Asthma ist eine Erkrankung des atopischen Formenkreises (wie auch allergische Rhinitis und Neurodermitis) und tritt familiär gehäuft auf, die Genese ist multifaktoriell.

### Formen des Asthma bronchiale

***Exogen-allergisches Asthma (Extrinsic Asthma)*** Das allergische Asthma entsteht auf Grundlage einer IgE-vermittelten Soforttypreaktion (Typ I) mit nachfolgender zellulär vermittelter Spätreaktion. Auslöser ist anfänglich oft nur ein einziges Allergen, allerdings erweitert sich das Spektrum zunehmend, was Prophylaxe und Beschwerdemanagement für den betreuenden Arzt sehr komplex macht. Eine familiäre Häufung lässt sich beobachten. Ungefähr ein Viertel der Patienten mit Pollenrhinitis entwickelt nach ca. 10 Jahren ein Pollenasthma. Besonders Kinder sind betroffen, wobei die Krankheit meist beim Eintritt in das Erwachsenenalter ausheilt. Zu den häufigsten Auslösern des allergischen Asthmas zählen inhalative Allergene aus der Umwelt (Tierhaare, Hausstaubmilben, Pollen), allergisierende Stoffe in der Arbeitswelt (Mehlstaub, Latex, Nickel) und Nahrungsmittelallergene (z. B. Eiweiße).

**Tab. 18.1** Definition der Asthmakontrolle und Folgen für die Therapie

| Kriterium | Kontrolliert (alle Kriterien erfüllt) | Teilweise kontrolliert (1–2 Kriterien in 1 Wo. erfüllt) | Nicht kontrolliert |
|---|---|---|---|
| **Symptome tagsüber** | ≤ 2×/Wo. (bei Kindern keine) | › 2×/Wo. | ≥ 3 Kriterien des „teilweise kontrollierten Asthmas" in 1 Wo. erfüllt |
| **Einschränkung von Aktivitäten** | keine | ja | |
| **Nächtliche Symptome/ nächtliches Erwachen** | keine | ja | |
| **Notfalltherapiebedarf** | ≤ 2×/Wo. (bei Kindern keine) | › 2×/Wo. | |
| **Bedeutung für die Therapie** | Verminderung der Therapie bis zur minimal notwendigen Stufe („step down") | Höherstufung erwägen | höherstufen, bis Kontrolle erreicht |

***Nicht-allergisches Asthma (Intrinsic Asthma)*** Diese Form betrifft v. a. Erwachsene (> 40. Lebensjahr). Ursächlich infrage kommen respiratorische Infekte, Anstrengung (dann v. a. bei Kindern), Medikamente (Betablocker, Aspirin, NSAR), psychische Reize (Angst, Panik) und chemische Noxen (Zigarettenrauch, Ozon).
***Mischform*** Die häufigste Form des Asthmas ist eine Mischform aus extrinsischem und intrinsischem Asthma.

## Klinik

***Asthmaanfall*** Typisch ist die innerhalb von wenigen Minuten zunehmende Atemnot mit deutlichem exspiratorischem Stridor („Pfeifen, Giemen"), begleitet von quälendem Hustenreiz, v. a. nachts als Frühsymptom eines hyperreagiblen Bronchialsystems. Der Patient sitzt aufrecht und nimmt seine Atemhilfsmuskulatur zuhilfe **(Kutschersitz).** Oftmals wird dabei über Angst, Tachykardie und Engegefühl über der Brust geklagt. Nach dem Anfall sind Patienten **im Intervall** häufig beschwerdefrei, evtl. treten persistierende Belastungsdyspnoe und nächtlicher Husten auf.

Asthmatische Beschwerden können saisonal bedingt oder auch ganzjährig auftreten und variieren stark in ihrer Ausprägung. Im Rahmen eines Hausbesuchs wird man gelegentlich mit einer schweren Atemnot oder einem **„Status asthmaticus"** (therapieresistenter Asthmaanfall) konfrontiert, dabei ist eine zusätzliche respiratorische Therapie (assistierte Beatmung) notwendig, das Hinzuziehen eines Notarztes ist erforderlich!

## Diagnostik

Im **Asthmaanfall** liegt der Schwerpunkt auf Kurzanamnese, Inspektion und Auskultation (Giemen, Brummen, Pfeifen über der Lunge oder Silent Lung als Zeichen der Überblähung). Im **anfallsfreien Intervall** sollte eine genauere Anamnese mit Fragen nach Asthmalaufbahn, Familienanamnese und allergischen Faktoren erhoben werden. Im Lungenfunktionstest ist die $FEV_1$ (Ein-Sekunden-Kapazität) erniedrigt, die VK (Vitalkapazität) normal. Durch den **Bronchospasmolysetest** (Applikation eines kurzwirksamen Bronchodilatators mit anschließender Lungenfunktionsprüfung) lässt sich die Reversibilität der Obstruktion nachweisen und damit das Asthma von der COPD abgrenzen. In Zweifelsfällen ist die Zusammenarbeit mit einem Pulmologen unumgänglich; zudem ist eine interaktive Therapie mit einem Allergologen ratsam, um ursächliche Allergene zu finden.

## Therapie

***Asthmaanfall*** Angst des Patienten lösen, Einsatz der Lippenbremse, $O_2$ nach Bedarf, Bronchospasmolyse mit $\beta_2$-Sympathomimetika, ggf. i. v. Der schwere Asthmaanfall erfordert zusätzlich den Einsatz von Prednisolon (p. o./i. v.).
***Dauertherapie*** Allergen- und Schadstoffkarenz, spezifische Hyposensibilisierung, Impfungen gegen Influenza und Pneumokokken, regelmäßige Kontrollen der Lungenfunktion, Information und Schulung des Patienten.
***Medikamentöse Therapie*** s. Anhang, → Abb. 48.11.

Theophyllin ist beim Asthmaanfall nur Mittel der 3. Wahl!

Asthma → lang wirksame $\beta_2$-SM nur in Kombination mit ICS einsetzen!

## Zusammenfassung

### Chronische Bronchitis

- Produktiver Husten über 3 Monate während 2 Jahren.
- 90 % der Bronchitis-Patienten sind Raucher und Ex-Raucher.
- Ausschalten der Noxen als Basistherapie, dazu Impfungen gegen Influenza und Pneumokokken.
- COPD: dauerhafte bronchiale Obstruktion, nicht reversibel.

### Asthma bronchiale

- Gehört zum atopischen Formenkreis (mit Rhinitis, Neurodermitis).
- Einsatz von langwirksamen Bronchodilatatoren nur in Kombination mit ICS, nie als Monotherapie bei Asthma.
- Genetische Prädisposition → Trigger (Allergene, Infekte), bronchiale Hyperreagibilität, entzündliche Aktivität; reversible Obstruktion.
- Im Asthmaanfall sitzt der Patient meist, ein exspiratorischer Stridor ist zu hören.
- Therapie der Wahl im Asthmaanfall ist die Bronchospasmolyse, z. B. mit Salbutamol.
- Der Status asthmaticus ist eine lebensbedrohliche Situation → schnell handeln!
- Die Langzeittherapie impliziert immer ein ICS.

# Brustschmerzen

Patienten mit Thoraxschmerzen befürchten häufig, dass ihre Beschwerden kardialer Genese sind. Tatsächlich ist die häufigste Ursache für Brustschmerzen das Brustwandsyndrom, gefolgt von stabiler KHK > psychogene Ursachen > respiratorische Infekte > GIT > akutem Koronarsyndrom (ACS) (s. Anhang, → Abb. 48.2). Es gilt, wie immer, die abwendbar gefährlichen Verläufe (AGV) im Hinterkopf zu haben. Diese sind insbesondere Myokardinfarkt/ACS, Lungenembolie, Pneumothorax, Aortenaneurysma, Traumata, Peri-/Myokarditis. Um einzuschätzen, ob Thoraxschmerzen durch eine KHK hervorgerufen werden, wurde, explizit für die hausärztliche Praxis, der Marburger Herz-Score entwickelt (→ Tab. 19.1). Bei einem Score-Wert von < 2 Punkten ist die Wahrscheinlichkeit einer KHK so gering (< 5 %), dass eine weitere Diagnostik nicht sinnvoll ist. Allerdings ist zudem die klinische Einschätzung des Untersuchers entscheidend.

> In der Hausarztpraxis sind Thoraxschmerzen in ca. 10–15 % kardialer Genese, in nur ≤ 4 % der Fälle handelt es sich um ein ACS. Die häufigste Ursache für Thoraxschmerzen in der Hausarztpraxis ist ein Brustwandsyndrom. Im stationären Setting ist die Prävalenz des ACS ca. 4-fach höher.

## Angina pectoris

Die Angina pectoris, der kardial bedingte Brustschmerz, manifestiert sich i. d. R. als Anfall bei einer Koronarstenose von mindestens 75 %. Man unterscheidet die **stabile Angina pectoris,** die durch regelmäßige, gleichartige Anfälle gekennzeichnet ist, welche durch bestimmte Mechanismen (z. B. Sport) ausgelöst werden und gut auf Nitrate ansprechen, von der **instabilen Angina pectoris,** bei der Häufigkeit, Schwere und Dauer der Schmerzanfälle zunehmen (Crescendo). Auch jede Erstangina und jede Ruheangina werden dazu gerechnet.

**Tab. 19.1** Marburger Herz-Score

| Kriterien | Ja | Nein |
|---|---|---|
| Höheres Alter: Männer > 55 Lj., Frauen > 65 Lj. | 1 | 0 |
| Vermutet der Patient eine Herzerkrankung als Ursache? | 1 | 0 |
| Sind die Schmerzen abhängig von körperlicher Belastung? | 1 | 0 |
| Sind die Schmerzen durch Palpation reproduzierbar? | 0 | 1 |
| Ist bereits eine vaskuläre Erkrankung bekannt? | 1 | 0 |

### Klinik

> Rein klinisch kann nicht zwischen instabiler AP und einem Myokardinfarkt unterschieden werden, die Unterscheidung erfolgt laborchemisch (Herzenzyme).

Kennzeichnend sind retrosternale Schmerzen, die als dumpf, drückend und einschnürend beschrieben werden und ausstrahlen können (→ Abb. 19.1). Auslöser sind oft körperliche und psychische Belastung. Der Schmerz bessert sich meist nach Gabe von Nitroglyzerin oder nach wenigen Minuten Ruhe. Insbesondere bei Frauen und Diabetikern sind die Beschwerden oft untypisch und äußern sich beispielsweise durch isolierten „Magenschmerz".

### Diagnostik und Therapie

Diagnose und Therapie einer instabilen Angina pectoris richten sich weitgehend nach dem Vorgehen bei einem Herzinfarkt, sie wird zum Symptomkomplex **„Akutes Koronarsyndrom" (ACS)** gezählt. Es ist erhöhte Vorsicht mit sofortiger Klinikeinweisung geboten, da jede instabile Angina pectoris in einen Myokardinfarkt übergehen kann (→ Kap. 20). Aber auch die stabile Angina pectoris muss vordringlich in Zusammenarbeit mit einem Kardiologen abgeklärt werden. Zeigt sich in der körperlichen Untersuchung ein auf Druck auslösbarer oder ein bewegungs-, aber nicht belastungsabhängiger Schmerz, spricht dies gegen eine kardiale Genese.

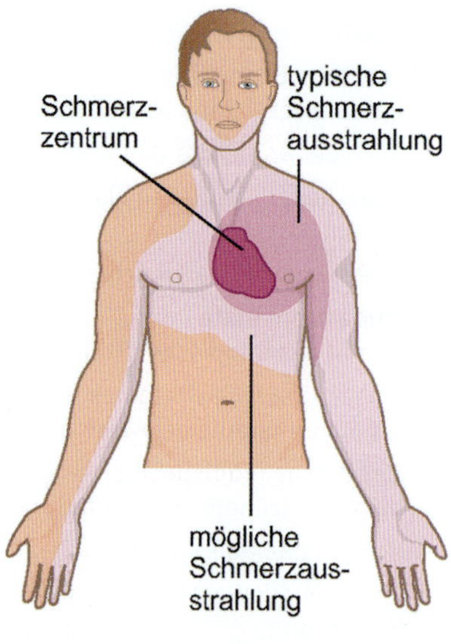


**Abb. 19.1** Schmerzausstrahlung eines Angina-pectoris-Anfalls [L190]

## Brustwandsyndrom

Hiermit werden Erkrankungen des Bewegungsapparats bzw. der Brustwand bezeichnet, die zu Thoraxschmerzen führen. Darunter fällt eine Bandbreite verschiedener Erkrankungen.

### Klinik

Typisch sind klar lokalisierbare Schmerzen, die von Bewegung/Atmung abhängig sind und durch Palpation ausgelöst werden können. Eine eindeutige anatomische Benennung ist i. d. R. nicht möglich, sodass sich die Benennung als „Brustwandsyndrom" durchgesetzt hat. Auch Rippenfrakturen (z. B. durch Hustenanfälle) zählen zum Brustwandsyndrom.

### Diagnostik

Die Diagnostik erfolgt durch Anamnese und körperliche Untersuchung. Ein palpationsinduzierbarer Schmerz ist i. d. R. nicht kardialer Genese.

### Therapie

Die Therapie erfolgt konservativ, ggf. symptomatisch mit NSAR. Wichtigste ärztliche Handlung ist dabei das Beruhigen/„Entwarnen" der Patienten.

## Gastrointestinale Erkrankungen

Auch gastrointestinale Erkrankungen können zu Thoraxschmerzen führen, z. B. Magen-/Duodenalulzera, Blutungen, Gastroparesen (z. B. bei Diabetes mellitus) oder – am häufigsten – saurer Reflux mit Ösophagitis (Refluxkrankheit). Außerdem das Roemheld-Syndrom, bei dem es zu postprandialem Brustschmerz kommt.

### Refluxkrankheit (GERD)

Der Rückfluss von Mageninhalt in die Speiseröhre bewirkt eine Schleimhautreizung verschiedener Ausprägung. Werden hierdurch eine Störung der Lebensqualität oder ein Gesundheitsrisiko hervorgerufen, wird dies als Refluxkrankheit (GERD) bezeichnet. Von Reflux sind in Deutschland ca. 20 % der Bevölkerung betroffen, in 40 % der Fälle entwickelt sich eine **Refluxösophagitis.**

### Klinik

Leitsymptom ist das Sodbrennen, das v. a. nach Mahlzeiten und im Liegen auftritt. Typisch ist ein retrosternales/epigastrisches Druckgefühl mit Luftaufstoßen, Schluckbeschwerden, Meteorismus und Flatulenz sowie nächtlicher Hustenreiz. Die Symptome bestehen meist über mehrere Wochen und werden häufig verstärkt durch Bücken, Pressen, Rückenlage, Anstrengung, Stress, bestimmte Arzneimittel (z. B. NSAR, Bisphosphonate) und Nahrungsmittel.

### Diagnostik

Anamnese, klinische Untersuchung sowie die probatorische Gabe von Protonenpumpenhemmern (PPI, z. B. Pantoprazol) können zur Diagnose führen. Bei der klinischen Untersuchung zeigt sich evtl. ein Druckschmerz über dem Epigastrium. Gesichert werden kann die Diagnose durch die Endoskopie des Ösophagus oder eine PH-Metrie. In der ÖGD zeigen jedoch nicht alle Patienten, die an Reflux leiden, auch morphologische Korrelate.

### Therapie

Bereits durch allgemeine Maßnahmen wie Gewichtsreduktion, keine großen, fettigen und spätabendlichen Mahlzeiten sowie Vermeiden von Süßem, säurehaltigen Getränken, Alkohol, Nikotin und Kaffee lässt sich das Beschwerdebild bessern. Zudem wird regelmäßige Bewegung nach den Mahlzeiten empfohlen. Medikamentös hat die Säuresuppression durch PPIs die besten Ansprechraten. Ein operatives Vorgehen ist nur in sehr seltenen Fällen indiziert.

## Bronchitis, Tracheitis, Perikarditis, Pleurareizung

Häufig werden retrosternale Schmerzen im Rahmen eines grippalen Infekts angegeben, wobei es sich z. T. um eine Tracheitis/Bronchitis oder ein Symptom einer Pleurareizung handelt (→ Kap. 17).

### Pleurareizung

#### Klinik

Der Schmerz ist abhängig von Bewegung und Atmung, bei Ergussbildung finden sich ein gedämpfter Klopfschall, verminderter Stimmfremitus sowie ein abgeschwächtes Atemgeräusch auf der betroffenen Seite. Ursächlich kommen Entzündungen infrage (Begleitsymptome: Husten, Fieber), Lungenembolie (plötzlicher Beginn, fehlende Infektionszeichen, Zeichen einer Beinvenenthrombose, begünstigende Risikofaktoren), Thoraxtrauma sowie ein Pneumothorax.

#### Diagnostik

Anamnese und Klinik/körperliche Untersuchung. Bei starker Allgemeinbeeinträchtigung oder Zeichen einer Herzinsuffizienz muss eine (Peri-)Myokarditis differenzialdiagnostisch ausgeschlossen werden (Herzultraschall, EKG, ggf. Herzenzyme). Bei V. a. Lungenembolie hilft ein CT mit Kontrastmittel weiter.

#### Therapie

Die Therapie erfolgt in Abhängigkeit von der Schmerzursache.

## Psychogener Brustschmerz

Psychogene Ursachen können parallel zu körperlichen Ursachen auftreten, also das Empfinden von somatischen Thoraxschmerzen beeinflussen, andererseits treten sie auch eigenständig bei psychischen Erkrankungen auf, z. B. bei Panikattacken, der „Herzneurose“ oder Somatisierungsstörungen. Wichtigstes Kriterium zur Einordnung der Beschwerden ist die erlebte Anamnese. Funktionelle Syndrome sind außerdem häufig mit Müdigkeit, Erschöpfung, Depressionen und vermehrter Angstneigung assoziiert. Weist alles auf eine psychische Genese der Thoraxschmerzen hin, kann ein EKG kontraproduktiv sein, da es beim Patienten zu einer somatischen Fixierung seiner Beschwerden beitragen kann.

### Zusammenfassung

- Häufigste Ursache von Thoraxschmerzen in der Hausarztpraxis ist das sog. Brustwandsyndrom.
- Eine erste Einschätzung in der hausärztlichen Praxis, ob eine kardiale Genese vorliegt, ermöglicht der Marburger Herz-Score. Bei V. a. eine kardiale Genese der Beschwerden sind ein EKG sowie eine kardiologische Mitbeurteilung, bei instabiler AP stationär, indiziert.
- Brustschmerzen sind häufig ein Begleitsymptom von Atemwegsinfektionen.
- In der Diagnostik des Brustschmerzes sollte immer nach gastrointestinalen Refluxbeschwerden gefragt werden.
- Die Abklärung des Leitsymptoms Brustschmerz in der hausärztlichen Praxis sollte gründlich erfolgen.

## Koronare Herzkrankheit (KHK)

Die KHK ist die Folge einer Atherosklerose an den Herzkranzgefäßen. Durch eine arteriosklerotische Verengung der Koronararterien kommt es zu einem Missverhältnis zwischen Sauerstoffangebot und Sauerstoffverbrauch, was zu verschiedenen Manifestationsformen führt: stabile Angina pectoris (reproduzierbare Symptome, insbesondere durch körperliche Anstrengung), instabile Angina pectoris (Angina-pectoris-Anfall, s. u.), Herzinfarkt (NSTEMI, STEMI, s. u.) sowie Herzrhythmusstörungen oder plötzlicher Herztod. Entscheidend für die Entstehung der KHK sind verschiedene, teilweise beeinflussbare Risikofaktoren (→ Tab. 20.1). Folgen der KHK sind in den Industrieländern die häufigsten Todesursachen.

### Therapie

***Präventiv*** Vermeiden der beeinflussbaren Risikofaktoren, d. h. Nikotinkarenz, regelmäßige Bewegung, gesunde Ernährung, Blutdruck- und Blutzuckerregulation.

***Medikamentös*** Therapieziele sind die Verbesserung der myokardialen Sauerstoffversorgung (ACE-Hemmer), die Verminderung des Sauerstoffbedarfs (β-Blocker), die Reduktion des Thromboserisikos (Thrombozytenaggregationshemmer), die Senkung des LDL-Cholesterins/Plaquestabilisierung (Statine) sowie die Therapie eines evtl. vorhandenen Hypertonus.

***Operativ/Interventionell*** Revaskularisierung der okkludierten Gefäße mittels Katheterintervention oder Bypass-Chirurgie.

**Tab. 20.1** Risikofaktoren (RF) zur Entstehung der Arteriosklerose

| | |
|---|---|
| **Unbeeinflussbare RF** | familiäre Disposition, Lebensalter, männliches Geschlecht |
| **Beeinflussbare RF** | Fettstoffwechselstörungen, Bluthochdruck, Diabetes mellitus, metabolisches Syndrom, Nikotin, Bewegungsmangel, negativer Stress, erhöhtes Lipoprotein a, Hyperfibrinogenämie |

## Herzinfarkt

Die akute Verlegung einer Herzkranzarterie und die resultierende $O_2$-Unterversorgung des Herzmuskels führen zu einem Infarkt, oft mit Gewebsnekrosen. Entsprechend der Lokalisation können Vorderwand, Hinterwand oder Septum betroffen sein, je nach Umfang der Verlegung und Kollateralisation kann ein Infarkt transmural (STEMI, mit ST-Streckenhebungen im EKG) oder nichttransmural (NSTEMI, keine ST-Hebungen) liegen.

NSTEMI, STEMI und instabile Angina pectoris werden zum **akuten Koronarsyndrom (ACS)** zusammengefasst.

Im Vergleich zur instabilen Angina pectoris ist beim akuten Myokardinfarkt (MI) das **Troponin** erhöht. Auslösender Faktor eines MI ist häufig eine plötzliche Stresssituation (physisch, psychisch). Zur Einschätzung des kardiovaskulären Risikos hat sich in der Hausarztpraxis der **ARRIBA-Score** bewährt. Die Haupttrisikofaktoren des MI werden hier berücksichtigt (Geschlecht, Alter, Nikotinkonsum, Hypertonie, Cholesterin, Diabetes) und die Einflussnahme auf das Risiko durch bestimmte Therapieoptionen dem Patienten dargestellt (Nikotinverzicht, RR-/BZ-/Cholesterineinstellung, Bewegung).

Insbesondere Frauen und Diabetiker zeigen oft eine atypische/unspezifische Klinik! Bei Diabetikern kann der Thoraxschmerz im Rahmen eines MI komplett fehlen (diabetische Neuropathie), und der MI äußert sich „nur" durch einen Leistungsknick oder Belastungsdyspnoe.

### Klinik

Typisch ist ein retrosternaler, intensiver Schmerz mit gleicher Ausstrahlung wie bei der Angina pectoris, allerdings i. d. R. länger und intensiver („Vernichtungsgefühl") und durch Ruhe bzw. Nitroglyzeringabe nicht beeinflussbar. Daneben bestehen häufig Schwächegefühl, Verwirrtheit, Benommenheit und Todesangst, es treten vegetative, sympathische Begleitsymptome (Kaltschweißigkeit, Übelkeit, Erbrechen), tachykarde Herzrhythmusstörungen und RR ↑ (eher bei Vorderwandinfarkt), bradykarde Herzrhythmusstörungen und RR ↓ (eher bei Hinterwandinfarkt) sowie Linksherzbelastungszeichen (Dyspnoe, feuchte Rasselgeräusche, Lungenödem) auf. Brustschmerz ist in der hausärztlichen Praxis ein häufiges Beschwerdebild. In < 4 % der Fälle in der Hausarztpraxis handelt es sich beim Brustschmerz um ein ACS. Zum differenzialdiagnostischen Vorgehen → Kap. 19.

Wichtig ist es, eine ernsthafte Ätiologie auszuschließen und bei Unklarheiten oder Hinweisen auf ein ACS den Patienten dringend in ein Krankenhaus mit Herzkatheterlabor einzuweisen.

### Diagnostik

Die Diagnostik stützt sich auf drei Säulen:

- Anamnestisch wird nach Vorerkrankungen, Risikofaktoren, der Familienanamnese sowie den subjektiven Beschwerden des Patienten gefragt → Risikofaktoren/Hinweise für eine KHK siehe → Kap. 19 „Marburger Herz-Score".
- MI-typische EKG-Veränderungen (→ Abb. 20.1)
- Enzymdiagnostik, v. a. mit Erhöhung von Troponin T und CK-MB (→ Abb. 20.2)

Trotz Myokardinfarkt kann das EKG unauffällig sein. Das Troponin kann in den ersten Stunden nach Infarkt ebenso negativ sein,

| | | |
|---|---|---|
| **Initialstadium** | Beträchtliche T-Überhöhung (Erstickungs-T); meist bei Klinikeinweisung nicht mehr nachweisbar | 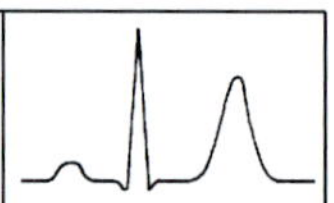  |
| **Stadium I** (frisches Stadium) | ST-Hebung mit Abgang aus dem absteigenden QRS-Schenkel, evtl. in den gegenüberliegenden Ableitungen spiegelbildliche Senkung | 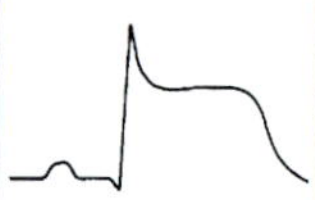 |
| **Zwischenstadium** | ST-Hebung, Auftreten pathologisch tiefer Q-Zacken, evtl. R-Verlust, terminal spitznegative T-Welle. ST-Hebung > 6 Wo.: an Aneurysma denken! | 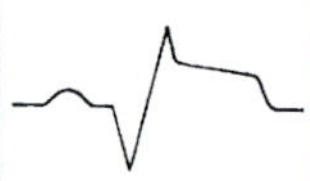 |
| **Stadium II** (Folgestadium) | Rückbildung der ST-Hebung, T-Welle wird tiefer, spitzer, evtl. Aufbau einer kleinen R-Zacke, pathologische Q-Zacke persistiert (Pardée-Q). | 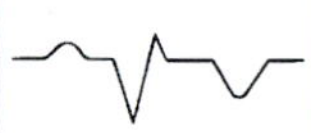 |
| **Stadium III** (Endstadium) | Pathologische Q-Zacke, ST-Hebung nicht mehr nachweisbar, T-Welle positiv, R-Zacke nimmt wieder an Höhe zu. | 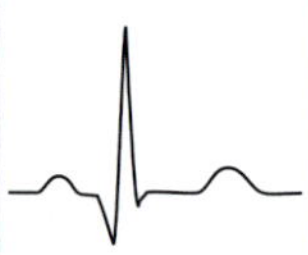 |

**Abb. 20.1** EKG-Stadien des transmuralen Infarkts [L157]

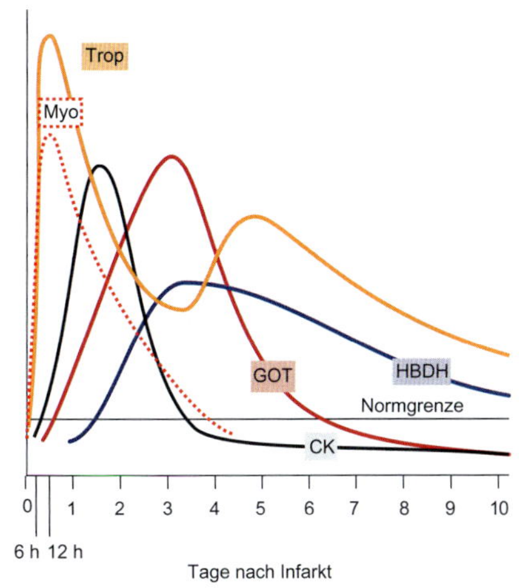


**Abb. 20.2** Zeitlicher Verlauf der Serumenzyme bei Myokardinfarkt [L157]

sodass bei neu aufgetretenen Symptomen und initial unauffälligem Troponin eine laborchemische Verlaufskontrolle (z. B. nach 3 h) erfolgen muss. Diese Abklärung muss jedoch stets stationär erfolgen.

### Therapie

Akut **(Prähospitalphase)** ist die sofortige Klinikeinweisung (mit Herzkatheterlabor!) unter ärztlicher Begleitung indiziert. Neben der Vitalzeichenkontrolle (Puls, Atmung, RR, Bewusstsein) sind das Legen zweier venöser Zugänge, $O_2$-Zufuhr über Sauerstoffmaske b. B., Nitroglyzeringabe sublingual und Analgesie (Morphin) wichtig. Ein „Loading" mit ASS (oral/i. v.) plus Heparin ist außerdem indiziert (sofern keine Antikoagulation vorbesteht). Die revaskularisierende Therapie in der **Hospitalisationsphase** erfolgt stationär, in der Regel mittels PTCA, ebenso die Einstellung der medikamentösen Dauertherapie (Blutdruck- und Blutzuckereinstellung, Senkung des LDL-Cholesterin auf < 70 mg/dl, Thrombozytenaggregationshemmung, β-Blocker, Animation zu Nikotinverzicht und regelmäßiger Bewegung). Ein kurzzeitiges Fahrverbot und eine Rehamaßnahme sollten sich anschließen.

### Prognose

Zirka 30 % der Infarktpatienten versterben innerhalb der ersten 24 h nach dem Ereignis, weitere 15 % in den ersten 4 Wochen nach dem Infarkt. Die Nachbetreuung umfasst die Mobilisation des Patienten (Physiotherapie) und die Sekundärprophylaxe (genaugenommen handelt es sich dabei um Tertiärprophylaxe!). Aufgaben des Allgemeinarztes sind ein regelmäßiges Screening der Risikofaktoren und die fundierte Beratung bei der Umstellung des Lebensstils.

## Plötzlicher Herztod

Der plötzliche Herztod ist ein natürlicher, unerwarteter Tod kardialer Genese. Hauptursachen sind Kammerflimmern und -flattern, mit oder ohne Myokardinfarkt. In 10 % der KHK-Fälle ist der plötzliche Herztod die Erstmanifestation der Krankheit und trifft somit scheinbar „herzgesunde" Menschen. Als **Risikofaktoren** gelten schwere myokardiale Grunderkrankungen (KHK, Zustand nach MI, Kardiomyopathien, reduzierte linksventrikuläre Ejektionsfraktion = LVEF), primäre elektrische Erkrankungen des Herzens (v. a. bei jungen Patienten, z. B. Brugada-Syndrom), Myokarditiden sowie der Z. n. Reanimation wegen Kammerflattern/-flimmern.

### Klinik, Diagnostik und Therapie

Grundsätzlich unterscheidet man bei der Reanimation Basismaßnahmen (engl. basic life support; s. Anhang, → Abb. 48.3) und erweiterte Reanimationsmaßnahmen durch Fachpersonal (engl. advanced life support) (s. Anhang, → Abb. 48.4).

### Prävention

Da der plötzliche Herztod die meisten Opfer „aus heiterem Himmel" trifft, sind einer gezielten Prävention Grenzen gesetzt. Eine allgemeine Prävention kann durch eine breite und fundierte **Gesundheitserziehung** erzielt werden. So ist eine konsequente Aufklärung über die Risikofaktoren der koronaren Herzkrankheit die wohl beste Prävention vonseiten des Hausarztes. Aber auch die Unterweisung des Patientenstamms in die Basismaßnahmen der Reanimation hilft, der hohen Mortalität des plötzlichen Herztods entgegenzuwirken. Bei bereits „herzkranken" Patienten sind gezielte therapeutische Maßnahmen notwendig (s. Abschnitt „KHK/MI/Herzinsuffizienz").

## Herzrhythmusstörungen

Von einer Rhythmusstörung spricht man, wenn die Herzaktion von der physiologischen Herzschlagabfolge abweicht. Während vereinzelte Extrasystolen bei jedem Menschen vorkommen und zu keiner wesentlichen Kreislaufdepression führen, können lang anhaltende Rhythmusstörungen schwerwiegende Schäden verursachen und sogar zum Herz-Kreislauf-Stillstand führen.

**Tab. 20.2** $CHA_2DS_2$-VASc-Score

| Abkürzung | Bedeutung | Punktwert |
|---|---|---|
| C | Congestive Heart Failure: Herzinsuffizienz (EF < 40 %) | 1 |
| H | Hypertension: Hypertonus | 1 |
| $A_2$ | Age: Alter ≥ 75 Jahre | 2 |
| D | Diabetes mellitus | 1 |
| $S_2$ | Stroke: Apoplex/TIA/Thromboembolie in Vorgeschichte (VG) | 2 |
| V | Vascular Disease: Gefäßerkrankungen in VG | 1 |
| A | Age: 65–74 Jahre | 1 |
| Sc | Sex Category: weibliches Geschlecht | 1 |

Die zutreffenden Punkte werden aufsummiert. Keine Antikoagulation (AK) bei 0 Pkt. (Männer) bzw. 1 Pkt. (Frauen). AK indiziert ab 2 Pkt (Männer) bzw. 3 Pkt. (Frauen). AK nach individueller Risikoabwägung bei 1 Pkt. (Männer) bzw. 2 Pkt. (Frauen).

### Klassifikation

Eine Unterteilung erfolgt in Erregungsbildungs- und Reizleitungsstörungen:

- **Erregungsbildungsstörungen:** Sinusbradykardie/-tachykardie, Sinusknotensyndrom (engl. sick-sinus syndrome), supraventrikuläre Extrasystolen, Vorhofflattern/-flimmern, ventrikuläre Extrasystolen, ventrikuläre Tachykardien, Kammerflattern/-flimmern
- **Reizleitungsstörungen:** Schenkelblöcke, AV-Blöcke

Des Weiteren werden die Rhythmusstörungen gemäß ihrem Ursprung (supraventrikulär, ventrikulär) und ihrer Frequenz (tachykard, bradykard) eingeteilt.
Die häufigste Herzrhythmusstörung ist das **Vorhofflimmern** (VHF, → Abb. 20.3), das meist als tachykardes VHF symptomatisch wird. Wegen der erhöhten Gefahr der Thrombusbildung (insbesondere im linken Herzohr) und eines konsekutiv erhöhten Schlaganfallrisikos kann hier eine orale Antikoagulation (z. B. mit Marcumar® oder DOAKS) notwendig sein. Darüber entscheidet der **CHADs- bzw. $CHA_2DS_2$VASc-Score** (→ Tab. 20.2). Je nach Leidensdruck und Form (paroxysmal/persistierend/permanent) kann beim VHF eine Frequenzkontrolle, Rhythmuskontrolle, elektrische Kardioversion (nach Thrombenausschluss im TEE) oder eine Pulmonalvenenisolation indiziert sein.

### Diagnostik

Bei der **Anamnese** wird nach einem Gefühl von Herzrasen oder Herzstolpern in der

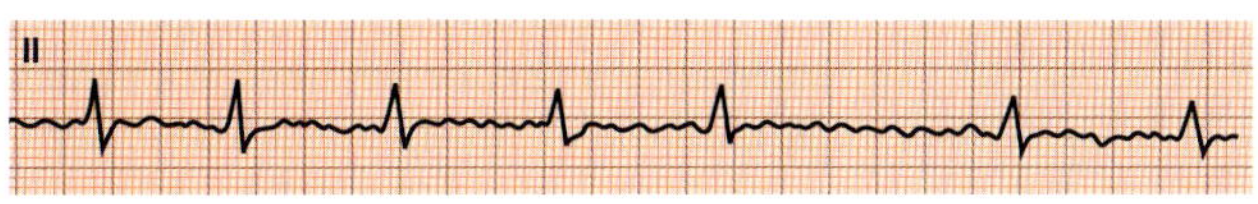


**Abb. 20.3** EKG bei Vorhofflimmern [L106]

Vorgeschichte, Synkopen sowie nach der Familien- und Medikamentenanamnese gefragt. Die **klinische Untersuchung** konzentriert sich auf die periphere und zentrale Pulsdiagnostik und Auskultation. Ziel ist die EKG-Dokumentation, daher ist das EKG indziert. Meist ist jedoch ein Langzeit-EKG notwendig, um bei paroxysmalem VHF eine Episode zu dokumentieren.

### Therapie

Die Behandlung richtet sich nach der Form der Herzrhythmusstörung und sollte zusammen mit einem Kardiologen individuell abgestimmt werden.

## Herzinsuffizienz

Die Herzinsuffizienz bezeichnet die Unfähigkeit des Herzens, entweder dem Bedarf des Organismus über ein ausreichendes Herzzeitvolumen nachzukommen oder den venösen Rückfluss zum Herzen aufzunehmen. Die Ursachen sind vielfältig. Ätiologisch werden drei Grundprinzipien unterschieden:

- Systolische Ventrikelfunktionsstörung (z. B. bei KHK, nach MI, bei Myokarditis, art. Hypertonie oder als Folge verschiedener Vitien)
- Diastolische Herzinsuffizienz mit gestörtem Füllungsverhalten des linken Ventrikels (z. B. als Folge von art. Hypertonie, Hypertrophie, konstriktiver Perikarditis)
- Herzrhythmusstörungen (z. B. TAA bei VHF, bradykarde Herzrhythmusstörungen

Es bestehen zahlreiche Möglichkeiten der Einteilung/Klassifizierung. Eine sehr gebräuchliche ist die NYHA-Klassifikation nach Symptomen in die Klassen I–IV (→ Tab. 20.3). Die Klassifizierung der ESC (European Society of Cardiology) von 2021 unterscheidet zwischen Herzinsuffizienz (HF) mit reduzierter (EF < 40 %, HFrEF), mäßiggradig reduzierter (EF 40–49 %, HFmrEF) und erhaltener linksventrikulärer Pumpfunktion (HF ≥ 50 %, HFpEF). Eine weitere Einteilung kann nach akuter vs. chronischer HI, kompensierter vs. dekompensierter HI sowie Linksherz- vs. Rechtsherz- vs. Globalinsuffizienz erfolgen.

**Tab. 20.3** Schweregrade der Herzinsuffizienz nach der Klassifikation der NYHA nach Beschwerden

| Schweregrad | Symptome |
|---|---|
| I | völlige Beschwerdefreiheit bei normaler körperlicher Belastung, aber Nachweis einer kard. Dysfunktion |
| II | Beschwerden bei stärkerer körperlicher Belastung (2 Stockwerke) |
| III | Beschwerden schon bei leichter körperlicher Belastung |
| IV | Beschwerden in Ruhe |

| Klinik bei Linksherzinsuffizienz | Klinik bei Rechtsherzinsuffizienz |
|---|---|
| • Belastungs-, Ruhedyspnoe, Orthopnoe<br>• Rasselgeräusche über Lunge, Husten<br>• Lungenödem (Rückstau in die Lunge bei Rückwärtsversagen des LV)<br>• Zyanose<br>• Einsatz der Atemhilfsmuskulatur | • Gestaute, erweiterte Halsvenen (durch Rückstau bei Rückwärtsversagen des LV)<br>• Ödeme (Bauch, Unterschenkel, Füße)<br>• Gewichtszunahme<br>• Leber- und Milzvergrößerung<br>• Aszites<br>• „Magenbeschwerden“ |
| **Befunde, die sowohl bei Links- als auch bei Rechtsherzinsuffizienz vorkommen** | |
| • Eingeschränkte Leistungsfähigkeit, Schwäche und Ermüdbarkeit<br>• Nykturie<br>• Tachykardie bei Belastung, Herzrhythmusstörungen<br>• Herzvergrößerung, Pleura- und Perikarderguss<br>• Im Spätstadium niedriger Blutdruck | |

**Abb. 20.4** Übersicht der Symptome und Befunde bei Links- und Rechtsherzinsuffizienz. Diese resultieren aus dem Vorwärts- und Rückwärtsversagen des linken Ventrikels (bei Linksherzinsuffizienz) sowie dem Vorwärts- und Rückwärtsversagen des rechten Ventrikels (bei Rechtsherzinsuffizienz).

### Klinik und Diagnostik

In der Anamnese sind die Belastbarkeit (→ Tab. 20.3), Rauchverhalten, Alkoholkonsum und Medikamenteneinnahme zu erfragen. Insbesondere NSAR können eine Dekompensation triggern. Das klinische Bild hängt von der Form der Insuffizienz ab (→ Abb. 20.4). Häufig liegt im Alltag eine Globalinsuffizienz vor, sodass Symptome der Links- und Rechtsherzinsuffizienz bestehen. Neben der körperlichen Untersuchung, welche auf die in → Abb. 20.4 beschriebenen Symptome abzielt – besonders wichtig sind hier die Palpation (Ödeme? Hepatojugulärer Reflux?) sowie die Auskultation (H. a. Vitien, Herzrhythmusstörungen, Perikardreiben, Lunge?) – kommen Ruhe-EKG (Hinweis auf zugrunde liegende Erkrankung), Röntgen-Thorax (Kardiomegalie, Stauungszeichen), Echokardiografie (Beurteilung von Größe, Bewegung und Ejektionsfraktion), bei unklarer Ätiologie und eingeschränkter LVEF eine Herzkatheteruntersuchung zum Einsatz.

### Therapie

***Basismaßnahmen*** Zunächst ist das Vermeiden von akuten physischen und psychischen Belastungen und von kardiotoxischen Substanzen (Alkohol, Nikotin) wichtig. Bei fortgeschrittener Herzinsuffizienz mit rezidivierenden Dekompensationen wird eine beschränkte Trinkmenge (< 1,5 l/d) empfohlen. Außerdem besteht die Möglichkeit der Anbindung an eine Herzsportgruppe.

***Medikamentös*** Bei der chronischen Herzinsuffizienz werden zur Entlastung des Herzens eine Vor- und Nachlastsenkung bzw. eine Kontraktilitätssteigerung angestrebt. Jahrelang erfolgte die Herzinsuffizienztherapie nach einem Stufenschema, das in der neuen ESC-Leitlinie von 2021 verlassen wurde. Bei einer **HFrEF** (EF < 40 %) werden ACE-Inhibitoren oder Angiotensin-Rezeptor-Neprilysin-Inhibitoren (ARNI), zudem Betablocker, Mineralkortikoidrezeptorantagonisten und ein SGLT2-Inhibitor (Dapagliflozin oder Empagliflozin) empfohlen (Klasse I A-Empfehlung). Dabei entscheidet der Arzt, welcher der vier aufgeführten Wirkstoffe zuerst verordnet wird. Innerhalb von vier Wochen soll der Therapieplan alle vier Substanzklassen enthalten – **„the big 4 in 4 weeks“.** Im Fall einer **HFmrEF** gilt für diese Substanzklassen eine Klasse IIb C-Empfehlung, SGLT-2-Inhibitoren werden nicht empfohlen. Bei der **HFpEF** wird mangels Evidenz kein Medikament zur Prognoseverbesserung empfohlen.

**Diuretika** kommen bei Ödemen oder anderen Zeichen der Überwässerung oder Hypertonus in allen Stadien zum Einsatz (rein symptomatisch, keine Prognoseverbesserung).

Bei der akuten Herzinsuffizienz können eine schnelle Diagnose und prompte symptomatische, wenn möglich kausale, Therapie lebensrettend sein!

> In der **Herzinsuffizienztherapie** wirken bei HFrEF nur ACE-I, ARNI, β-Blocker, Aldosteron-Antagonisten und – neu – SGLT2-Inhibitoren prognoseverbessernd! Diuretika und Digitalis-Glykoside wirken symptomverbessernd. Achtung auf Elektrolytverschiebungen ($K^+$, $Na^{2+}$) sowie Nierenretentionsparameter nach Therapiebeginn!

***Operativ*** Ab einer LVEF < 35 % trotz maximaler medikamentöser Herzinsuffizienztherapie ist zur Primärprophylaxe des plötzlichen Herztods die ICD-Implantation angezeigt. Unter Umständen kann bei Linksschenkelblock zudem die Schrittmacherimplantation (CRT-System) die Symptomatik bessern. Die Herztransplantation ist als Ultima Ratio bei irreversibler Myokardschädigung anzusehen.

## Exkurs: Antikoagulation

Die Antikoagulation, d. h. die Hemmung der **plasmatischen Blutgerinnung,** ist wichtiger Bestandteil der Therapie einiger Erkrankungen bzw. entscheidend zur Primär- und Sekundärprophylaxe einiger Erkrankungen. Die häufigsten Indikationen sind **Vorhofflimmern** (VHF, in Abhängigkeit vom $CHA_2DS_2$-VASc-Score), tiefe **Beinvenenthrombose** (TVT), **Lungenembolie** (LE), Z. n. **mechanischem Herzklappenersatz** und **arterielle Embolien.**

### Übersicht

Zur Antikoagulation kommen **Heparine** unfraktioniert (UFH, i. d. R. via Perfusor) oder fraktioniert (z. B. Enoxaparin s. c.) zum Einsatz, **Vitamin-K-Antagonisten** (VKA, z. B. Phenprocoumon), **Pentasaccharide** (Fondaparinux) oder **direkte orale Antikoagulanzien** (DOAKs, z. B. Apixaban, Endoxaban, Rivaroxaban, Dabigatran). Die wichtigsten Wirkstoffe zeigt → Tab. 20.4.

**Tab. 20.4** Häufig eingesetzte antikoagulatorische Wirkstoffe

| Substanz | Applikation | Kontroll-Laborwert | Antidot | Zu beachten | Einschränkung bei Niereninsuffizienz |
|---|---|---|---|---|---|
| **Phenprocoumon (Marcumar®)** | oral, INR-abhängige Dosierung | INR/Quick | Vitamin K, PPSB | Bridging bei Therapiebeginn oder vor OPs (s. u.), regelmäßige INR-Kontrollen notwendig. Mittel der 1. Wahl bei mechanischem Herzklappenersatz. Große Langzeiterfahrung. | keine |
| **UFH** | In der Regel i. v. | PTT | Protamin | Gefahr der Heparin-induzierten Thrombozytopenie (HIT I und HIT II) | keine |
| **Enoxaparin (Clexane®)** | s. c. | Anti-Xa | keine vollständige Antagonisierung möglich | Gefahr der HIT I und HIT II (geringer als bei UFH) | Dosisreduktion und regelmäßige Anti-Xa-Kontrollen |
| **DOAK** | oral | Kein verlässlicher Parameter vorhanden! | Antidot für Dabigatran (Idarucizumab = Antikörper), für Apixaban und Rivaroxaban: Andexanet alpha | Bei mechanischem Herzklappenersatz oder valvulärem VHF nicht zugelassen. Keine regelmäßigen Spiegelkontrollen möglich. Kurze HWZ lassen das einmalige Vergessen der Medikation schnell negativ auswirken. | Dosisreduktion bzw. kontraindiziert |

### Bridging

**Phenprocoumon** (Marcumar®) ist ein Vitamin-K-Antagonist mit **langer HWZ** (ca. 6,5 Tage). Als dieser hemmt er die Synthese der **Gerinnungsfaktoren IX, X, VII, II** (Merkhilfe: 1972), aber auch die antithrombogen wirkenden Proteine C und S. Die hemmende Wirkung auf diese überwiegt HWZ-begründet zu Beginn der Marcumar®-Einnahme, sodass in den ersten Tagen nach **Therapiebeginn ein erhöhtes thrombogenes Potenzial** besteht. Um dieses zu kompensieren, muss bei Therapiebeginn mit Marcumar® **„Bridging"** betrieben werden, d. h., diese Phase muss durch die Gabe von **Heparinen,** z. B. Enoxaparin (Clexane®), überbrückt werden. Diesem Faktor muss auch bei der Pausierung einer Antikoagulation, z. B. vor größeren Operationen, Rechnung getragen werden.

### Heparin-induzierte Thrombozytopenien (HIT)

Dabei handelt es sich um Komplikationen der **Heparintherapie** (insbesondere der mit **UFH**), wobei es zu einem Absinken der Thrombozytenzahlen kommt. Es wird unterschieden in HIT I und HIT II.

***HIT I*** Unkomplizierte Form, sie zeigt sich **innerhalb der ersten 5 Tage nach Therapiebeginn** und beruht auf der direkten Interaktion zwischen Heparin und den Thrombozyten, meist bleibt die Thrombozytenkonzentration > 100 000/µl. Eine **Fortsetzung der Heparintherapie** ist möglich, die Thrombozytenzahlen normalisieren sich i. d. R. im Verlauf der Therapie.

***HIT II*** Diese zeigt sich meist **zwischen dem 5. und 14. Tag nach Therapiebeginn.** Sie beruht auf einer **Autoimmunreaktion,** wobei Antikörper gegen Komplexe aus Heparin und **Plättchenfaktor 4** gebildet werden. Durch diese Aggregation kommt es einerseits zu **vermehrten thromboembolischen Ereignissen,** andererseits zum massiven Absinken der Thrombozytenkonzentration (i. d. R. auf < 100 000/µl bzw. unter 50 % des Ausgangswerts). Es muss eine **sofortige Therapieumstellung,** z. B. auf Argatroban oder Danaparoid, erfolgen.

> Trotz Thrombozytopenie dürfen bei der HIT II keine Thrombozytenkonzentrate gegeben werden!

## Zusammenfassung

- Die KHK ist die häufigste Todesursache in Industrieländern.
- Klinische Formen der KHK sind Angina pectoris (stabil/instabil), Myokardinfarkt (NSTEMI/STEMI), Herzrhythmusstörungen und der plötzliche Herztod.
- Leitsymptom der Angina pectoris und des Herzinfarkts ist der retrosternale Schmerz. Die Angina spricht meist auf Nitrogabe an, der Herzinfarkt i. d. R. nicht.
- Subjektive Beschwerden, EKG und Enzymdiagnostik unter Berücksichtigung der Risikofaktoren sind diagnostische Hauptkriterien.
- Der Allgemeinarzt betreibt sowohl Primär- als auch Sekundär-/Tertiärprophylaxe.
- Der plötzliche Herztod ist in 10 % der Fälle die Erstmanifestation einer KHK.
- Basismaßnahmen zur Reanimation (Basic Life Support) sollte jeder Erwachsene beherrschen.
- Arrythmie: Die Therapie richtet sich nach der Herzrhythmusstörung.
- Die Symptome der Volkskrankheit Herzinsuffizienz werden mittels NYHA-Klassifikation beurteilt.
- Seit 2021 gilt der Grundsatz „the big 4 in 4 week", also das Etablieren einer Vierfachtherapie in vier Wochen. Eine Antikoagulation ist z. B. indiziert bei VHF, TVT, LE und mechanischem Herzklappenersatz.
- Zu Beginn einer Phenprocoumon-Therapie oder nach Pausieren dieser muss ein „Bridging" mit Heparinen stattfinden. DOAKs haben sich zwischenzeitlich etabliert. Sie sind jedoch nicht zugelassen für valvuläres VHF oder bei mechanischem Herzklappenersatz.
- Gefürchtete Komplikation der Heparintherapie ist die **HIT II.** Eine sofortige Therapieumstellung ist notwendig.

# → 21 Arterielle Hypertonie

Die arterielle Hypertonie begegnet dem niedergelassenen Allgemeinmediziner in seiner Praxis täglich. Meist fällt ein zu hoher Blutdruck bei Routinemessungen im Rahmen des Arztbesuchs oder bei Vorsorgeuntersuchungen auf. Etwa 50 % der Hypertoniker wissen nicht, dass sie einen Bluthochdruck haben. Diagnostiziert wird ein Hypertonus allerdings erst nach (mind. 3) wiederholten Messungen an mindestens 2 Tagen. → Tab. 21.1 zeigt die Gradeinteilung der Blutdruckwerte, wobei in der 24-h-Blutdruckmessung bereits durchschnittliche Werte ≥ 130/80 mmHg zur Diagnose einer art. Hypertonie führen.

## Formen der Hypertonie

***Primäre (essenzielle) Hypertonie*** Unter dieser Form leiden ca. 90 % aller Hypertoniepatienten. Manifestationsalter ist meist jenseits des 30. Lebensjahrs. Ursachen sind nicht bekannt, eine familiäre Vererbung (bis zu 60 %) ist typisch. Sie ist oft vergesellschaftet mit Erkrankungen des „metabolischen Syndroms". Dieses Krankheitsbild nimmt proportional zum Wohlstand einer Gesellschaft zu und beinhaltet essenzielle Hypertonie, Diabetes Typ 2/Insulinresistenz, stammbetonte Adipositas und Dyslipoproteinämie (Triglyzeride ↑, HDL-Cholesterin ↓).

***Sekundäre Hypertonie*** Die sekundäre Hypertonie (ca. 10 % aller Hypertoniker) kann renal, medikamentös, monogenetisch (sehr selten!), endokrin oder durch Schlafstörungen (Schlaf-Apnoe-Syndrom) bedingt sein.

***Hypertensive Krise*** Hypertonus > 180/120 mmHg (Werte variieren in der Literatur), **ohne Endorganschäden** → RR-Kontrolle nach 30 min Ruhe, dann **schonende Senkung innerhalb 24 h durch orale Antihypertensiva.**

***Hypertensiver Notfall*** Hypertonus > 230/120 mmHg bzw. jeder Wert mit lebensbedrohlicher **Organschädigung** (Hochdruckenzephalopathie, Angina-pectoris-Anfall, Lungenödem) → Klinikeinweisung mit Notarztbegleitung, sofortige RR-Senkung notwendig, jedoch Senkung um **maximal 30 % des Ausgangswerts innerhalb der ersten Stunde.**

**Tab. 21.1** Klassifizierung der Hypertonie (ESC/ESH-Leitlinie 2018)

| Kategorie | Systolischer Wert (mmHg) | Diastolischer Wert (mmHg) |
|---|---|---|
| Normal | < 130 und | < 85 |
| Hochnormal | 130–139 und/oder | 85–89 |
| **Stadium I** | **140–159 und/oder** | **90–99** |
| Stadium II | 160–179 und/oder | 100–109 |
| Stadium III | ≥ 180 und/oder | > 110 |
| Isolierte systolische Hypertonie | > 140 | < 90 |

***Maligne Hypertonie*** Diastolische Blutdruckwerte chronisch > 120 mmHg mit aufgehobenem Tag-Nacht-Rhythmus, Augenhintergrundveränderungen/hypertensiver Retinopathie und Niereninsuffizienz. Komplikation: hypertensive Enzephalopathie. Unbehandelt in 50 % der Fälle innerhalb eines Jahres letal.

***Gestationshypertonie*** Nach der abgeschlossenen 20. SSW auftretende RR-Werte > 140/90 mmHg bei vorheriger Normotension → RR-Normalisierung innerhalb 12 Wochen nach der Geburt. In 25 % der Fälle wird der Übergang in eine Präeklampsie beschrieben (= Gestationshypertonie + Proteinurie > 300 mg/24 h).

> Antihypertensive Therapie in der Schwangerschaft:
> Alpha-Methyldopa (M. d. W.), Nifedipin ret. (off label), Metoprolol
> Akuttherapie: Urapidil i. v. (off label), Nifedipin unretardiert

***„Weißkittelhypertonie"*** Erhöhte Blutdruckwerte in Gegenwart des Arztes. Zur Objektivierung sollte eine Blutdruckmessung im häuslichen Umfeld oder eine 24-Stunden-Messung durchgeführt werden.

## Klinik

Bluthochdruckpatienten sind i. d. R. lange Zeit beschwerdefrei. Typische Symptome sind ein **morgendlicher okzipitaler Kopfschmerz,** Ohrensausen, Nervosität, Schwindel, Herzklopfen, Nasenbluten, Belastungsdyspnoe und Präkordialschmerz.

## Diagnostik

***Anamnese*** Wichtig ist die Frage nach akuten Beschwerden wie Kopfschmerzen, Übelkeit, Visusstörungen und Müdigkeit. Zu eruieren sind Dauer, Intensität und Maxima des Bluthochdrucks. Risikofaktoren wie Nikotin, Kaffee, Alkohol und Drogen sind ebenso zu erfragen wie frühere Erkrankungen (insbesondere des Endokrinums und der Nieren) sowie Medikamente, v. a. bereits angesetzte Antihypertensiva und blutdrucksteigernde Medikamente (z. B. NSAR, Kortikosteroide, Ovulationshemmer). Nicht zu vergessen ist die Familienanamnese, insbesondere bezüglich Hypertonie, Herz- und Nierenerkrankungen.

> **Fehlerquellen der RR-Messung**
> Ist die Manschette zu schmal, resultiert daraus ein falsch-hoher RR-Wert, ist sie zu breit, ein falsch-niedriger. Bei einer **Mönckeberg-Mediasklerose** (Diabetiker!) kommt es zu falsch-hohen Werten.

***Klinische Untersuchung*** Die Blutdruckmessung (beide Arme) sollte mehrfach durchgeführt werden. Der Pulsstatus kann Hinweise auf eine arterielle Stenose (z. B. Subklaviastenose) geben, bei Stenoseverdacht gibt evtl. die Auskultation von Herz, Karotiden, Leisten- und Nierenarterien weitere wertvolle Hinweise. Die Augenhintergrundspiegelung (Fundoskopie) kann bluthochdrucktypische Veränderungen aufzeigen.

***Weitere Untersuchungen***

- Labor: Blutbild, Serumelektrolyte, Kreatinin, Blutzucker, Cholesterin, Triglyzeride
- Urinstatus: Mikroalbuminämie, Erythrozytämie bei Nephropathien
- EKG: Linksherzhypertrophiezeichen (positiver Sokolow-Index)
- Sonografie des Abdomens: Beurteilung der Nieren
- 24-Stunden-Blutdruckmessung zur Beurteilung der tageszeitlichen Schwankungen

## Therapie

Das Behandlungsziel der Hypertonie ist grundsätzlich eine Blutdrucknormalisierung mit Werten von unter 140 mmHg systolisch und 90 mmHg diastolisch, bei Diabetikern, insbes. bei vorliegender diabetischer Nephropathie, ist der Ziel-RR 130/80 mmHg. Die Deutsche Hochdruckliga empfiehlt ein Behandlungsschema als Stufentherapie in Abhängigkeit vom individuellen kardiovaskulären Risiko, wobei die Ermittlung des optimalen Blutdruckwerts Gegenstand aktueller Forschung ist. Der RR sollte nicht < 120/80 mmHg fallen.

***Basismaßnahmen*** Die aktive Mitarbeit des Patienten an der Änderung seines Lebensstils ist unabdingbare Voraussetzung für eine erfolgreiche Therapie. Wichtig sind in dieser Hinsicht die Gewichtsreduktion und damit Korrektur des Glukose- und Fettstoffwechsels, der Verzicht auf Nikotin und Alkohol, der Abbau von Stress und die Einschränkung der Kochsalzzufuhr. Unterstützend wirkt regelmäßige körperliche Betätigung. Besteht eine sekundäre Hypertonie, sind auslösende Faktoren (Medikamente, Nierenarterienstenose, endokrine Veränderungen) zu beseitigen/therapieren.

***Medikamentös*** Eine medikamentöse Behandlung ist ab einer Hypertonie Grad I angezeigt, bei zudem bestehendem sehr hohem kardiovaskulärem Risiko bereits ab einem hochnormalem RR-Profil, falls eine Lebensstilintervention zu keiner adäquaten RR-Einstellung führt. Die medikamentöse Therapie richtet sich dabei nach folgenden Prinzipien:

- Beginn mit einer Zweifachtherapie: Kombination aus ACE-Hemmer oder Sartane plus Thiaziddiuretikum oder Kalziumantagonist vom Dihydropyridintyp (Amlodipin/Lercanidipin). Ausnahme: aHT Grad I, syst. RR < 150 mmHg; Ältere/Schwache: primär Versuch der Monotherapie. Betablocker sollen (in Kombination) nur bei spezieller Indikation (etwa Z. n. MI, HI mit red. LVEF, tachykarde Herzrhythmusstörung) zum Einsatz kommen.
- Zum Erreichen des Zielblutdrucks zunächst Ausreizen der Dosierungen der Zweifachtherapie bzw. Wechsel auf andere Zweifachkombination, dann erst Eskalation auf Dreifachtherapie, z. B. Diuretikum + ACE-Hemmer oder Sartan + Kalziumantagonist
- Die Auswahl der Medikamente richtet sich nach Alter der Patienten, Begleiterkrankungen und Nebenwirkungsprofil.

Eine arterielle Hypertonie gilt als therapierefraktär, wenn trotz 3 Antihypertensiva keine leitliniengerechte RR-Senkung erreicht werden kann.

Eine weitere Abklärung ist angezeigt. Ursachen können sein: obstruktives Schlafapnoesyndrom, chronische Nierenerkrankungen, Hyperaldosteronismus, Nierenarterienstenose, seltener Phäochromozytom, Cushing-Syndrom, Hyperparathyreoidismus, thyreotoxische Krise.

Ebenso muss nochmals eine genaue Medikamentenanamnese betrieben werden.

Eine Therapieeskalation mit folgenden Substanzen (Reservemedikation) kann angezeigt sein: Aldosteronantagonisten (Spironolacton M. d. W.), K-sparende Diuretika (z. B. Amilorid), periphere Alpha-1-Blocker (Urapidil, Doxazosin, Carvedilol), zentrale Antisympathotonika (Clonidin, Moxonidin, Alpha-Methyldopa), Vasodilatatoren (Dihydralazin, Minoxidil).

**Therapie des hypertensiven Notfalls**

- Rasche Blutdrucksenkung (‹ 30 % innerhalb der ersten Stunde) → ambulanter Beginn, dann stationäre Einweisung
- Nitroglyzerin (Glyzeroltrinitrat): 1,2 mg sublingual
- Kurz wirksame Kalzium-Antagonisten (Nifedipin/Nitrendipin): 5 mg oral (Kapsel)
- Urapidil (z. B. Ebrantil®): 10–25 mg langsam i. v.
- Zusätzlich: bei Zeichen der Überwässerung Furosemid

**β-Blocker** nie mit **Kalzium-Antagonisten** vom Verapamil/Diltiazem-Typ kombinieren, da eine erhöhte Gefahr für AV-Blöcke und Bradykardien besteht.
Die Kombination von **β-Blockern** und **Diuretika** zeigt ein erhöhtes Diabetesrisiko.

## Prognose

Durch die Hypertonie nimmt insbesondere das Endothel der kleinen Gefäße Schaden, die Folgen können daher jedes Organ betreffen: Herz (hypertensive Kardiomyopathie, KHK durch Mikro- und Makroangiopathie), Niere (hypertensive Nephropathie), Gehirn (hypertensive zentrale Mikroangiopathie, hämorrhagischer Insult, vaskuläre Demenz), Gefäßsystem (Aortenaneurysma/-dissektion, Karotisstenose), Auge (Fundus hypertonicus, hypertensive Retinopathie). Die Mortalität der Hypertonie lässt sich durch eine dauerhafte Senkung des Blutdrucks um etwa 20 % vermindern.

## Zusammenfassung

- 50 % der Hypertoniker wissen nichts von ihrer Krankheit.
- Die primäre Hypertonie (90 %) ist weitaus häufiger als die sekundäre (10 %).
- Die essenzielle Hypertonie ist eine Ausschlussdiagnose.
- Die häufigsten Komplikationen der Hypertonie sind KHK, Schlaganfall und Nierenversagen.
- Behandlungsziel ist die dauerhafte Blutdrucksenkung auf unter 140/90 mmHg.
- Nahezu 50 % der Hypertoniker nehmen ihre Medikation nur unregelmäßig ein.
- Der Patient ist aktiv an der Therapie zu beteiligen.
- Die effektive Hypertoniebehandlung senkt die Mortalität um 20 %.

# → 22 Gastrointestinale Beschwerden

Gastrointestinale Erkrankungen können sich durch eine Vielzahl verschiedener Beschwerden äußern. Die häufigsten Leitsymptome und mögliche Ursachen werden im Folgenden erklärt.

## Leitsymptome

### Bauchschmerz

Bauchschmerz kann, u. a. in Abhängigkeit der Lokalisation, Ausdruck zahlreicher Erkrankungen sein (→ Tab. 22.1).

> **Kinder** können Schmerzen jedweder Genese/Lokalisation in den Bauch projizieren. Daher kompletten Körper untersuchen! Auch ein **U-Stix** kann zur Diagnosefindung hilfreich sein.

### Übelkeit, Erbrechen

Beschwerden mit leichten bis schweren Verläufen (z. B. unstillbares Erbrechen) treten infolge von Enteritiden, Gastritiden, Appendizitis, Ileus und Ulkuskrankheit auf. Extraintestinale Ursachen sind Herzinfarkt, Koliken, Urämie, Hirndruckerhöhung, Migräne, vestibuläre Ursachen, Medikamentenunverträglichkeiten, Intoxikationen, psychogene Erkrankungen und Schwangerschaft. Eine gründliche Anamnese, körperliche Untersuchung, Sonografie und Laboruntersuchungen (Blutbild, Elektrolyte, Transaminasen) helfen hier differenzialdiagnostisch weiter.

### Verstopfung (Obstipation)

Von Obstipation spricht man bei weniger als 3 Stuhlentleerungen/Woche in Verbindung mit Schwierigkeiten bei der Stuhlentleerung (meist zu harter Stuhl) – die normale Stuhlfrequenz variiert individuell allerdings zwischen 3-mal/Woche und 3-mal/Tag. Gründe sind oftmals organischer, habitueller (zu wenig ballaststoffreiche Kost), funktioneller und medikamentöser Art (Opiate!).

### Durchfall (Diarrhö)

Bei Durchfall beträgt die Stuhlfrequenz ≥ 3/d oder die Stuhlmenge ist vermehrt (> 250 g/d) oder die Stuhlkonsistenz vermindert (> 75 % Wassergehalt). Die genauen Grenzwerte unterscheiden sich z. T. in der Literatur. Ursachen können Infektionen, Lebensmittelvergiftungen, Intoxikationen und Medikamente sein. Aber auch Malabsorptionssyndrome, chronisch-entzündliche Darmerkrankungen (Morbus Crohn; Colitis ulcerosa), Karzinome und ein Reizdarmsyndrom sind differenzialdiagnostisch zu berücksichtigen (s. Anhang, → Abb. 48.8). Eine akute Diarrhö liegt bei Symptomen ≤ 2–4 Wochen vor (meist wenige Tage), eine chronische ab 2–4 Wochen Dauer (auch hier unterschiedliche Werte je nach Quelle).

> Patienten haben bei Obstipation/Diarrhö oft falsche Normvorstellungen und äußern ein **subjektives Krankheitsgefühl.** Ziel von Anamnese und Untersuchung ist u. a. eine Objektivierung der Angaben.

### Gewichtsverlust

Es ist zwischen gewolltem (durch Sport, Ernährungsumstellung, Essstörungen) und ungewolltem Gewichtsverlust zu differenzieren. Mäßiger **ungewollter Gewichtsverlust** (ca. 3 kg) ist meist auf die Appetitlosigkeit während Magen-Darm-Erkrankungen zurückzuführen. Höherer Gewichtsverlust kann Karzinome, entzündliche Darmerkrankungen, Malassimilationen, endokrinologische Pathologien (Diabetes, Hyperthyreose), hepatologische Erkrankungen oder Depressionen als Ursachen haben. Darüber hinaus ist immer an eine **iatrogene Genese** zu denken (Intensivierung einer diuretischen Herzinsuffizienztherapie, Schilddrüsenhormonsubstitution). Die Symptome Fieber, Nachtschweiß und Gewichtsverlust (> 10 % des Körpergewichts in den letzten 6 Monaten) werden zur sog. **„B-Symptomatik"** gezählt, diese tritt bei malignen Erkrankungen gehäuft auf.

### Blähungen (Meteorismus), Flatulenz

Beim Meteorismus imponieren subjektiv Völlegefühl und ein „Aufgeblähtsein", objektiv findet sich i. d. R. ein vermehrtes Gasvolumen im Darm. Der pathologisch vermehrte Abgang von Darmgasen wird als Flatulenz bezeichnet.

### Luftaufstoßen, Rülpsen (Ructus)

Vermehrte Luft im Magen führt zu geräuschvollem Rülpsen. Pathologisch liegt ein verstärktes Luftschlucken oder eine erhöhte Schluckfrequenz zugrunde. Das Rülpsen ist ein häufiges Symptom der Refluxkrankheit.

### Blutiger Stuhl

Ein blutiger Stuhl kann **makroskopisch** (helles, dunkles Blut), **okkult** (Nachweis durch Tests wie Haemoccult®) oder als **tiefschwarzer Teerstuhl** (Meläna, nach Kontakt des Bluts mit Magensäure) vorkommen. Als Blutungsquellen kommen Wandverletzungen, Analfissuren, Infektionen, Ulkusblutungen, Divertikel, Gefäßrupturen (Ösophagus) und Karzinome infrage. Die endoskopische Abklärung ist angezeigt.

**Tab. 22.1** Typische Manifestationsorte von Bauchschmerz in Abhängigkeit der Ätiologie

| | |
|---|---|
| **Diffuser Bauchschmerz** | Gastroenteritis, Mesenterialischämie, metabolisch (Porphyrie, Diabetes), familiäres Mittelmeerfieber, Malaria, Ileus, Peritonitis, Reizdarm-Syndrom |
| **Epigastrisch** | Gastritis, Magenulkus/-perforation, Magenkarzinom, Ösophagitis, Pankreatitis, Colitis, Bauchaortenaneurysma |
| **Rechter Oberbauch** | Gallenkolik, Cholezystitis, Cholangitis, Hepatitis, Leberabszess, Pneumonie/Pleuritis, Lungenembolie, Nierensteine, Hydronephrose, Pyelonephritis |
| **Linker Oberbauch** | Milzinfarkt/-abszess, KHK, Myokardinfarkt, Perikarditis, Pneumonie/Pleuritis, Lungenembolie, Nierensteine, Hydronephrose, Pyelonephritis |
| **Rechter Unterbauch** | Appendizitis, Salpingitits, Adnexitis, Extrauteringravidität (EUG), Leistenhernie, Nierenstein, chronisch-entzündliche Darmerkrankungen (CED) |
| **Linker Unterbauch** | Sigma-Divertikulitis, Salpingitits, Adnexitis, EUG, Leistenhernie, Nierenstein, CED |
| **Suprapubischer Unterbauchschmerz** | urogenitale Erkrankungen |

## Gastroenteritis

Diese mit Bauchschmerzen und Durchfall, gelegentlich Erbrechen und Fieber, einhergehende Erkrankung wird meist durch Viren (Rota-, Entero-, Adenoviren) ausgelöst. Bakterien (Salmonellen, Shigellen, *E. coli*), Enterotoxine (z. B. von *Staphylococcus aureus*) und Protozoen (Lamblien, Amöben) kommen seltener infrage, wobei v. a. bakterielle Infekte mit Entzündung der Darmwand und starkem Wasser- und Elektrolytverlust einhergehen.

### Klinik

Typische Symptome sind Abgeschlagenheit, Appetitlosigkeit, Diarrhö, Übelkeit, Erbrechen, begleitet von diffusen Bauchschmerzen und Bauchkrämpfen sowie evtl. von Fieber.

### Diagnostik

Anamnese und klinische Untersuchung reichen meist für die Diagnosestellung aus. Bei der Palpation findet sich ein diffuser, abdominaler Druckschmerz ohne Abwehrspannung, bei der Auskultation eine lebhafte Peristaltik. Schwere Erkrankungen gehen mit Dehydratation („stehende Hautfalten") einher. Bei ausbleibender Besserung sollten im Labor Differenzialblutbild und Elektrolyte bestimmt sowie eine Sonografie des Oberbauchs und eine Stuhluntersuchung auf pathogene Keime durchgeführt werden. Red Flags der Gastroenteritis sind: Vigilanzminderung, Hypotonie, ausgeprägte Dehydratation mit Zeichen des akuten Nierenversagens, Elektrolytstörungen (v. a. Hypokaliämie) ggf. mit Herzrhythmusstörungen, Zeichen der Peritonitis/Sepsis.
Besondere Vorsicht ist geboten bei Risikogruppen für einen schweren Verlauf: Pat. mit ausgeprägten Komorbiditäten, Malignomen, unter Immunsuppression, mit blutiger Diarrhö (**Cave** EHEC), mit zurückliegender Antibiotikaeinnahme in den letzten 2–3 Mon. (**Cave** CDT-Colitis), bei hohem Alter/Pflegebedürftigkeit.
Bei blutiger Diarrhö muss nach Zeichen eines HUS (hämolytisch-urämisches Syndrom) gesucht werden (Zeichen des ANV, hämolytische Anämie, Thrombopenie/Petechien, Hämaturie). Liegen keine Hinweise für ein HUS vor, kann bei leichtem bis moderatem Schweregrad das Ergebnis der Stuhluntersuchung abgewartet werden.

> Pat. mit schweren Verläufen (Red Flags) sollten stationär behandelt werden.
> Bei Blut im Stuhl müssen folgende Differenzialdiagnosen unbedingt bedacht werden: Mesenterialischämie, HUS, toxisches Megakolon, CDT-Colitis, Colitis ulcerosa, Neoplasie.

> Bei Gastroenteritis/unklaren abdominalen Beschwerden **Reiseanamnese** nicht vergessen! Außerdem nach Laxanziengebrauch fragen.

### Therapie

Bei viralen Gastroenteritiden besteht die symptomatische Behandlung aus Flüssigkeitszufuhr, Protein- und Fettkarenz für einige Tage und – gegen die Übelkeit – der Gabe von Dimenhydrinat (ggf. als Zäpfchen). Eine antibiotische Therapie ist nur beim Nachweis bestimmter Erreger indiziert.
Für viele Erreger der Gastroenteritis besteht eine Meldepflicht!

## Funktionelle Störungen

Bis zu 50 % aller Patienten mit gastrointestinalen Beschwerden leiden unter funktionellen Magen-Darm-Beschwerden wie Reizmagen oder Reizdarm (Colon irritabile). Psychische Belastungen äußern sich bei entsprechender Prädisposition somatisch, die genaue Pathogenese ist derzeit noch nicht geklärt.

### Klinik

Der **Reizmagen** führt zu Dyspepsie (Völle-, Druckgefühl, Krämpfe, Schmerzen im Epigastrium), Übelkeit und Schluckauf. Kriterien für den **Reizdarm** sind:

- > 3 Monate anhaltende Beschwerden, die von Patient und Arzt auf den Darm bezogen werden
- Meist einhergehend mit Stuhlveränderungen (Diarrhö-Typ, Obstipations-Typ, gemischter Diarrhö/Obstipationstyp)
- Beeinträchtigung der Lebensqualität
- Keine Erklärung der Beschwerden durch eine andere Erkrankung

Typischerweise bessern sich die Beschwerden nach dem Stuhlgang, der Stuhl ist z. T. schleimig, allerdings ohne Blutbeimengungen. Es kommt zu keinem Gewichtsverlust und zu keinem nächtlichen Durchfall.

### Diagnostik

Es handelt sich um eine Ausschlussdiagnose. Laborchemie, Mikrobiologie sowie Bildgebung müssen unauffällig sein. Anamnestisch sind Konstitutionstyp des Patienten und die Stress-/Belastungsanamnese von Bedeutung. Andere Krankheiten (CED, Zöliakie, Wurmerkrankungen, Karzinome) müssen mittels klinischer Untersuchung, ggf. Labor (Blutbild), Sonografie, Haemoccult® und ÖGD/Koloskopie ausgeschlossen werden.

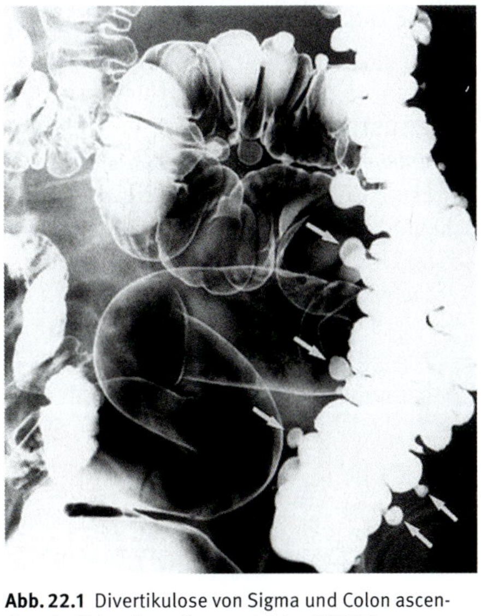

**Abb. 22.1** Divertikulose von Sigma und Colon ascendens im Kolondoppelkontrasteinlauf [E283]

### Therapie

Die Evidenzlage der meisten Therapieempfehlungen ist unzureichend. Eine Aufklärung über die Harmlosigkeit des Befunds und das Angebot zur Unterstützung von Stressbewältigung können dem Patienten weiterhelfen. Diätetische Maßnahmen (z. B. Low-FODMAP-Diät) können im Einzelfall hilfreich sein. Bei Schmerzen ist der Einsatz von Spasmolytika oder niedrig dosierten Antidepressiva möglich (TZA bei Diarrhöneigung, SSRI bei Obstipationsneigung).

## Divertikel

Divertikel sind Ausstülpungen entweder der gesamten (echte Divertikel) oder einzelner Darmwandschichten (Pseudodivertikel = häufigste Form im Darm). Bevorzugt kommen Pseudodivertikel im Sigmoid vor (→ Abb. 22.1). Im globalen Norden haben ca. 50 % der über 70-Jährigen eine Divertikulose (Risikofaktoren: Genetik, ballaststoffarme Kost, zunehmende Bindegewebsschwäche im Alter). Bestehen zudem Symptome, handelt es sich um eine Divertikelkrankheit. Entzünden sich die Ausstülpungen (20 % der Fälle), so spricht man von einer Divertikulitis, die behandlungsbedürftig wird.

### Klinik und Diagnostik

#### Divertikulose

Sie ist meist symptomlos und ein Zufallsbefund bei Routineuntersuchungen (Koloskopie). Gelegentlich treten diffuse Unterbauchschmerzen und Stuhlunregelmäßigkeiten auf.

#### Divertikulitis

Leitsymptome sind Schmerzen im linken Unterbauch sowie Fieber („Linksappendizitis"). Im Falle einer selteneren Zökum-Divertikulitis besteht ein rechtsseitiger Unterbauchschmerz. Zudem treten häufig Stuhlveränderungen (Diarrhö/Obstipation), Übelkeit/Erbrechen, Flatulenzen sowie eine peritoneale Reizung (lokale Abwehrspannung) auf. Bei älteren oder immunsupprimierten Patienten können die Symptome häufig recht mild sein. Bei der klinischen Untersuchung kann sich eine druckschmerzhafte „Walze" im linken Unterbauch zeigen. Die Entzündung äußert sich laborchemisch durch erhöhte Leukozyten sowie erhöhtes CRP. In der Sonografie kann sich ein Kokardenphänomen zeigen. Lässt sich hier eine Divertikulitis nicht ausschließen, erfolgt das CT mit intravenöser, oraler und rektaler Kontrastmittelgabe.
Bei Entzündung des Divertikels und seiner Umgebung handelt es sich meist um ein akutes Krankheitsbild. Es wird nach der

**Tab. 22.2** Classification of Diverticular Disease

| Typ | Symptome |
|---|---|
| 0 | Asymptomatische Divertikulose |
| 1 | Akute unkomplizierte Divertikelkrankheit/ Divertikulitis<br>• 1a: ohne Umgebungsreaktion<br>• 1b: mit phlegmonöser Umgebungsreaktion |
| 2 | Akute, komplizierte Divertikulitis<br>• 2a: Mikroabszess<br>• 2b: Makroabszess (para- oder mesokolischer Abszess < 1 cm)<br>• 2c: freie Perforation |
| 3 | Chronische Divertikelkrankheit (anhaltende oder rezidivierende Symptome)<br>• 3a: symptomatische, unkomplizierte Divertikelkrankheit<br>• 3b: rezidivierende Divertikulitis ohne Komplikationen<br>• 3c: rezidivierende Divertikulitis mit Komplikationen (Stenosen, Fisteln, Konglomerate) |
| 4 | Divertikelblutung |

„Classification of Diverticular Disease" in fünf Stadien eingeteilt (→ Tab. 22.2), die Einteilung nach Hansen und Stock wird zunehmend verlassen.
Zum Ausschluss eines Karzinoms muss im Verlauf eine Koloskopie durchgeführt werden. Diese ist im akuten Entzündungsstadium nicht indiziert (Ausnahme: Divertikelblutung).

### Therapie

#### Divertikulose

Es sind keine spezifischen medikamentösen Maßnahmen erforderlich, stuhlregulierende Maßnahmen, Rauchentwöhnung, ausreichende Flüssigkeitszufuhr und Bewegung sind empfehlenswert.

#### Divertikulitis

Je nach Stadium stehen zunächst konservative Maßnahmen im Vordergrund. **In der akuten Phase** sollte **nur faserarme (!) Kost** verzehrt, ggf. eine vollständige Nahrungskarenz eingehalten werden. Die analgetische Therapie mit Metamizol, ggf. mit Opiaten, ist angezeigt. Unkomplizierte Formen können ambulant mit Breitbandantibiotika (abdecken aerober und anaerober Keime, z. B. Ciprofloxacin + Metronidazol) behandelt werden. Ggf. kann auf eine antibiotische Therapie gänzlich verzichtet werden. Bei komplizierter Divertikulitis ist eine stationäre Behandlung mit parenteraler Ernährung und Breitbandantibiotikum ratsam. Eine Indikation für ein operatives Vorgehen besteht bei rezidivierenden Divertikulitiden, Fistelbildung oder (gedeckter) Perforation. Rezidiv-prophylaktisch werden stuhlregulierende Maßnahmen, Bewegung, eine ausreichende Trinkmenge und **faserreiche Kost (!)** empfohlen.

## Refluxkrankheit

Siehe → Kap. 19.

## Gastritis

Die Gastritis ist eine Entzündung und/oder Degeneration der Magenschleimhaut aufgrund von exogenen Noxen (Medikamente [NSAR], Alkohol), Stress, bakterieller Besiedelung oder autoimmun bedingt.

### Klassifikation

#### Akute Gastritis

Die akute Form ist gekennzeichnet durch oberflächliche bis größere Epithelläsionen als Reaktion auf exogene Faktoren, v. a. Alkohol, Nikotin, Stress, NSAR, Kortikosteroide und Zytostatika.

#### Chronische Gastritis

Bei der chronischen Form kommt es zu fortwährender Beschwerdesymptomatik. Es ist eine histologisch definierte Erkrankung, wobei nach der Ätiologie unterschieden wird:
***Typ A*** Autoimmungastritis (5 % der chronischen Gastritiden), die genaue Ursache ist unbekannt.
***Typ B*** Bakterielle *Helicobacter-pylori-* (HP-) Gastritis (60 % der chronischen Gastritiden).
***Typ C*** Medikamentös-toxische (chemische) Gastritis (30 % der chronischen Gastritiden).

### Klinik

Bei der akuten Gastritis kommt es zu Appetitlosigkeit, Übelkeit, Erbrechen, Aufstoßen, einem unangenehmen Geschmack im Mund, Druckgefühl und Druckschmerz im Oberbauch. Auch die chronische Form kann mit diesen Beschwerden einhergehen, verläuft allerdings deultlich häufiger (insb. Typ B) über lange Zeit asymptomatisch.

### Diagnostik

***Anamnese und klinische Untersuchung*** Bei der akuten Gastritis ergibt bereits das klinische Bild aus Appetitlosigkeit, epigastrischem Druckschmerz und Völlegefühl die Verdachtsdiagnose.
***Labor*** Im Labor werden Blutbild und Entzündungszeichen (CRP; Leukozyten, BSG) bestimmt, der Stuhl wird mittels Haemoccult® auf okkultes Blut untersucht.
***Weitere Untersuchungen*** Zur weiterführenden Diagnostik, insbesondere bei der chronischen Gastritis, dient die Gastroskopie mit Biopsieentnahme, Histologie und Test auf *Helicobacter,* ggf. Stuhltest bei Verdacht auf HP-Gastritis, ein EKG zum Ausschluss eines Hinterwandinfarkts sowie die Sonografie zur Abgrenzung von anderen Oberbaucherkrankungen (Leber, Gallenblase, Pankreas).

### Therapie

Bei der **akuten Gastritis** stehen das Weglassen der Noxen (Alkohol, Nikotin, Medikamente) und diätetische Maßnahmen im Vordergrund, ggf. kann eine säurehemmende medikamentöse Therapie (z. B. durch PPI) zur Symptomlinderung führen. Die Behandlung der **chronischen Gastritis** richtet sich nach dem vorliegenden Typ:
***Typ B*** Medikamentöse Tripeltherapie (PPI + 2 Antibiotika), ggf. + Bismut, zur *Helicobacter-*Eradikation über 7–14 Tage, Quadrupel-Therapie (mit Bismut) über 10 Tage.
- „French-Triple": PPI, Clarithromycin, Amoxicillin
- „Italian-Triple": PPI, Clarithromycin, Metronidazol

***Typ A/C*** **Protonenpumpenhemmer** (PPI: Omeprazol, Pantoprazol). Wegen Antikörpern gegen den Intrinsic Factor bei Typ-A-Gastritis zusätzlich Substitution von **Vitamin $B_{12}$.**

## Gastroduodenale Ulkuskrankheit

Ein Ulkus ist ein gutartiges Geschwür der Magen- oder Duodenalschleimhaut. Der Substanzdefekt durchdringt, im Gegensatz zur Erosion, die Muscularis mucosae und befällt auch tiefere Wandschichten (→ Abb. 22.2). Häufige Ursachen sind chronische Gastritis (meist HP+) oder akuter Stress.

### Klinik

Typisch sind epigastrische, dumpfe Schmerzen, die sich beim Duodenalulkus nach

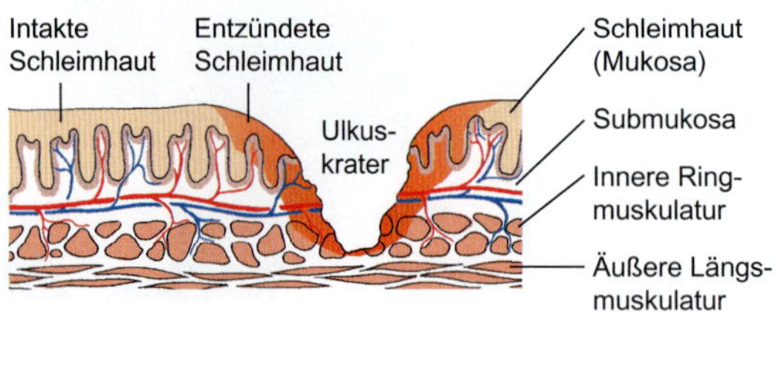


**Abb. 22.2** Schematische Darstellung eines Ulkus. Der Defekt reicht bis in die Muskelwand hinein. [L190]

Nahrungsaufnahme bessern, beim Ulcus ventriculi verschlechtern.
Als Komplikation kann das Ulkus in die Bauchhöhle perforieren, ein „akutes Abdomen" mit Peritonitiszeichen (Abwehrspannung, Druckschmerz) kann sich entwickeln. Außerdem kann es zu einer Ulkusblutung kommen. Ein Drittel aller Patienten mit Ulkus zeigt erst beim Auftreten von Komplikationen Symptome.

### Diagnostik

***Anamnese*** Konsumgewohnheiten (Nikotin), Medikamente (ASS, NSAR, Steroide) und Familienanamnese werden eruiert sowie nach Appetit, Gewichtsverlust, Erbrechen und Stuhlgang (Farbe des Stuhls) gefragt.
***Klinische Untersuchung*** Es zeigt sich typischerweise ein epigastrischer Druckschmerz. Eine rektale Untersuchung schließt sich an, die mit einem Haemoccult®-Test verbunden werden kann.
***Weitere Untersuchungen*** Dazu gehören die Bestimmung von Blutbild und Entzündungsparametern im Labor sowie die Ösophagogastroduodenoskopie (ÖGD) mit Biopsie und Histologie zur Diagnosesicherung eines Ulkus und zum Ausschluss eines Karzinoms.

### Therapie

***Konservative Therapie*** Sie steht auf 3 Säulen: Allgemeinmaßnahmen (s. o. Refluxkrankheit, Therapie), Säuresenkung (s. o. Refluxkrankheit, Therapie) und *Helicobacter-pylori*-Eradikation, falls dieser nachgewiesen wird (s. o. chronische Gastritis, Therapie).
***Invasives bzw. operatives Vorgehen*** Indiziert bei Komplikationen wie endoskopisch nicht stillbaren Blutungen und Perforationen als Notfallmaßnahme, ebenso bei Karzinomverdacht.

## Kolonkarzinom

Das Kolonkarzinom ist eine entscheidende Differenzialdiagnose bei blutigem Stuhl oder einer Veränderung der Stuhlgewohnheiten. Es ist der häufigste maligne Tumor des Gastrointestinaltrakts. Die Lokalisationshäufigkeit des Kolonkarzinoms steigt nach aboral an, so ist es in 30 % der Fälle im Sigma, in 50 % im Rektum lokalisiert.

### Klinik

Es gibt **keine zuverlässigen Frühsymptome.** Warnzeichen können Blut im Stuhl und veränderte Stuhlgewohnheiten sowie Symptome einer Anämie (Müdigkeit, Blässe) bei blutendem Tumor sein, außerdem ein Gewichtsverlust. Wächst das Kolonkarzinom stenosierend, können kolikartige abdominale Schmerzen bis hin zum Ileus hinzukommen.

> Bei Blut im Stuhl nie mit der Diagnose Hämorrhoiden zufrieden geben! 50 % der Patienten mit kolorektalem Karzinom (CRC) haben auch Hämorrhoiden.
> Die Koloskopie ist angezeigt!

### Diagnostik

***Anamnese und klinische Untersuchung*** Sie entsprechen weitgehend dem Vorgehen bei der gastroduodenalen Ulkuskrankheit (DRU!). Die Familienanamnese hinsichtlich kolorektaler Karzinome oder Polyposis-Syndrome ist dringend zu erheben. Patienten mit bestimmten Vorerkrankungen haben ebenso ein erhöhtes Erkrankungsrisiko (Colitis ulcerosa, primär sklerosierende Cholangitis, andere Karzinome).
Bei klinischem/anamnestischem Verdacht auf ein Kolonkarzinom oder bei positivem Hämoccult-Test ist die komplette Koloskopie angezeigt.
Ein präventives Screening (DRU, Stuhltest auf okkultes Blut) wird für Frauen und Männer ab dem 50. Lebensjahr im Rahmen der Krebsfrüherkennung angeboten.
Die Vorsorgekoloskopie wird von der gesetzlichen Krankenkasse für Männer ab 50 J., für Frauen ab 55 J. getragen. Bei familiärer Prädisposition oder sonstigem Risiko früher.

### Therapie

Nach erfolgtem Staging sollte jeder CRC-Patient in der Tumorkonferenz vorgestellt/diskutiert werden. Ziel ist primär die kurative Behandlung durch vollständige chirurgische Resektion. Je nach UICC-Stadium kann eine präoperative Radiochemotherapie (RCTx) und/oder eine adjuvante Chemotherapie erfolgen. Da die Prognose ganz wesentlich von der frühzeitigen Diagnose abhängt, sollte der Allgemeinmediziner die Wichtigkeit der Krebsfrüherkennung bei seinen Patienten betonen und sie zu dieser präventiven Maßnahme motivieren.

## Zusammenfassung

- Ungewollter Gewichtsverlust > 10 % des Körpergewichts über 6 Monate hinweg muss differenzialdiagnostisch abgeklärt werden.
- Ein blutiger Stuhl muss weiter abgeklärt werden, auch wenn ein Hämorrhoidalleiden bekannt ist.
- Hauptsymptome der Gastroenteritis sind Bauchschmerz und Durchfall.
- 50 % aller gastrointestinalen Beschwerden sind funktionelle Störungen. Blut im Stuhl, nächtlicher Stuhlgang und Gewichtsabnahme sprechen gegen funktionellen Bauchschmerz.
- Die Divertikulose verläuft häufig asymptomatisch.
- Die Divertikulitis muss meist antibiotisch behandelt werden. Im akuten Stadium ist faserarme, im Verlauf, zur Rezidivprophylaxe, faserreiche Kost und Bewegung indiziert.
- Exogene Noxen (Nikotin, Alkohol, Medikamente) sind für akute Gastritiden verantwortlich.
- *Helicobacter pylori* ist die häufigste Ursache für chronische Gastritiden.
- Die Ulkuskrankheit kann sich aus unbehandelten Gastritiden entwickeln. Therapeutisch stehen die Eradikation von *Helicobacter pylori* und die Säureverminderung im Vordergrund.
- Bei Ulkusblutungen und -perforationen sind invasive (z. B. Clipping) bzw. operative Notfallmaßnahmen notwendig.
- Das Kolonkarzinom ist der häufigste Tumor des Gastrointestinaltrakts und mit konsequenten Krebsfrüherkennungsuntersuchungen häufig zu erfassen.

Im Erwachsenenalter sind Diabetes mellitus, Fettstoffwechselstörungen und die Gicht neben der Hypothyreose die häufigsten Stoffwechselerkrankungen. Als Bestandteil des sog. metabolischen Syndroms sind diese in hoch entwickelten Staaten weit verbreitet.

## Metabolisches Syndrom

Als metabolisches Syndrom (Wohlstandskrankheit) wird die Kombination stammbetonte Adipositas (Taillenumfang ≥ 94 cm ♂ bzw. ≥ 80 cm ♀) oder BMI > 30 kg/m² plus ≥ 2 der folgenden Kriterien definiert:

- Hypertonie: $RR_{sys}$ ≥ 130 mmHg oder $RR_{dia}$ ≥ 85 mmHg
- Hypertriglyzeridämie: Triglyzeride ≥ 150 mg/dl
- Dyslipoproteinämie: HDL < 40 mg/dl (♂) bzw. < 50 mg/dl (♀)
- Diabetes Typ 2 oder Nüchtern-Blutzucker ≥ 100 mg/dl

Die Hyperurikämie stellt keines dieser Hauptkriterien dar, sondern ein Nebenkriterium. Das metabolische Syndrom ist ein entscheidender Risikofaktor (Risikocluster) für die Entwicklung kardiovaskulärer Erkrankungen (KHK, Herzinfarkt, Schlaganfall) und sollte deshalb konsequent und langfristig therapiert werden. Das Vermeiden eines metabolischen Syndroms durch körperliche Aktivität und gesunde Ernährung ist in erster Linie Aufgabe der Patienten, der Hausarzt übernimmt eine beratende und kontrollierende Funktion und ist der zentrale Koordinator aller Behandlungsmaßnahmen.

## Diabetes mellitus

Die „Zuckerkrankheit" ist eine Störung des Kohlenhydratstoffwechsels aufgrund eines absoluten oder relativen Insulinmangels, z. T. aufgrund einer genetischen Disposition. Die Lebenserwartung hängt von den Folgeerkrankungen ab (s. Klinik). Ein DM wird gemäß → Abb. 48.7a diagnostiziert.

### Klassifikation

***Typ 1*** DM I, früher „juveniler Diabetes", engl. insulin-dependent diabetes mellitus: absoluter Insulinmangel mit aufgehobener Insulinproduktion.

***Typ 2*** DM II, engl. non-insulin-dependent diabetes mellitus: relativer Insulinmangel; das produzierte Insulin reicht aufgrund einer (unterschiedlich ausgeprägten) Insulinresistenz für den Bedarf nicht aus; auch bekannt als „Altersdiabetes" und stark mit dem metabolischen Syndrom assoziiert, Mehrzahl der Diabetiker.

***Weitere spezifische Diabetestypen (Typ 3)*** Folge von verschiedenen genetischen Defekten oder Primärerkrankungen (z. B. Hämochromatose, Pankreatitis, Phäochromozytom).

***Gestationsdiabetes (Typ 4)*** Auftreten (und späteres Verschwinden) an Schwangerschaft gekoppelt.

### Klinik

#### Unspezifische Allgemeinsymptome

Müdigkeit, Leistungsminderung, Gewichtsabnahme, Durst, Polydipsie, Polyurie, Infektionen, Sehstörungen (s. u.), nächtliche Wadenkrämpfe oder Pruritus. Diese entwickeln sich v. a. beim Diabetes mellitus Typ 2 oft über Jahre hinweg, und fallen Patient und Arzt z. T. nicht auf.

#### Akutsymptomatik

Die Manifestation des Diabetes mellitus Typ 2 verläuft häufig schleichend, die des Typ 1 eher akut. Die **Hyperglykämie,** z. B. bei Erstdiagnose oder ungenügender exogener Insulinzufuhr/erhöhtem Insulinbedarf (Infekt) ist mit Symptomen wie Exsikkose, Hypovolämie bis hin zum Volumenmangelschock, Übelkeit, Erbrechen, Pseudoperitonismus, Kußmaul-Atmung, Bewusstseinseintrübung und letztlich Koma vergesellschaftet. Für den **Typ-1-Diabetes** ist das **ketoazidotische Koma** typisch, für den **Typ 2** das **hyperosmolare Koma** mit eher schleichendem Beginn.

> Bei Notfallsituationen mit verwirrten oder bewusstseinsgestörten Patienten muss immer an eine **Hypo- oder Hyperglykämie** gedacht und der Blutzucker getestet werden.

Im Rahmen der Hyperglykämietherapie (Insulin) kann es zu **Hypoglykämien** kommen. Werte < 40 mg/dl führen zu sympathikotonen Reaktionen mit Nervosität, Unruhe, Tachykardie und plötzlicher Bewusstseinseintrübung, ggf. bis zum Koma.

> Die **sympathikotonen Reaktionen** bei Hypoglykämie können unter β-Blockertherapie fehlen oder geringer ausfallen!

#### Klinische Manifestation der Folgeerkrankungen

***Mikroangiopathie***

- **Diabetische Retinopathie:** Diese Folgekrankheit ist mit ca. 30 % eine der häufigsten Erblindungsursachen. Es kann zu retinalen Mikroaneurysmen, Gefäßblutungen (nichtproliferative Retinopathie, → Abb. 23.1), Gefäßneubildungen (proliferative Retinopathie), Makulaödem und harten Exsudaten

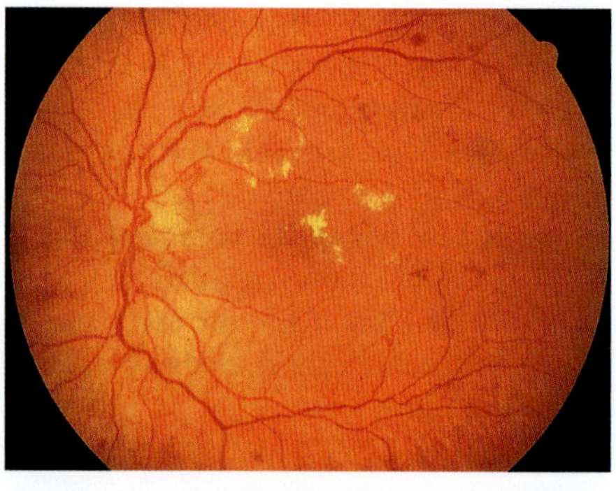

**Abb. 23.1** Diabetische Retinopathie und fokal diabetische Makulopathie [E636]

kommen. Es folgt ein zunehmender Visusverlust bis hin zur Erblindung.

- **Diabetische periphere sensomotorische Polyneuropathie:** Die Symptomatik ist abhängig von der Erkrankungsdauer und der BZ-Einstellung. Es entwickeln sich distal betonte, symmetrische **Reiz- und Ausfallserscheinungen, Parästhesien und Areflexie** bei weitgehend erhaltener Tiefensensibilität. Diagnostisch helfen Stimmgabelversuch (Vibrationsstimmgabel nach Rydel und Seiffert), Monofilament (Semmes-Weinstein), und Tip-Therm-Sonde (Prüfung des Temperaturempfindens) zum Einsatz.
- **Diabetische autonome Neuropathie (ADN):** Eine Neuropathie des Vegetativums führt zu verschiedenen Organmanifestationen, und zwar kardiovaskulär (stumme Herzinfarkte, Ruhetachykardien, Arrhythmien, verminderte Herzfrequenz-Variabilität), gastrointestinal (Motilitätsstörungen, Gastroparese, Passagebeschleunigung), neuroendokrin (verminderte Wahrnehmung einer Hypoglykämie) und urogenital (erektile Dysfunktion, Blasenentleerungsstörungen).
- **Diabetische Nephropathie:** Durch Mikroangiopathie entstehende **Mikroalbuminurie** (20–200 mg/l im Spontanurin bzw. 30–300 mg/Tag im 24-Stunden-Urin), die Kreatinin-Clearance ist zu Beginn meist noch normal. Ohne frühzeitige Therapie kann eine dialysepflichtige Niereninsuffizienz entstehen, etwa 50 % aller Dialysepatienten in den USA und in Europa sind Diabetiker. Eine frühzeitige Therapie mit einem **ACE-Hemmer** kann die Progredienz verzögern.

*Makroangiopathie*

- **Kardiovaskuläre Erkrankungen:** Diabetes mellitus ist ein Hauptrisikofaktor für die Arteriosklerose der Herzkranzgefäße. Durch deren kompletten Verschluss kommt es zum ischämischen Herzinfarkt, an dem ca. 55 % aller Diabetiker sterben.
- **Zerebrovaskuläre Erkrankungen:** Die Gefahr hirnischämischer Attacken steigt mit den arteriosklerotischen Veränderungen.

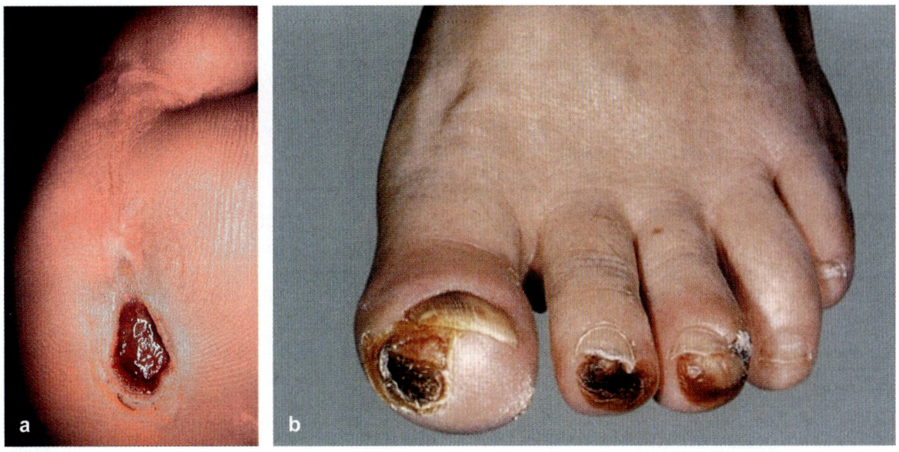

**Abb. 23.2** Diabetischer, neuropathischer Fuß: a) Malum perforans als Leitbefund, b) mikroangiopathische Zehengangrän [a: E365, b: F493-002]

- **Periphere arterielle Verschlusskrankheit:** Mangeldurchblutung der Extremitäten auf dem Boden einer Arteriosklerose mit Claudicatio intermittens als Hauptsymptom.

### Komplikation

Eine sehr häufige Komplikation des Diabetes mellitus ist das **diabetische Fußsyndrom:** Dieses Krankheitsbild umfasst mehrere Symptome des Fußes neuropathischer und ischämischer Art: distal betonte Neuropathie, schmerzloses Ulkus an druckbelasteten Stellen (z. B. lateraler Fußrand, Ferse), Osteoarthropathien mit Nekrosen an den Fußgelenken (Charcot-Fuß), Nekrosen der Akren mit häufigen Infektionen (→ Abb. 23.2). Die Wunden werden mit der Wagner-Armstrong-Klassifikation in Stadien unterteilt (Wagner-Grad zur Beurteilung der Läsionstiefe, Armstrong-Stadium hinsichtlich komplizierender Faktoren, z. B. Vorliegen einer Infektion oder/und Ischämie).

## Diagnostik

***Erstdiagnostik*** Sie umfasst u. a. die Anamnese mit Familienanamnese und Symptomenabfrage (z. B. Polyurie, Polydipsie, Müdigkeit, Infektanfälligkeit). Es folgt eine körperliche Untersuchung mit Augenmerk auf Begleit- und Folgeerkrankungen. Im Labor wird nach einer Blutzuckererhöhung (> 125 mg/dl im Plasma) im Nüchternzustand in zwei zeitlich unabhängigen Messungen gefahndet und die Glukose im Urin bestimmt (s. Anhang, → Abb. 48.9a). Seit 2010 ist auch der $HbA_{1c}$ (≥ 6,5 %) zur Diagnosestellung zugelassen. Der **orale Glukose-Toleranztest (oGTT)** wird in manchen Leitlinien als Goldstandard erwähnt, ist aber störanfällig, aufwendig und hat deshalb in der hausärztlichen Praxis weitgehend ausgedient. Eine nachweisbare **Mikroalbuminurie** zeigt eine diabetische Nephropathie an.

***Verlaufsbeurteilung*** $HbA_{1c}$-Bestimmungen (1-mal pro Quartal) und Diagnostik der (fortschreitenden) Folgeerkrankungen sind essenziell.

> Die **BZ-Werte,** die von Streifentest-Geräten angezeigt werden, dürfen gesetzlich bis zu 20 % vom tatsächlichen Wert abweichen. Sie dürfen daher zur Diagnosestellung nicht herangezogen werden!

## Therapie

Die Diabetestherapie fußt auf mehreren Säulen, oberste Ziele sind Komaprophylaxe, Symptomfreiheit und die Verzögerung des Eintretens von Folgeerkrankungen. Je nach

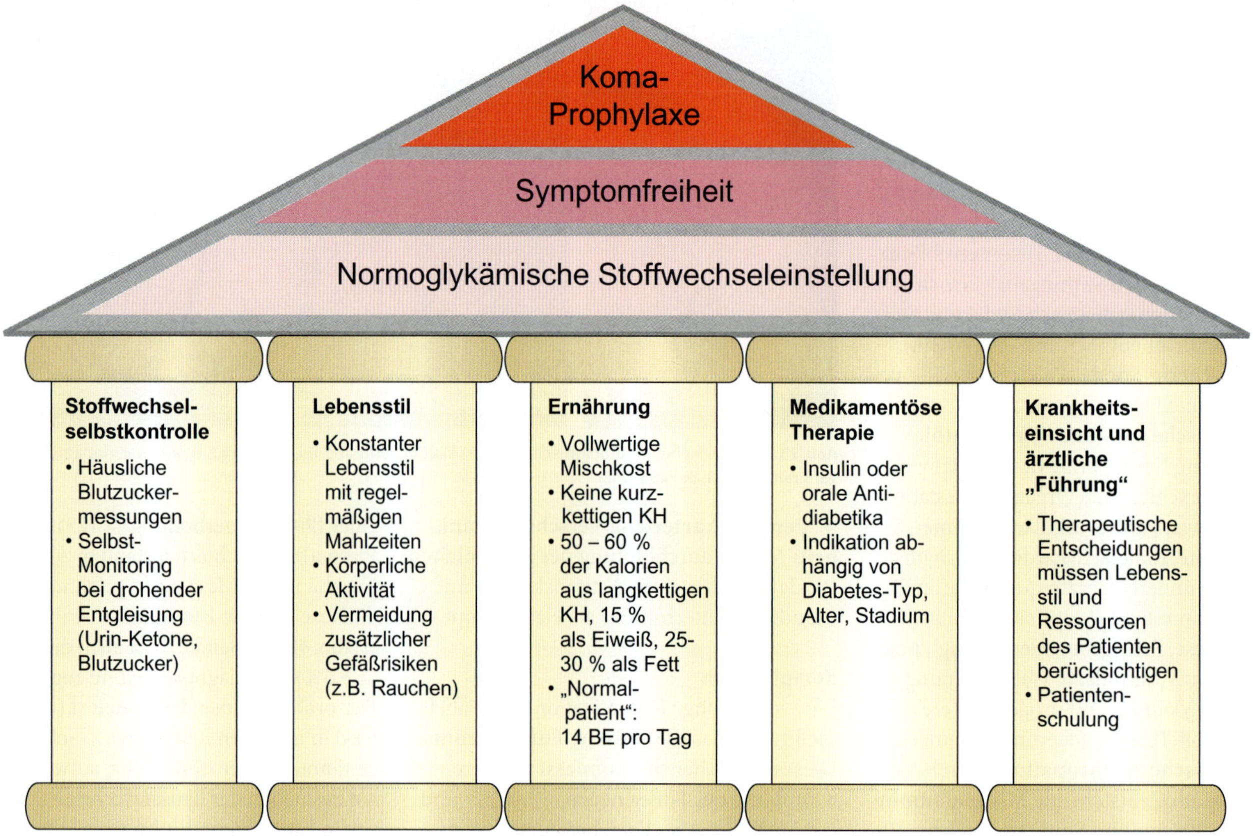


**Abb. 23.3** Pfeiler und Ziele der Diabetestherapie [L157]

**Alter und Komorbiditäten** des Patienten variieren die Ziele der BZ-Einstellung individuell. Die Zielwerte unterscheiden sich hierbei in verschiedenen Leitlinien, die DEGAM empfiehlt das Richten nach der Nationalen Versorgungsleitlinie (NVL) Diabetes (s. Anhang, → Abb. 48.9b). Die Individuellen $HbA_{1c}$-Sollwerte liegen hierbei für Patienten mit DMII bei **6,5–8,5 %.** Ursache für die höheren tolerierten $HbA_{1c}$-Werte sind die Ergebnisse der UKPD/ACCORD-Studie. Ihr zufolge besteht bei strenger BZ-Einstellung eine erhöhte Mortalität aufgrund von Hypoglykämien.

Hinsichtlich der BZ-Einstellung bei Diabetes unterscheiden sich die Leitlinien der DEGAM/NVL von denen der Deutschen Diabetes Gesellschaft (DDG)!

Entscheidende Faktoren der Diabetestherapie zeigt → Abb. 23.3. Zunächst sollte versucht werden, durch eine Lebensstilmodifikation den Ziel-$HbA_{1c}$ zu erreichen. Gelingt dies nicht, wird eine stufenweise Therapieeskalation betrieben und in 3- bis 6-Monatsabständen angepasst. Für die medikamentöse Therapie des DM II → Abb. 48.7b. Die Auswahl der Medikation sollte unter Berücksichtigung der Komorbiditäten erfolgen. Ist eine effiziente Therapie ohne medikamentöse Maßnahmen unrealistisch, kann auch eine sofortige medikamentöse Therapie, ggf. auch Zweifachtherapie, eingeleitet werden. Dabei wird bei hohem kardiovaskulärem Risiko die Therapie mit Metformin plus SGLT2-Inhibitor oder GLP-1-Agonist empfohlen. Die ESC-Leitlinien weichen davon ab und empfehlen bei Patienten mit KHK oder hohem kardiovaskulärem Risiko und DM II eine Monotherapie mit einem SGLT2-Inhinbitor oder GLP-1-Agonisten.

Bei einer CKD mit GFR ≥ 30 ml/min/1,73 m² und DM II werden aufgrund der neuesten Datenlage (Stand 2021) SGLT2-Inhibitoren (in Kombination mit Metformin) als First-Line-Therapie empfohlen, in Deutschland fehlt hierfür jedoch bisher die Zulassung.

Für Diabetes gibt es, wie auch für COPD, Asthma, KHK und Brustkrebs, ein **Disease-Management-Programm (DMP).**

## Hyperlipidämie

Unter einer Hyperlipidämie versteht man erhöhte Serumspiegel an Cholesterinen und/oder Triglyzeriden:

***Hypertriglyzeridämie*** Triglyzeride im Serum nüchtern > 150 mg/dl, nicht nüchtern > 175 mg/dl

***Hypercholesterinämie*** Gesamtcholesterin im Serum > 190 mg/dl. Erhöhung von Lipoprotein (a): > 50 mg/dl. Kann isoliert oder in Kombination mit anderen Formen der Hyperlipidämie vorkommen.

***Kombinierte Hyperlipidämie*** Erhöhung von Triglyzeriden und Cholesterinen.

Wie Diabetes mellitus, Adipositas und Gicht findet man auch diese Erkrankung besonders in Wohlstandsgesellschaften. So liegt bei mehr als 50 % der über 40-Jährigen das Gesamtcholesterin über 190 mg/dl. Ernährungs- und lebensstilbedingte Einflüsse sind häufig.

> Die Hypercholesterinämie ist eine der wichtigsten **Risikofaktoren** für **kardiovaskuläre Erkrankungen!**

### Formen

Unter ätiologischen Gesichtspunkten unterscheidet man verschiedene Formen der Hyperlipidämie:

***Primäre Hyperlipidämie*** Meist hereditär, ggf. familiäre Lipidstoffwechselstörung.

***Sekundäre Hyperlipidämie*** Folge von vorliegenden Grunderkrankungen (Diabetes, Leberkrankungen, nephrotisches Syndrom), Medikamente (Steroide, Thiazide, Kontrazeptiva) oder eines ungesunden Lebensstils.

***Reaktiv-physiologische Hyperlipidämie*** Beispielsweise durch ernährungsbedingte Stoffwechselüberlastung.

**Mischformen** zwischen den einzelnen Typen sind häufig.

### Klinik

Die Hyperlipidämie verläuft im Anfangsstadium i. d. R. ohne Beschwerden, weshalb sie meist erst bei Vorsorgeuntersuchungen diagnostiziert wird. Als Symptome können Xanthome (Ellenbogen, Knie, Streckseiten der Finger), Xanthelasmen, Arcus lipoides corneae, eine Fettleber oder Pankreatitis auftreten (→ Abb. 23.4). Bedauerlicherweise geben oft erst die Folgeerkrankungen wie Arteriosklerose mit KHK, Myokardinfarkt, PAVK und Schlaganfall erste Hinweise auf die Hyperlipidämie.

### Diagnostik

Entscheidend ist das Labor nach 12-stündiger Nahrungskarenz. Das Gesamtcholesterin sollte bei allen Patienten im Rahmen eines Screenings bestimmt werden (z. B. beim „Check-up") und bei klinischen Anzeichen einer Hyperlipidämie oder erhöhtem kardiovaskulären Risiko um die Bestimmung von Triglyzeriden, LDL, HDL, ApoB und (einmalig) Lipoprotein (a) ergänzt werden. Ein erhöhtes HDL ist mit einer geringeren Mortalität assoziiert, allerdings besteht dabei vermutlich kein kausaler Zusammenhang. Daher wird die Bestimmung des LDL/HDL-Quotienten nicht mehr empfohlen. Hilfreich ist die Anamnese weiterer Gefäßrisikofaktoren (Diabetes mellitus, Rauchen, Hypertonie etc.) zur Ermittlung des **ARRIBA-Scores** (→ Kap. 20). Spezialuntersuchungen (inkl. DNA-Analysen) können beim Verdacht auf familiäre Hypercholesterinämien angefordert werden.

### Therapie

Das Prinzip stützt sich auf mehrere Behandlungssäulen:

***Vermeiden zusätzlicher kardiovaskulärer Risikofaktoren (v. a. Rauchen)*** Dies ist zweifellos die schwierigste Aufgabe, der Hausarzt hat hier eine motivierende Rolle.

***Ernährungsumstellung/Änderung des Lebensstils*** Neben der körperlichen Aktivität greifen auch diätetische Maßnahmen. Fettreduktion/Fettaustausch und Cholesterineinschränkung können hier zum Erfolg verhelfen.

***Medikamentös*** Mit einer medikamentösen Therapie wird begonnen, wenn die individuelle Risikokonstellation trotz Änderung des Lebensstils nicht den festgelegten Zielbereich erreicht (z. B. fortwährende Erhöhung der Lipidwerte). Dieser orientiert sich meist am LDL-Cholesterin. Mittel der Wahl sind HMG-CoA-Reduktase-Hemmer **(Statine).**

Bei ungenügender Senkung sollte ein zweiter Cholesterinsenker zugefügt werden (z. B. Ezetimib), bei fortbestehender Hypertriglyzeridämie kann ein Fibrat indiziert

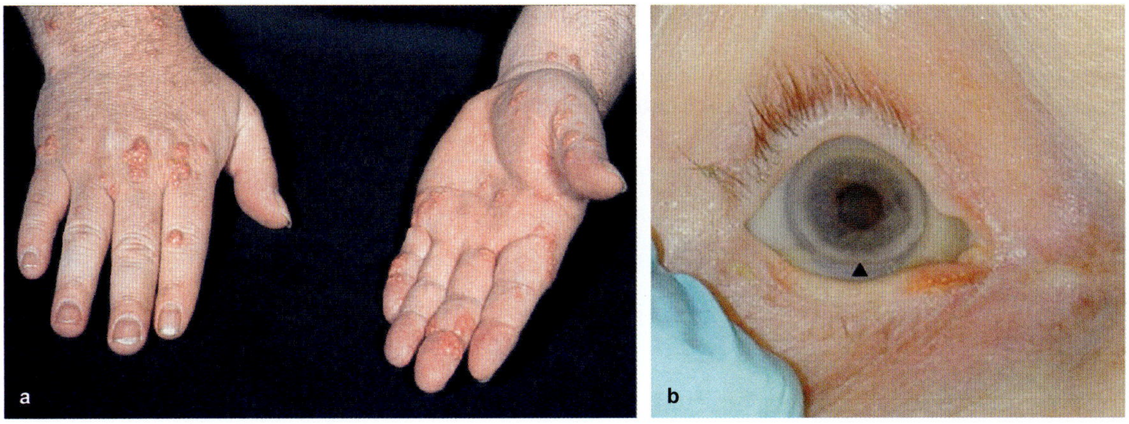


**Abb. 23.4** Plantare und tendinöse Xanthome bei homozygoter familiärer Hypercholesterinämie (a); Arcus lipoides corneae bei heterozygoter familiärer Hypercholesterinämie (b) [a: R246, b: E730-002]

sein. In sehr seltenen Fällen muss die Lipoproteinapherese zum Einsatz kommen.

> **Therapieziele:** TG < 150 mg/dl. Die LDL-Zielwerte richten sich nach dem Arteriosklerose-Risikoprofil! Achtung! Die LDL-Ermittlung erfolgt meist über Berechnung mit der Friedewald-Formel, ist bei TG > 400 mg/dl jedoch unzuverlässig! Die direkte Bestimmung ist zwar teurer, jedoch genauer.

## Hyperurikämie, Gicht

Eine über Jahre bestehende Hyperurikämie (Serum-Harnsäure ≥ 6,5 mg/dl) geht mit einem erhöhten Risiko für die Entwicklung einer Arthritis urica (Gicht = symptomatische Hyperurikämie) einher. Bei der Gicht entstehen Uratablagerungen im periartikulären Weichteilgewebe, die zu Schmerzattacken führen. In der männlichen Bevölkerung der Industriestaaten haben ungefähr 20 % eine Hyperurikämie > 7 mg/dl, an der Arthritis urica leiden ca. 2 %. Es zeigt sich eine Korrelation zum metabolischen Syndrom (s. o.). Das Risiko, einen schmerzhaften, akuten Gichtanfall zu erleiden, steigt mit der Höhe der Harnsäurewerte. Meist kommt es, getriggert durch purinreiche Ernährung, Überernährung und vermehrten Konsum von Alkohol und fruktosehaltigen Getränken oder Fasten, zum akuten Gichtanfall.

### Formen der Hyperurikämie

Man unterscheidet primäre und sekundäre Formen:

***Primäre Hyperurikämie*** Genetisch determiniert, für insg. 90 % der Hyperurikämien verantwortlich. Störung der tubulären Harnsäuresekretion in der Niere (99 % der Fälle) oder Überproduktion an Harnsäure (1 % der Fälle).

***Sekundäre Hyperurikämie*** Als Folge von verschiedenen Grunderkrankungen mit vermehrter Harnsäurebildung oder verminderter Harnsäureausscheidung (Leukämien, hämolytische Anämien, Niereninsuffizienz, Polycythaemia vera, Ketoazidose, Laktatazidose) oder medikamentös induziert (z. B. durch Schleifendiuretika, Thiazide, Tumorlyse-Syndrom).

### Klinik

Die Gicht verläuft in mehreren Stadien:

- Asymptomatische Phase der Hyperurikämie
- Akuter Gichtanfall beim Überschreiten der Löslichkeitsgrenze für Harnsäure oder plötzlichem Anstieg (seltener plötzlichem Abfall) der Harnsäurekonzentration
- Interkritisches Stadium (asymptomatische Phase zwischen zwei Gichtanfällen)
- Chronische Gicht mit Tophusbildung in den Gelenken, irreversiblen Gelenkveränderungen und ggf. renalen Manifestationen

***Akuter Gichtanfall*** Aus gefühlter voller Gesundheit heraus beginnt plötzlich eine stark schmerzende Monarthritis mit Hautschwellung, Rötung und Überwärmung des betroffenen Gelenks (in 60 % Großzehengrundgelenk = **Podagra**). Dazu können allgemeine Entzündungszeichen wie Unwohlsein und Fieber kommen.

***Chronische Gicht*** Bei längerem Fortbestehen der Hyperurikämie entwickelt sich, v. a. bei fehlender Therapie, die chronische Form. Sie ist gekennzeichnet durch Uratablagerungen in Weichteilen und Knochen (→ Abb. 23.5). Weiterhin kann sich die chronische Form der Gicht renal manifestieren (Uratnephrolithiasis, **Uratnephropathie**).

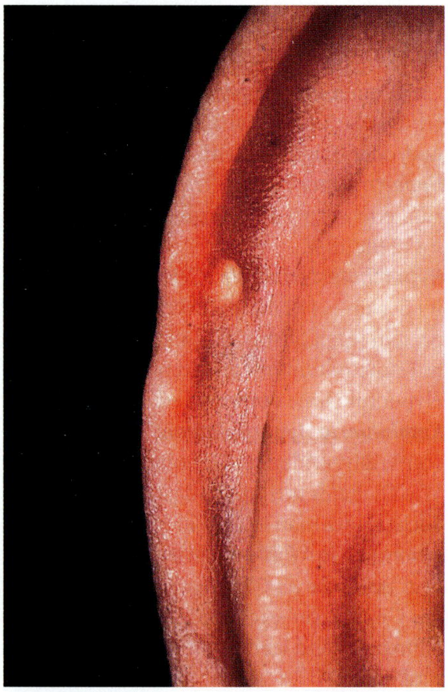

**Abb. 23.5** Weichteiltophus am Ohr bei chronischer Gicht [E676]

### Diagnostik

Bei der Anamnese wird besonders nach familiärer Belastung und Ernährungsgewohnheiten gefragt, außerdem nach kürzlich erfolgter Gelenkspunktion (Differenzialdiagnose bakterielle Entzündung!). Beim akuten Anfall finden sich typische Symptome einer Entzündung. Im Serum zeigen sich als Zeichen der Entzündungsreaktion erhöhte CRP- und BSG-Werte. Eventuell (!) ist die Harnsäure erhöht. Als Zeichen einer chronischen Gicht lassen sich im Röntgenbild ggf. Gelenkdeformitäten erkennen. Bei Verdacht auf Nierenbeteiligung und Steinleiden sind Urinuntersuchung und Ultraschall indiziert. Bei unklarer Differenzialdiagnose (bakterielle Entzündung) kann die Gelenkspunktion mit Synovialanalyse indiziert sein.

> Gicht ist meist genetisch determiniert und wird durch eine ungünstige Lebensweise getriggert. Im akuten Gichtanfall kann die Harnsäure erhöht, unverändert oder – bei einem Drittel der Patienten – sogar vermindert sein! Entscheidend sind Klinik sowie Anamnese!

### Therapie

***Allgemeine Maßnahmen*** Meiden der **Risikofaktoren „Fasten und Feste"**, Meiden von Fleisch/Innereien/Hülsenfrüchten im Sinne einer purinarmen Kost, sparsamer Alkoholgenuss, Normalisierung des Körpergewichts und ausreichend Flüssigkeitszufuhr.

***Asymptomatische Hyperurikämie*** Harnsäurewerte bis zu 9 mg/dl können (und sollen!) diätetisch behandelt werden. Über 9 mg/dl kann, auch beim Ausbleiben von Symptomen, eine Pharmakotherapie erwogen werden.

***Symptomatische Gicht*** Ab mind. einem gesicherten Gichtanfall, einem anamnestischen Gichtanfall + Hyperurikämie + eGFR < 90 ml/min/1,73 m$^2$, renalen Uratsteinen oder Zeichen der chronischen Gicht soll zudem die medikamentöse Therapie eingeleitet werden. Erste Wahl sind die Urikostatika Allopurinol oder Febuxostat (einschleichend dosieren!). Die DEGAM-Leitlinie, die bislang von dieser Empfehlung abwich, befindet sich in Überarbeitung.

***Akuter Gichtanfall*** Lokale Kühlung, Soforttherapie mit **NSAR** (Naproxen, Ibuprofen) oder **Glukokortikoiden** zur Entzündungshemmung (s. Anhang, → Abb. 48.8), bei schweren Fällen in Kombination. Wegen des erhöhten Blutungsrisikos bei der simultanen Gabe von NSAR und Glukokortikoiden zusätzlich **Protonenpumpeninhibitoren** (z. B. Pantoprazol) geben! Anders als noch vor einigen Jahren empfohlen, kann bereits während des akuten Gichtanfalls eine harnsäuresenkende, medikamentöse Therapie mit Urikostatika eingeleitet werden, für 3–6 Monate sollte jedoch parallel eine Anfallsprophylaxe (mit niedrig dosiertem Colchicin, alternativ mit NSAR oder niedrigdosierten Glukokortikoiden) erfolgen. Eine bereits bestehende harnsäuresenkende Therapie soll während eines Gichtanfalls nicht abgesetzt werden.

> **Colchicin** stellt wegen seiner häufigen, v. a. gastrointestinalen, Nebenwirkungen nur noch ein Mittel der 2. Wahl dar, kann aber **zu diagnostischen Zwecken** herangezogen werden.

## Zusammenfassung

**Metabolisches Syndrom**

- Das metabolische Syndrom (mS) besteht aus stammbetonter Adipositas plus zwei der Kriterien: Hypertonie, Hypertriglyzeridämie, Dyslipoproteinämie, Diabetes Typ 2 oder erhöhte Nüchternglukose und ist hauptsächlich ein Problem der Industriestaaten.
- Die Hyperurikämie gehört nicht zu den Hauptkriterien des mS, begleitet dieses jedoch häufig.

**Diabetes mellitus (DM)**

- Die Inzidenz, insbesondere des DM Typ 2, ist steigend.
- Der DM ist ein wichtiger Risikofaktor für kardiovaskuläre Erkrankungen.
- Die Folgeerkrankungen bestimmen häufig die Lebenserwartung der Diabetiker.
- Die Therapie ist komplex und fachübergreifend, dem Hausarzt kommt dabei eine tragende Rolle zu.
- Für Diabetes gibt es ein Disease-Management-Programm.

**Hyperlipidämie**

- Die Hyperlipidämie verläuft i. d. R. asymptomatisch.
- Die Änderung des Lebensstils ist der erste therapeutische Schritt bei der Hypercholesterinämie. Die medikamentöse Therapie richtet sich nach dem individuellen kardiovaskulären Risiko.

**Gicht**

- Die Gicht entwickelt sich oft aus einer jahrelangen asymptomatischen Hyperurikämie. Diese ist meist genetisch terminiert und wird durch bestimmte Trigger klinisch apparent.
- Fasten, Feste, Diuretika und zytostatische Therapien bei Tumorerkrankungen erhöhen das Risiko für einen akuten Gichtanfall.
- Ein normaler Harnsäurespiegel schließt einen akuten Gichtanfall nicht aus.
- Beim Gichtanfall imponiert meist eine Monarthritis des Großzehengrundgelenks.
- NSAR und Kortikoide sind Mittel der 1. Wahl beim akuten Gichtanfall.
- Die harnsäuresenkende Therapie kann bereits während des Gichtanfalls eingeleitet werden.

# → 24 Hauterkrankungen

5–10 % der Konsultationen in der Hausarztpraxis sind auf Hautprobleme zurückzuführen. Die häufigsten dermatologischen Erkrankungen lassen sich dabei in sieben Kategorien einteilen (→ Tab. 24.1) und durch Effloreszenzen beschreiben (→ Abb. 24.1). Die Auswahl der hier besprochenen Erkrankungen beschränkt sich auf die häufigsten und somit wichtigsten für den Hausarzt.

## Infektiöse Hauterkrankungen

Als Ursachen für infektiöse Hauterkrankungen kommen v. a. Bakterien, Viren und Pilze infrage. Diese Keime sind Bestandteil der normalen Hautflora und können bei geeigneten Eintrittsstellen und geschwächter Abwehrlage potenziell pathogen werden.

### Pilzinfektionen (Dermatomykosen)

Man unterscheidet zwischen **exogenen** Mykosen (meist lokal begrenzte Hautmykosen) und **systemischen Pilzinfektionen.** Für Hautmykosen sind in erster Linie Dermatophyten (Fadenpilze) und Hefepilze (Candida) verantwortlich. Prädilektionsstellen sind feuchtwarme Faltenzonen wie Zehenzwischenräume, inguinale, axilläre und submammäre Regionen, da die Pilze dort ein ideales Milieu zur Vermehrung vorfinden. Dermatophyten (Tinea, → Abb. 24.2) befallen vorwiegend Haut, Nägel und Haare, Hefepilze (Candida) Haut, Schleimhäute, Nägel und bei schlechter Abwehrlage auch innere Organe (z. B. Respirationstrakt, Magen-Darm-Trakt).

#### Klinik

Der Pilzbefall äußert sich durch Rötung der Haut, umschriebene Ekzeme (schuppend, nässend), Juckreiz, Pigmentänderungen der Haut oder umschriebenen, reversiblen Haarausfall, Nagelverdickungen und -verfärbungen.

#### Diagnostik

Bei Verdacht auf eine Hautmykose sollte man Haut- bzw. Schleimhautproben zur mikroskopischen Untersuchung und zur Anlage einer Pilzkultur abnehmen. Das Material richtet sich nach der Pilzart:

- **Dermatophyten:** Schuppungsareale, Haar oder Nägel
- **Hefepilze:** Abstrich und Verbringung auf eine spezielle Agarplatte

**Tab. 24.1** Die häufigsten dermatologischen Erkrankungen

| Art | | Erreger | Juckreiz | Verteilung |
|---|---|---|---|---|
| **Infektionen** | Impetigo contagiosa | bakteriell | + | g |
| | Warzen | viral | + | p |
| | Herpes simplex | | + | g |
| | Herpes zoster/Windpocken | | +++ | s |
| | Tinea (capitis, corporis, pedum) | mykotisch | +/++ | p |
| | Candidose | | ++ | |
| **Atopisches Ekzem** | | | +++ | a, p, beugeseitig |
| **Acne vulgaris** | | | - | g, s |
| **Psoriasis vulgaris** | | | +/++ | a, p, streckseitig |
| **Hauttumoren, durch Sonnenlicht bedingt** | • Aktinische Keratose, spinozelluläres Karzinom<br>• Basaliome | | + | p, g (sonnenexponierte Areale) |
| **Urtikaria (akut/chronisch)** | | | +++ | a |
| **Medikamenteninduzierte Exantheme** | | | ++ | a |

Verteilung: Ausgedehnt (a), stammbetont (s), peripher (p), Gesicht (g)

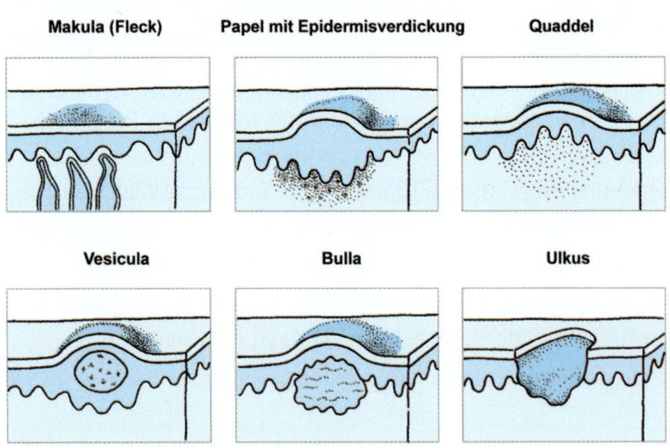


**Abb. 24.1** Primäre Hauteffloreszenzen [L157]

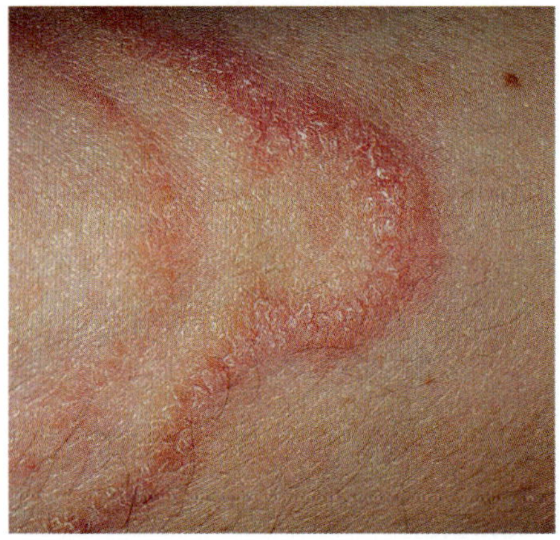

**Abb. 24.2** Tinea corporis [E935]

#### Therapie

Die Therapie von Hautmykosen ist oft langwierig, was häufig zu Compliance-Problemen führt. Die lokale Behandlung der Tinea sowie der Candidosen erfolgt mit Antimykotika wie Ciclopirox. Diese können als Creme, Puder oder Lösung selbstständig vom Patienten aufgetragen werden. Eine lokale Glukokortikoidtherapie oder eine Therapie mit Antihistaminika kann den Juckreiz lindern. Eine Kontrolle des Befunds sollte erfolgen. Eine systemische Therapie ist bestimmten Formen vorbehalten, z. B. Tinea capitis (profunda) oder systemischer Candidose.

> Orale Antimykotika weisen z. T. ausgeprägte Arzneimittelinteraktionen auf. **Cave:** Antidepressiva, β-Blocker, Statine, Antihistaminika!

Bei Dermatophytosen kann systemisch Griseofulvin, Terbinafin oder Itraconazol eingesetzt werden. Bei Candidosen ist systemisch z. B. Fluconazol wirksam.

> Bei **Genitalmykosen** ist unbedingt eine Partnerbehandlung erforderlich, um einem „Ping-Pong-Effekt", also Reinfektionen durch Geschlechtsverkehr, vorzubeugen!

### Bakterielle Infektionen

Hauterkrankungen mit bakterieller Ursache gehen so gut wie immer mit einer Entzündungsreaktion (Calor, Rubor, Dolor, Tumor, Functio laesa) einher und sind deshalb meist offensichtlich für Arzt und Patient. Wichtig für den Allgemeinarzt sind der potenziell gefährliche Verlauf (systemische Bakteriämie) und der bewusste Umgang mit antibakteriellen Substanzen (Gefahr von Resistenzen). → Tab. 24.2 zeigt verschiedene bakterielle Hautinfektionen und deren Behandlung.

**Tab. 24.2** Bakterielle Hautinfektionen

| Infektion | Erreger | Effloreszenz | Therapie |
|---|---|---|---|
| **Impetigo contagiosa (→ Abb. 23.3)** | Staphylo- oder Streptokokken | Makulae, Papeln, honigelbe Krusten, v. a. im Gesicht, häufig bei Kindern | Lokale Antiseptika- und AB-Therapie, ggf. syst. AB-Therapie (Cephalosporine der 1. Gen. p. o.) |
| **Follikulitis** | Meist *Staph. aureus* | entzündetes Haarfollikel | Desinfektion, ggf. lokale, ggf. systemische AB-Therapie, evtl. chirurgische Eröffnung. Furunkel/Karbunkel im Gesicht: immer system. AB-Therapie (i. d. R. i. v.)! |
| **Furunkel** | Meist *Staph. aureus* | entzündetes Haarfollikel mit zentraler Einschmelzung | |
| **Karbunkel** | Meist *Staph. aureus* | Konfluierende Furunkel | |

## Erysipel

Ein Erysipel ist eine sich subepidermal in den **Lymphgefäßen und interstitiell** ausbreitende Hautinfektion mit Rezidivneigung. Erreger sind v. a. β-hämolysierende Streptokokken der Gruppe A **(GAS),** als Eintrittspforten fungieren kleine und kleinste Hautläsionen. Das Erysipel kann überall am Körper vorkommen, Prädilektionsstellen sind allerdings die Beine sowie das Gesicht.

### Klinik

Flächig-rote, schmerzhafte Schwellung mit scharf begrenzten, **flammenförmigen Ausläufern** (→ Abb. 24.4), rasche, phlegmonöse Ausbreitung, evtl. mit Blasenentwicklung und Gangränbildung bei schwereren Verlaufsformen. Meist liegen Allgemeinsymptome wie Fieber, Schüttelfrost und ein ausgeprägtes Krankheitsgefühl vor.

### Diagnostik

Das Erysipel ist eine Blickdiagnose des gut ausgebildeten Arztes, die Entzündungszeichen CRP, BSG und Leukozytose erhärten die Diagnose. Ein Erregernachweis ist i. d. R. nicht nötig, außer die initiale antibiotische Therapie spricht nicht an.

### Therapie

Anzeichnen des geröteten Areals zur Verlaufskontrolle. Bei mäßiger Ausbreitung erfolgt eine ambulante Behandlung mit **Penicillin.** Der betroffene Körperteil wird ruhiggestellt und gekühlt (Thromboseprophylaxe nicht vergessen!), die Eintrittspforten (oft Interdigitalmykose) werden saniert. Eine flächenhafte Ausdehnung bedarf einer stationären Behandlung mit hochdosierter i. v. Penicillingabe mit vorheriger Probengewinnung (Wundabstrich, Blutkulturen).

## Virale Infektionen

Die häufigsten viralen Hauterkrankungen sind gewöhnliche Warzen (Verrucae). Aber auch die Behandlung von Windpocken, Gürtelrose und Herpes muss als alltägliche Praxis des Allgemeinarztes angesehen werden.

### Warzen, Kondylome

Warzen sind Epidermiswucherungen der Haut. Ursächlicher Erreger ist meist das humane Papillomavirus (HPV), verschiedene Typen sind für die jeweiligen Ausprägungen verantwortlich: **Flachwarzen** (Verrucae juveniles, → Abb. 24.5a), **vulgäre Warzen** (Verrucae vulgares, → Abb. 24.5b), **Feigwarzen** (Condylomata acuminata, → Abb. 24.5c). **Dellwarzen** (Mollusca contagiosa, → Abb. 24.6) werden durch Viren der Pockengruppe hervorgerufen.

### Therapie

Als Behandlung kommt bei allen Warzenarten eine sorgfältige Abtragung (Kürettage), Verätzung, Kältetherapie (Kryotherapie) oder Laser infrage. Außer bei Feigwarzen kann jedoch ggf. eine Spontanremission abgewartet werden.

### Varicella Zoster

Das Varizella-Zoster-Virus (VZV = HHV-3) verursacht bei Erstinfektion (meist im Kin-

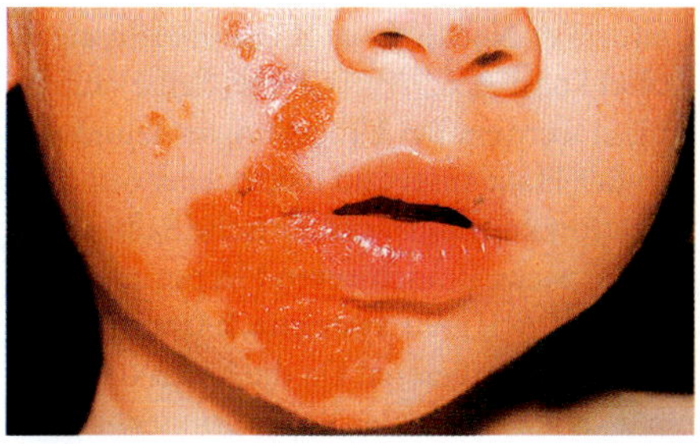

**Abb. 24.3** Impetigo [M174]

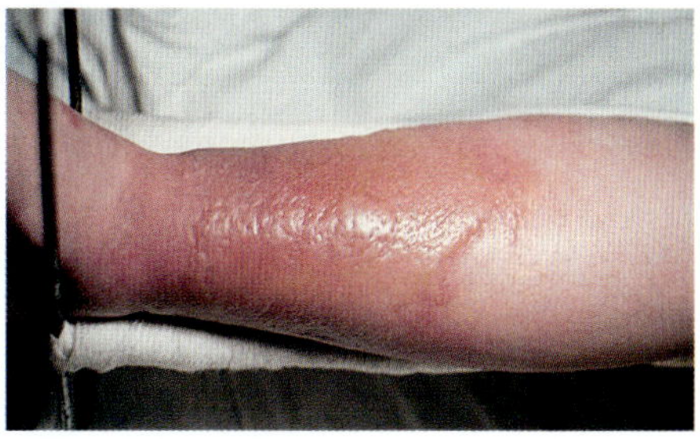

**Abb. 24.4** Erysipel [R246]

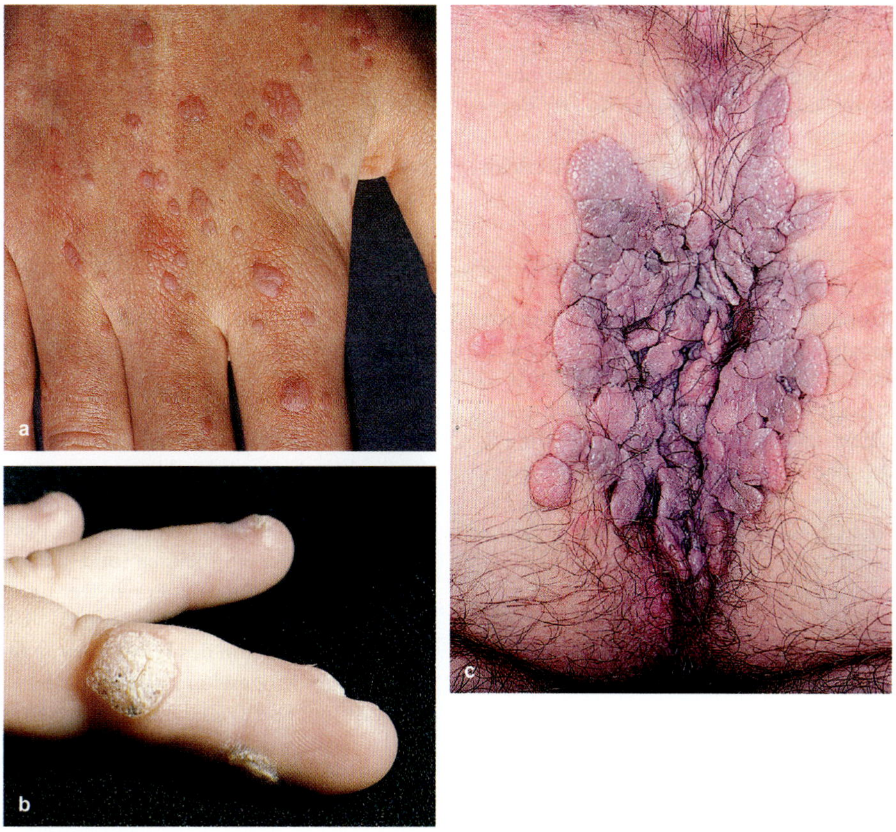

**Abb. 24.5** Warzen:
a) Verrucae juveniles (Flachwarzen). Man findet viele, runde und flach erhabene, leicht rötliche Papeln, vorzugsweise im Gesicht (v. a. um den Mund, Stirn, Wangen), an Händen und Wangen.
b) Verrucae vulgares (vulgäre Warzen). Man findet sie besonders an Händen, v. a. Fingern. Ihre Oberfläche ist stark zerklüftet, sie haben eine graubraune Farbe.
c) Condylomata acuminata (Feigwarzen). Diese Warzen sind vorwiegend im Genitalbereich lokalisiert. Sie fallen als einzelne, stecknadelkopfgroße, rötliche Papeln auf, die konfluieren können und dann himbeerartige Tumoren ausbilden. [a: M174, b: G188, c: E438]

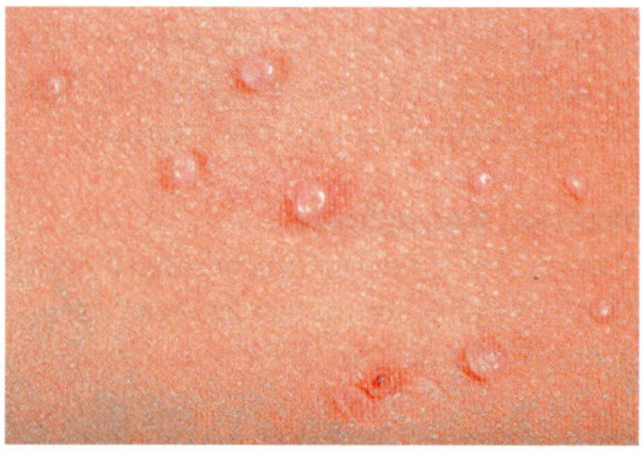

**Abb. 24.6** Mollusca contagiosa (Dellwarzen): hautfarbene, halbkugelige Papeln mit einer zentralen Eindellung [M123]

desalter) die Windpocken (Varizellen). Etwa 50 % der Erwachsenen erkranken einmal im Leben an der Zweitmanifestation, dem Herpes zoster/Gürtelrose. Im Folgenden wird auf den Herpes zoster eingegangen.

### Klinik und Diagnostik

Nach einem Prodromalstadium mit allgemeinem Krankheitsgefühl kommt es zum Auftreten gruppierter, kleiner, roter Papeln, die sich zu Bläschen entwickeln. Typisch ist die Ausdehnung der Hautirritationen entlang den definierten Dermatomen (→ Abb. 24.7), nur sehr selten kommt es zu einem symmetrischen Befall. Starke Schmerzen und Hypersensibilität im entsprechenden Dermatom sind oft ein Frühsymptom. Sonderformen sind der Zoster oticus (ggf. mit Ramsay-Hunt-Syndrom) sowie der Zoster ophthalmicus. Der Herpes zoster ist eine Blickdiagnose. Gefürchtet ist die äußerst schmerzhafte Zoster-Neuralgie, die noch Monate nach dem Abklingen der Hauterscheinungen fortbestehen kann.

### Therapie

**Eine antivirale Therapie sollte so früh wie möglich begonnen** werden, nur bei sehr milden Verläufen kann darauf verzichtet werden. **Systemisch** erfolgt die Gabe eines Virostatikums (z. B. Aciclovir 5 × 800 mg/d p. o. über 7 Tage), ggf. eine analgetische Behandlung mit NSAR oder Paracetamol, ggf. sind Opioide notwendig. Darüber hinaus muss an die suffiziente, frühzeitige und interdisziplinäre Schmerztherapie gedacht werden, z. B. mit Pregabalin oder Amitryptilin, um einer Schmerzchronifizierung entgegenzuwirken.

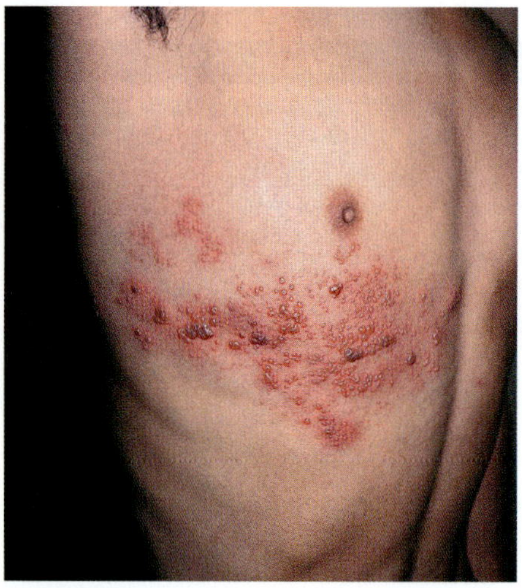

**Abb. 24.7** Herpes zoster in den Dermatomen T5–T8 rechts [E935]

Die **Impfung** gegen Varizellen gehört zu den Standardimpfungen des Kindesalters (Lebendimpfung). Auch ohne Varizelleninfektion ist aufgrund der Lebendimpfung die Entwicklung eines Herpes zoster möglich (wenngleich sehr selten). Seit 2018 ist in Deutschland ein Totimpfstoff gegen den Herpes zoster erhältlich und für alle Personen ab 60 J. empfohlen, als Indikationsimpfung bereits früher.
Bei Herpes zoster sollte eine „kleine Tumorsuche“ erfolgen.

## Herpes simplex

Zu den Herpes-simplex-Viren gehören der **Typ 1** als Erreger mit Manifestation an Haut und Schleimhäuten des Gesichts, Kopfs und des Oberkörpers (Äußerung als Herpes labialis oder Stomatitis aphthosa, asymptomatische Infektion häufig schon im Kindesalter) sowie der **Typ 2** als Erreger des Herpes genitalis.

### Klinik

Das generelle Erscheinungsbild des Herpes simplex besteht aus polyzyklisch gruppiert stehenden Bläschen auf geröteter Haut (→ Abb. 24.8). Diese entwickeln sich zu Pusteln, die entweder eintrocknen (und dann abfallen) oder aufplatzen können. Der Inhalt dieser Bläschen ist hochkontagiös. Die **Primärmanifestation des HSV1** entwickelt sich meist im Kindesalter 2–7 Tage nach der Infektion. Das Krankheitsbild umfasst

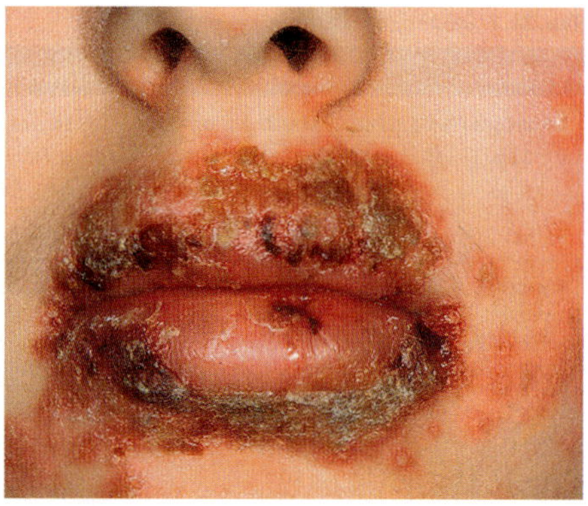

**Abb. 24.8** Herpes simplex mit herpetiformer Anordnung der Bläschen [E522]

eine **Stomatitis aphthosa** mit der Gefahr einer Herpessepsis (selten) sowie zahlreiche Bläschen im Mund-Rachen-Raum, die Ulzerationen ausbilden können. Außerdem finden sich schmerzhaft geschwollene Lymphknoten und hohes Fieber. Die **Sekundärmanifestation** (endogene Reaktivierung) äußert sich meist als Herpes labialis, ca. ein Drittel aller Menschen leidet an rezidivierenden oralen HSV-Läsionen. Bakterielle Superinfektionen mit Entzündungsreaktionen sind möglich.
Die **Primärmanifestation des HSV2** findet bei **Neugeborenen z. B. als Herpes-Sepsis** mit Enzephalitis (mit hoher Letalität) statt. Bei Jugendlichen und Erwachsenen verläuft die Erstinfektion oft **asymptomatisch,** kann sich aber auch als Vulvovaginitis herpetica (♀) bzw. Herpes genitalis an der Glans penis (♂) oder anal manifestieren. Eine **endogene Reaktivierung** zeigt sich als stark schmerzender **Herpes genitalis** mit gruppierter Bläschenbildung und Ulzerationen.

### Diagnostik und Therapie

Der Herpes simplex ist i. d. R. eine Blickdiagnose (siehe Klinik), ein serologischer und kultureller Nachweis ist meist überflüssig. **Lokal** kann Aciclovir (Creme, Salbe) aufgetragen werden. Bei Umgebungsentzündungen der Haut aufgrund bakterieller Superinfektion kommen antibiotische Salben zum Einsatz. Bei schweren Herpesinfektionen wird Aciclovir **systemisch** (meist p. o., selten i. v.) eingesetzt. Da die Viren durch Virustatika nur in der Replikationsphase gehemmt werden können, ist eine frühestmögliche Therapieeinleitung anzustreben.

## Exanthemische Erkrankungen bei Kindern

Siehe → Kap. 37.

## Chronische Hauterkrankungen

Chronische Hauterkrankungen sind für die meisten Patienten über die Jahre hinweg eine ungeheure Belastung. Besonders bei Wiederaufflammen der Krankheit ist der Hausarzt häufig die erste medizinische Kontaktperson für die Patienten. Folglich ist es Aufgabe des Allgemeinarztes, die lokale dermatologische Langzeittherapie mit psychotherapeutischen Gesprächen zu kombinieren, um dem Patienten einen zusätzlichen therapeutischen Weg anzubieten.

### Atopisches Ekzem (Neurodermitis)

Die Neurodermitis ist eine nicht ansteckende, chronisch-rezidivierend verlaufende Krankheit mit einem extremen Hautjuckreiz. Sie beginnt meist schon im Kleinkindalter, bessert sich i. d. R. während der Pubertät, wobei chronisch-rezidivierende Verläufe im Zusammenhang mit weiteren Krankheiten aus dem atopischen Formenkreis häufig sind. Auch Nahrungsmittelallergien und psychosomatische Ursachen korrelieren mit dieser Erkrankung.

Unter **Atopie** wird die Neigung zu verschiedenen Erkrankungen vor erblichem Hintergrund verstanden: allergische Rhinitis und Rhinokonjunktivitis, Asthma bronchiale und Neurodermitis.

#### Klinik und Diagnostik

Leitsymptom ist der **Pruritus** mit Kratzspuren, außerdem trockene Haut, positive Familienanamnese und umschriebene Hauteffloreszenzen (→ Abb. 24.9), Betroffene litten häufig als Neugeborene an Milchschorf. Bei Neugeborenen und Kleinkindern sind v. a. die **Kopfhaut, Wangen, die Streckseiten der Extremitäten und der Nacken** betroffen, die Windelregion typischerweise ausgespart, während Prädilektionsstellen bei älteren Kindern/Jugendlichen eher die **Beugeseiten** der Akren sind. Das atopische Ekzem führt zu einer **Verdickung der Haut** sowie einer Vergröberung des Hautreliefs **(Lichenifikation).** Die trockene Haut lässt schmerzhafte Fissuren entstehen, welche wiederum zu Superinfektionen (bakteriell – v. a. *Staph. aureus,* viral oder mykotisch) führen können.

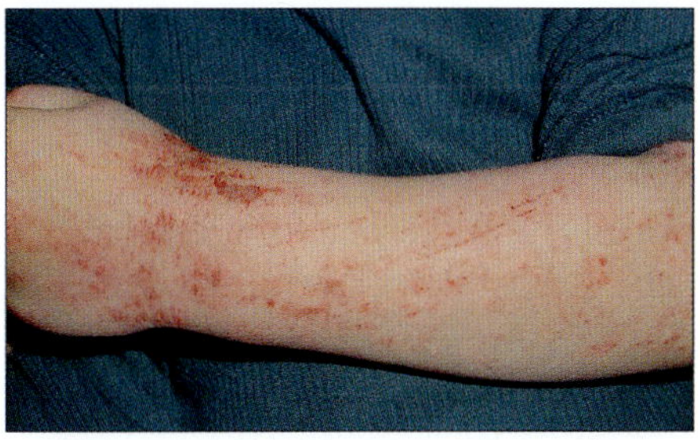

**Abb. 24.9** Erstmanifestation eines atopischen Ekzems [H007-001]

#### Therapie

Oberstes Ziel der Therapie ist das Unterbinden des „Juck-Kratz-Juck"-Teufelskreises. **Neutrale/rückfettende Salben** stellen die Basistherapie dar. Parfümhaltige Pflegeprodukte sollten vermieden werden, **pH-neutrale Badeöle** sind zu empfehlen. Trigger (starke Hitze, Lufttrockenheit oder -feuchte, Stress, ggf. Allergene, mechanische Irritationen) sollten wegen der Verstärkung des Juckreizes vermieden werden. Wichtig ist die **Aufklärung** der Eltern von betroffenen Kindern über den zu erwartenden Verlauf der Erkrankung und dass i. d. R. **keine Narbenbildung** zu erwarten ist. Eine **psychotherapeutische Behandlung** kann hilfreich sein. Ab einem gewissen Alter können Kinder sehr von einer Schulung zum Umgang mit ihrer Erkrankung profitieren. Eine **Varizellen-Schutzimpfung** sollte insbesondere Atopikern ans Herz gelegt werden, da diese häufiger schwere Verläufe erleiden. Im akuten Schub werden lokal **kortikoidhaltige Cremes oder Calcineurininhibitoren (Tacrolimus)** angewendet. Bei schweren Verläufen kommen systemische Steroide oder Immunmodulatoren wie das Biological Dupilumab (seit 2018 in Deutschland zugelassen) zum Einsatz. Außerdem ist die Phototherapie wirksam.

### Psoriasis vulgaris (Schuppenflechte)

Die Schuppenflechte ist eine chronische Entzündung der Haut, die mit einer gesteigerten Proliferation der Keratinozyten einhergeht. Etwa 2–4 % der Bevölkerung sind in stark unterschiedlicher Ausprägung davon betroffen. Wenn beide Elternteile erkrankt sind, liegt die Erkrankungswahrscheinlichkeit der Kinder bei ca. 60 %. Trauma, Stress, Infektionen, Sonnenbrand, Alkoholkonsum, Medikamente (z. B. β-Blocker oder Lithium) können eine Exazerbation triggern.

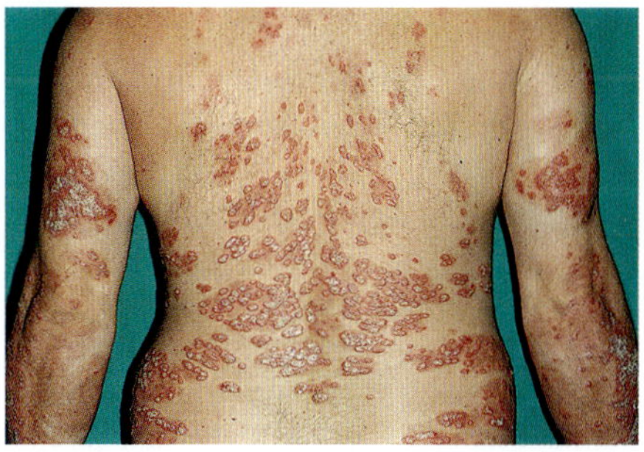

**Abb. 24.10** Stammbetonte, konfluierende Psoriasis vulgaris [E880]

#### Klinik und Diagnostik

Bei der Psoriasis vulgaris zeigen sich typischerweise gerötete, **scharf begrenzte Herde** (Plaques) mit parakeratotischer silbriger **Schuppung,** die z. T. konfluieren (→ Abb. 24.10). Typische klinische Zeichen sind: **isomorpher Reizeffekt** (Entstehung derselben Hautveränderungen durch verschiedene mechanische Reize = **Köbner-Phänomen**), **Auspitz-Phänomen, Phänomen des letzten Häutchens und das Kerzenwachs-Phänomen.** Prädilektionsstellen sind die **Streckseiten** der Extremitäten (v. a. Ellenbogen und Knie), der **behaarte Kopf,** Handflächen und Fußsohlen, umbilikal, sakral, Genitalien und die Nägel, die in ca. 50 % mitbeteiligt sind (Tüpfel-, Krümelnägel, Ölflecken, Onycholyse). Bei zwei Drittel der Patienten tritt Juckreiz auf, wobei durch das Kratzen die Effloreszenzen unterhalten werden (Köbner-Phänomen). Häufig besteht ein hoher psychischer Leidensdruck. 5–45 % der Patienten entwickeln einen Gelenkbefall (Arthritis psoriatica). Hautbefall und Arthritis korrelieren häufig nicht miteinander. Meist gehen die Hauterscheinungen der Psoriasis-Arthritis um Jahre voraus.

Die Schuppenflechte ist eine **Blickdiagnose!**

### Therapie

Die Therapie kann nur symptomatisch erfolgen, eine Zusammenarbeit mit dem Spezialisten ist aufgrund der Komplexität der Behandlung zu empfehlen. Hausärztliche Aufgabe ist die Unterstützung des Patienten in der Förderung seines Selbstwertgefühls und im Stressabbau und z. B. die Empfehlung von Urlaub in der Sonne (Sonne ohne Sonnenbrand bessert i. d. R. die Hautveränderungen!). Therapieprinzipien sind die Keratolyse sowie die Reduktion der Entzündungsreaktion und der Hyperproliferation der Keratinozyten. Die Therapie erfolgt abhängig vom PASI-Score. Alle Patienten erhalten als Basistherapie die keratolytisch wirksamen Substanzen **Harnstoff** und **Salicylsäure** zur **topischen Anwendung,** zudem sollen rückfettende Cremes eingesetzt werden. Weiterhin können topisch Glukokortikoide, Vitamin-D-Analoga, Teerderivate (Dithranol = Cignolin®)/-Präparate oder Calcineurininhibitoren zum Einsatz kommen. Die Substanzen wirken dabei antiinflammatorisch oder antiproliferativ. Physikalische Therapieformen wie **UV-B-Phototherapie,** PUVA-Therapie oder systemische Therapien mit Methotrexat, Ciclosporin, Aciretin, Fumarsäureester oder Biologicals (z. B. Adalimumab, Secukimumab) können in schweren Fällen indiziert sein. Begleitend können stets NSAR zur Schmerzlinderung eingesetzt werden. Die Therapiemöglichkeiten weisen eine starke Dynamik auf, was v. a. auf neue Zulassungen in den Reihen der Biologicals zurückzuführen ist.

Die Therapie der **Psoriasis arthropathica** wird immer systemisch durchgeführt (Immunsuppressiva und NSAR)!

## Akne (Acne vulgaris)

Akne ist eine Erkrankung des Haarfollikel-Talgdrüsen-Apparats, manifestiert sich v. a. in der Pubertät und heilt meist bis zum 3. Lebensjahrzehnt aus, teilweise jedoch narbig.

### Klinik und Diagnostik

Das klinische Bild wird i. d. R. dominiert von Komedonen (Mitessern), ausgelöst durch eine gesteigerte Talgproduktion, z. B. aufgrund androgener Hormonwirkung, und Verschluss der Drüsen. Lipophile Bakterien können aus dem Talg freie Fettsäuren produzieren, die Entzündungen hervorrufen (Acne comedonica). Prädilektionsstellen sind v. a. Stirn, seitliche Gesichtspartien und bei schwereren Formen der Nacken. Treten Papeln, Pusteln und Knoten auf, wird von einer Acne papulopustulosa gesprochen (häufig Befall außerhalb des Gesichts). Bei starker Seborrhö mit Fistelkomedonen liegt eine Acne conglobata vor (meist Befall von Rücken und Nacken). Häufig sind Effloreszenzen der verschiedenen Stadien parallel zu finden. Bei der Anamnese sollte nach der Verwendung von Kosmetika gefragt werden sowie nach eingenommenen Medikamenten (z. B. Kortikosteroide, Antiepileptika, Psychopharmaka, Antibiotika), da diese ursächlich sein oder zu einer Verschlechterung beitragen können. Bei schweren Fällen kann eine Hormondiagnostik angezeigt sein. Die Patienten haben oft einen hohen Leidensdruck.

### Therapie

Meist verläuft die Erkrankung selbstlimitierend. Auf die Anwendung von Kosmetika sollte weitgehend verzichtet werden. Zur täglichen Reinigung sollten pH-hautneutrale Tenside eingesetzt werden. Medikamentös sind die Lokalbehandlung mit **Keratolytika** wie Benzylperoxid und Vitamin-A-Säure zu erwägen, bei ungenügender Wirksamkeit auch z. B. Erythromycin-Gel. Bei stark entzündlicher Aktivität kann der Einsatz von systemischen **Antibiotika** (z. B. Doxycyclin), ggf. über 12 Wochen bis 6 Monate erfolgen. Bei Mädchen und Frauen können **antiandrogene Kontrazeptiva** eingesetzt werden. Die systemische Therapie mit **Isotretionin** sollte Spezialisten vorbehalten sein.

**13-cis-Retinolsäure** (Isotretionin) hat u. a. ein teratogenes Nebenwirkungsprofil, weshalb, auch bei rein topischer Anwendung, Frauen während und mindestens 1 Monat nach der Behandlung verhüten müssen.

## Hauttumoren

Es gibt eine Reihe benigner und (semi)maligner Hautgeschwülste. Zu ersteren gehören u. a. Muttermale, Fibrome, Kelloide, Atherome und Gefäßtumoren, zu letzteren – als gefährlichste Form – das maligne Melanom, aber auch Plattenepithelkarzinom (Spinaliom), Basaliom und mesenchymale Tumoren. Zu den Präkanzerosen werden Lentigo maligna, die aktinische Keratose, Morbus Bowen/Erythroplasie Queyrat, Bowen-Papulose und Leukoplakien gerechnet. Auch andere Erkrankungen wie Lymphome können sich an der Haut manifestieren.

**Basaliome** entstehen nur an der behaarten Haut, da sie aus den epidermalen Stammzellen des Haarfollikels stammen → Schleimhäute sind nie betroffen, da nicht behaart (→ Abb. 24.11)!

Für den Allgemeinmediziner von Bedeutung ist v. a. das **maligne Melanom,** auf dessen Erkennung im Rahmen der Krebsvorsorgeuntersuchung bei beiden Geschlechtern ab dem 45. Lebensjahr besonderes Augenmerk gelegt wird (→ Abb. 24.12).

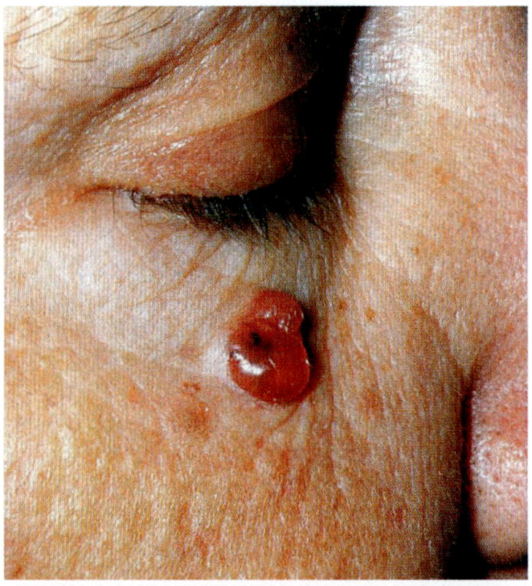

**Abb. 24.11** Basaliom an Prädilektionsstelle Wange [E935]

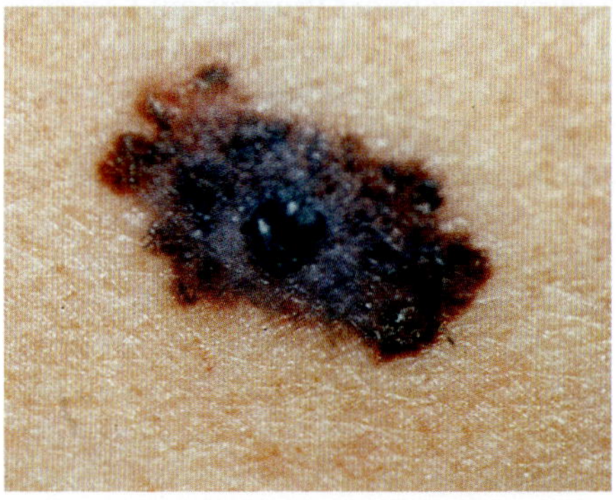

**Abb. 24.12** Melanom mit klassischen Aspekten: Asymmetrie, Mehrfarbigkeit, Erhabenheit [E880]

**ABCDE-Regel: Kriterien für Malignität von Hauttumoren**
A = Asymmetrie, B = Begrenzung (unregelmäßig/unscharf, Differenzialstruktur im Dermatoskop), C = Colour (Farbvariation oder -veränderung), D = Durchmesser (> 5 mm oder Größenzunahme), E = Erhabenheit, Evolution (Veränderung innerhalb der letzten 3 Monate) sowie jede Läsion mit Juckreiz oder Blutung.

## Ulcus cruris venosum

Geschwüre am Unterschenkel sind meist Folge einer venösen Zirkulationsstörung in dem betroffenen Gebiet (Ulcus cruris venosum). Besonders ältere Menschen mit langjährigen Varikosisproblemen/chronisch venöser Insuffizienz (CVI) leiden häufig an „offenen Beinen". Differenzialdiagnostisch ist unbedingt die PAVK zu berücksichtigen (Ulcus cruris arteriosum), außerdem das diabetische Fußsyndrom. Eine akute Aggravierung kann z. B. durch eine dekompensierte Herzinsuffizienz vorliegen.

### Klinik und Therapie

Auch das Ulcus cruris venosum ist eine Blickdiagnose (→ Abb. 24.13). Es zeigen sich unregelmäßig begrenzte, oft nässende Areale, die Prädilektionsstelle ist leicht oberhalb des Innenknöchels. Oft imponieren Schmerzen im betroffenen Gebiet, häufig kommt es auch zu bakteriellen Superinfektionen mit typischen Entzündungszeichen. Die Behandlung besteht in der Ulkusreinigung, stadiengerechter Wundauflagen, Kompressionsbehandlung (Verbände/Strümpfe), engmaschiger Therapiekontrolle (wegen möglicher Entzündung) und systemischer antibiotischer Therapie bei Superinfektionen. Lokale Antibiotika sollten wegen erhöhtem allergenen Potenzial zurückhaltend eingesetzt werden. Außerdem soll die venenchirurgische Therapie zum Einsatz kommen.

Der periphere Pulsstatus, Blässe des betroffenen Beins sowie die Anamnese (Claudicatio-Symptomatik?) geben Anhalt für das Vorliegen einer PAVK. Außerdem werden Symptome (Schmerzen) bei der PAVK durch Hochlagern des Beins verstärkt, bei

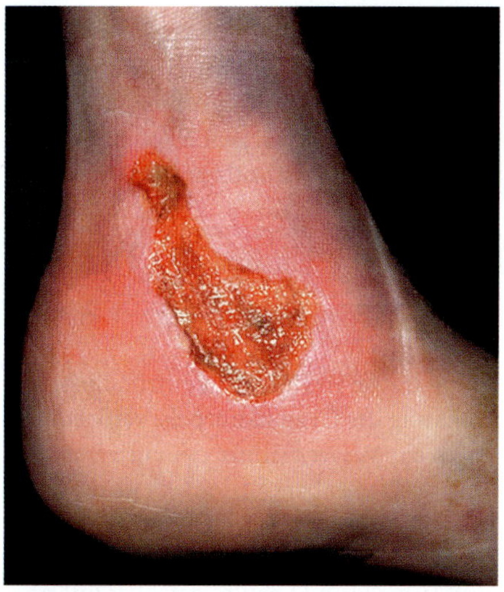

**Abb. 24.13** Ulkus über medialem Innenknöchel [M123]

chronisch venöser Insuffizienz gebessert. Die Ulzerationen befinden sich beim Ulcus cruris arteriosum häufiger am Außenknöchel und sind meist schmerzhafter.

## Zusammenfassung

- Viren, Bakterien und Pilze sind potenzielle Erreger von Hauterkrankungen.
- Dermatomykosen entwickeln sich v. a. an feuchten, warmen Körperstellen.
- Staphylokokken sind die Erreger von Furunkeln und Karbunkeln.
- Streptokokken sind meist die Erreger des Erysipels und i. d. R. Penicillin-sensibel.
- Großflächige bakterielle Entzündungen der Haut sind potenziell lebensbedrohlich.
- Virusinfektionen der Haut sind häufig und kommen in jedem Alter vor.
- Die Behandlung von Warzen erfolgt, außer bei Kondylomen, meist aus kosmetischen Gründen.
- Gemeinsamer Erreger der Windpocken und der Gürtelrose ist das VZV (HHV-3).
- Windpocken (Varizellen) sind eine Kinderkrankheit und hochkontagiös.
- Die Zoster-Krankheit verläuft meist einseitig und entlang von Dermatomen.
- HSV-Typ-1 ist der Erreger des Herpes labialis sowie der Stomatitis aphthosa, HSV-Typ-2 des Herpes genitalis. Dabei ist das Virustatikum Aciclovir, wie auch beim Herpes zoster, Mittel der Wahl.
- Atopische Krankheiten sind Heuschnupfen, Asthma bronchiale, Neurodermitis.
- Beim Erwachsenen sind Prädilektionsstellen der Neurodermitis die Beugeseiten der Extremitäten, bei der Psoriasis vulgaris die Streckseiten.
- Die Basistherapie der Psoriasis besteht aus der Keratolyse mit topischer Salicylsäure und Harnstoff.
- Zu den malignen Hauttumoren zählen das maligne Melanom, das Spinaliom und das Basaliom (semimaligne wegen äußerst seltener Metastasierung).
- Zur Einschätzung der Malignität von Hauttumoren dient die ABCDE-Regel.
- Beim Ulcus cruris muss eine venöse von einer arteriellen Genese unterschieden werden.

Muskuloskelettale Erkrankungen sind ein häufiger Beratungsanlass in der Hausarztpraxis, sie häufen sich mit zunehmendem Lebensalter. Zu ihnen gehören z. B. Arthrose, rheumatoide Arthritis und das Fibromyalgie-Syndrom.

## Arthrose

Die Arthrose ist eine nicht entzündliche Erkrankung des Gelenkknorpels, verursacht durch ein Missverhältnis zwischen Belastung und Belastbarkeit der Gelenkknorpel. Die am häufigsten betroffenen Gelenke sind neben dem Kniegelenk (Gonarthrose) das Hüft (Cox-)- und Schultergelenk (Omarthrose).

### Klinik

Die Patienten klagen über **Anlaufschmerzen,** bewegungsabhängige und belastungsabhängige Schmerzen, Morgensteifigkeit von < 30 min sowie Endphasenschmerz (Schmerz in Endstellung des Gelenks). Krepitationen können bei aktiver und passiver Bewegung vorhanden sein. Im Verlauf kommt es häufig zu dauerhaftem, auch nächtlichem Schmerz sowie zu Bewegungseinschränkungen. Gelegentlich wechseln sich beschwerdearme Intervalle mit mäßigen lage- und belastungsabhängigen Schmerzen und hochschmerzhaften **arthritischen Zuständen,** in welchen der degenerative Prozess beschleunigt wird. Spezielle Arthrosen sind die Heberden-Arthrose (DIP-Gelenk, → Abb. 25.1), die Bouchard-Arthrose (PIP-Gelenk) sowie die Rhizarthrose (Daumensattelgelenk).

### Diagnostik

***Anamnese*** Besonderes Augenmerk bei der Anamnese gilt prädisponierenden Faktoren wie Übergewicht, beruflich bedingter Belastung bestimmter Gelenke oder angeborenen Fehlbildungen (z. B. Dysplasien). Auch zunehmendes Alter, Geschlecht (♀) sowie eine positive Familienanamnese spielen eine Rolle, ebenso vorangegangene Traumata oder Operationen.

***Klinische Untersuchung*** Es können sich periartikuläre Weichteilschwellungen, Gelenkdeformitäten, Achsabweichungen sowie aktiver und passiver Bewegungsschmerz zeigen.

***Weitere Untersuchungen*** Im **Röntgen** sind typische Zeichen einer Arthrose: **Gelenkspaltverschmälerung, subchondrale Sklerosierungen** (gelenknahe Knochenverdichtungen), **Osteophyten** und **Geröllzysten.** Eine Osteoporose zeigt sich dabei nicht. Die **Sonografie** gibt Hinweise auf Ergüsse. Laboruntersuchungen sind nicht zielführend.

> Bei der Arthrose korrelieren **Symptomstärke** und **Röntgenbefund** oft schlecht miteinander. Therapiert wird in Abhängigkeit der Symptome!

### Therapie

***Akutbehandlung*** Sie ist symptomatisch mittels Entlastung, Kühlung (bei Arthritis) und Paracetamol (bei entzündlicher Aktivität/Arthritis: NSAR), ggf. Opiaten. Bei therapierefraktären Zuständen können, nach intensiver Nutzen-/Risikoabwägung, intraartikuläre Steroidinjektionen erfolgen. Von intramuskulären Depotinjektionen (z. B. NSAR/Steroide) ist dringend abzuraten!

***Langzeittherapie*** Sie stützt sich auf physiotherapeutische Behandlungen mit aktiver und passiver Bewegungstherapie (z. B. Quadrizeps-Muskelaufbau bei Gonarthrose), Gewichtsreduktion, Wärmeanwendungen (Packungen, Bäder) und medikamentöse Schmerzlinderung (Paracetamol, NSAR nur bei Schmerzexazerbation wenn Arthritis vorliegt).

***Gelenkersatz*** Bei einer fortgeschrittenen Erkrankung der großen Gelenke sollte die Indikation für einen Gelenkersatz frühzeitig geprüft werden. Bei zu langem Zuwarten drohen Bewegungseinschränkungen oder Muskelschwächen, die nach dem Gelenkersatz nicht mehr kompensiert werden können und zu chronischer Behinderung führen können.

> Eine **Coxarthrose** zeigt sich v. a. durch Schmerzen beim Bergaufgehen, während bei einer **Gonarthrose** die Schmerzen v. a. beim Bergabgehen zunehmen.

## Rheumatoide Arthritis

Die rheumatoide Arthritis (RA) ist eine chronisch-entzündliche, **schubweise-progredient** verlaufende Autoimmunerkrankung unklarer Genese. Primär sind die Gelenke befallen, jedoch ist auch eine Beteiligung innerer Organe (Lunge, Herz, Augen, Gefäße) häufig. Typisch ist eine symmetrische Polyarthritis insbes. der kleinen Gelenke. Unbehandelt kommt es i. d. R. zu Gelenksdestruktionen und Invalidität. Die Prävalenz liegt bei ca. 1 % der Bevölkerung, die Erstmanifestation ist meist im 4. Lebensjahrzehnt, Frauen sind 3-mal häufiger betroffen als Männer.

### Klinik

Im Unterschied zur Arthrose befällt die RA neben den großen Gelenken (Hüfte, Schulter, Ellenbogen) v. a. die kleinen Gelenke im Hand und Fingerbereich (**MCP-, PIP-** und MTP-Gelenke). Die Patienten klagen häufig über Allgemeinsymptome wie Abgeschlagenheit, Nachtschweiß, subfebrile Temperaturen, **morgendliche Steifigkeit (> 30 min),** Schwellung und Bewegungsschmerz der Finger. Weitere auffällige Zeichen können sein: Sicca-Syndrom, Rheumaknoten, glanzlose/brüchige Nägel, Pigmentverschiebungen im Bereich des Handrückens, Palmarerythem, **Schwanenhals- und Knopflochdeformität,** schmerzhafter Händedruck **(Gaenslen-Zeichen),** Karpaltunnelsyndrom, **Ulnardeviation** der Finger (→ Abb. 25.2) sowie eine Baker-Zyste.

### Diagnostik

Die Symmetrie des Gelenkbefalls ist ein entscheidendes Kriterium für die Diagnose einer RA. Die Diagnostik ist eine Kombination aus klinischen (Nachweis von Knorpel- und Gelenksveränderungen) und labor-

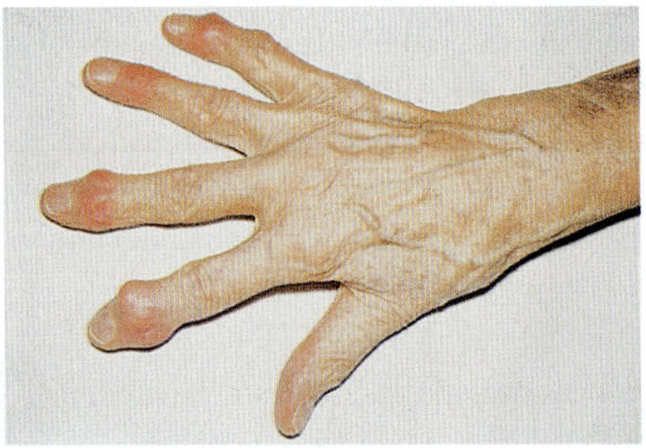

**Abb. 25.1** Heberden-Knötchen [E798]

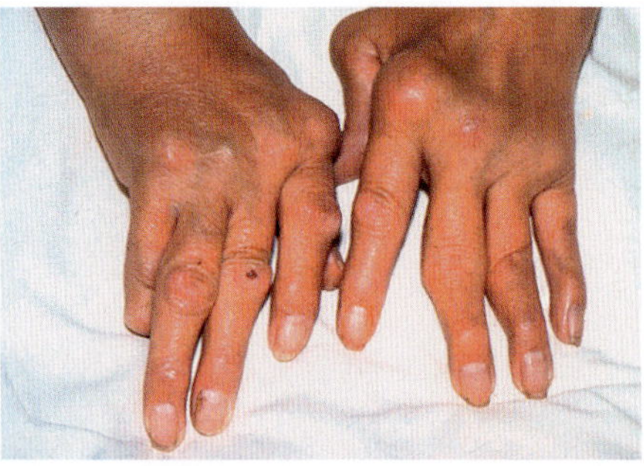

**Abb. 25.2** Ulnardeviation bei rheumatoider Arthritis [T127]

technischen Untersuchungen. Im Labor fallen häufig BSG ↑, CRP ↑ und Ferritin ↑ auf, meist auch eine Leuko- und Thrombozytose sowie ein normo- oder mikrozytäre Anämie. **Rheumafaktoren (RF)** sind initial in ca. 40 % der Fälle positiv, im weiteren Verlauf bei ca. 80 %. Der **RF kann positiv sein, obwohl keine RA vorliegt** und ist somit wenig spezifisch. **Anti-CCP-Ak** (ACPA) sind wesentlich spezifischer (> 95 %) und zudem in früheren Stadien nachweisbar. ANAs sind in ca. 30 % positiv.

> Der alleinige **Nachweis von RF oder ACPA** ist keine Therapieindikation, sondern muss immer in Zusammenschau mit den klinischen Befunden interpretiert werden! Das DIP ist typischerweise bei der Heberdenarthrose, allerdings **nicht** bei der rheumatoiden Arthritis befallen!

Zur Diagnosestellung dienen die ACR-/EULAR-Kriterien (→ Tab. 25.1), dabei werden je nach Konstellation (Gelenkbefall, Serologie, Akut-Phase-Proteine und Dauer) Punkte vergeben und aufsummiert. Nach Diagnosestellung sollte eine **rheumatologische Vorstellung** innerhalb von 6 Wochen stattfinden und eine krankheitsmodifizierende Therapie innerhalb von maximal 3 Monaten eingeleitet werden.

### Therapie

Die ersten beiden Jahre nach Diagnosestellung sind für den weiteren Verlauf der Krankheit entscheidend. Hier gilt es, die Schmerzen und den rheumatischen Entzündungsprozess effektiv einzudämmen („hit hard end early"). Dies kann natürlich nur in enger Zusammenarbeit des Hausarztes mit dem Rheumatologen geschehen:
***Physikalische Therapie*** Kryo-, Hydro- und Bewegungstherapie sowie Krankengymnastik.
***Medikamentöse Therapie*** Bei aktiver RA müssen bis zum Wirkungseintritt der Basistherapeutika, bei hochreaktiver RA auch längerfristig, systemische Glukokortikoide zum Einsatz kommen. Beträgt die Dosierung > 7,5 mg Prednisolonäquivalent/d über 3 Monate, muss eine zusätzliche Osteoporoseprophylaxe mit Kalzium und Vitamin $D_3$ erfolgen. Die Basistherapie mit krankheitsmodifizierenden Mitteln (DMARD) wirkt meist erst nach einigen Wochen. Mittel der Wahl ist **Methotrexat** (MTX) 1×/Woche, eine Folsäuregabe 24–48 h nach der Applikation reduziert die Nebenwirkungen. Als Alternativen kommen Azathioprin, Ciclosporin A, Leflunomid, Cyclophosphamid, Sulfasalazin und Hydroxychloroquin zum Einsatz. Bei sehr schweren Formen werden zusätzlich Biologicals (Anti-TNF-α-Therapie) eingesetzt (Adalimumab, Infliximab, Etanercept etc.). **NSAR** können zur symptomatischen Therapie eingesetzt werden, haben allerdings keinen Einfluss auf den Krankheitsverlauf.
***Operative Therapie*** Eine Radiosynoviorthese oder Synovektomie können erwogen werden.

> **Glukokortikoide** alleine erhöhen das Risiko für gastrointestinale Ulzera kaum, **NSAR** alleine um den Faktor 4. Werden Glukokortikoide und NSAR gleichzeitig gegeben, steigt das Risiko auf das 15-Fache. Daher sollte die Kombination von Glukokortikoiden und NSAR vermieden werden. Ist sie unumgänglich, muss unbedingt zusätzlich ein Protonenpumpeninhibitor (z. B. Pantoprazol) gegeben werden! Vor Beginn einer Therapie mit TNF-α-Inhibitoren muss zwingend eine latente Tuberkulose ausgeschlossen werden.

## Fibromyalgie-Syndrom

Das Fibromyalgie-Syndrom ist ein multilokuläres chronisches Schmerzsyndrom, das > 3 Monate anhält und i. d. R. von funktionellen Beschwerden und vegetativen Symptomen begleitet wird. Die Erstmanifestation ist meist zwischen dem 30. und 50. Lebensjahr. Frauen sind deutlich häufiger betroffen als Männer.

### Klinik und Diagnostik

Typisch und notwendig zur Diagnosestellung ist eine reproduzierbare Schmerzhaftigkeit an typischen Druckpunkten (tender points), die sich insbesondere an den Sehnenansätzen und Muskeln befinden. Es wird häufig begleitet von Schlafstörungen mit ausgeprägter Tagesmüdigkeit, dazu können vegetative Beschwerden wie Palpitationen, Mundtrockenheit oder Hyperhydrosis auftreten sowie eine depressive Stimmung, Konzentrationsschwierigkeiten oder funktionelle Beschwerden wie Reizdarm/-blase oder das Restless-Legs-Syndrom. Die Diagnosestellung erfolgt nach den ACR-Kriterien, die zuletzt 2016 überarbeitet wurden.

> Bei der Fibromyalgie finden sich – zur Abgrenzung von rheumatischen Erkrankungen – **keine Laborveränderungen!**

### Therapie

Eine kausale Therapie ist bisher noch nicht bekannt. Allerdings kommt es unter einer multimodalen Therapie, wenn sie **frühzeitig** begonnen wird, zu Remissionsraten von bis zu 50 %. Dazu gehören z. B. die Aufklärung über die Gutartigkeit der Krankheit, Ausdauertraining, Entspannungstechniken, Verhaltenstherapie, Patientenschulung. Auch können Antidepressiva in niedriger Dosis eingesetzt werden.

## Sportverletzungen

Sportverletzungen gehören eigentlich nicht in das Fachgebiet des Allgemeinarztes. Dennoch ist dieser für viele Patienten mit muskulotendinären Verletzungen die erste Anlaufstelle und übernimmt somit die Primärdiagnostik. Es ist notwendig, die wichtigsten Sportverletzungen wie Distorsionen, Frakturen und Kopfverletzungen zu erkennen, v. a. um das weitere diagnostische und therapeutische Procedere festzulegen.

## Distorsionen

Distorsionen (Verstauchungen) sind traumatische Überdehnungen, gelegentlich auch Zerreißungen, des Bandapparats. Meist sind Sprung-, Knie- oder Handgelenke betroffen.

**Tab. 25.1** ACR-/EULAR-Klassifikationskriterien der rheumatoiden Arthritis (2010)

| Gelenkbefall: Schwellung/Druckschmerz | Serologie | Akute Phase | Dauer | Punkte |
|---|---|---|---|---|
| ≤ 1 großes Gelenk | RF negativ und CCP negativ | CRP ↔ und BSG ↔ | < 6 Wochen | 0 |
| 2–10 große Gelenke | | CRP ↑ oder BSG ↑ | ≥ 6 Wochen | 1 |
| 1–3 kleine Gelenke | RF oder CCP niedrig-positiv | | | 2 |
| 4–10 kleine Gelenke | RF oder CCP hochpositiv | | | 3 |
| > 10 kleine und ≥ 1 großes Gelenk | | | | 5 |

Diagnose einer RA bei einer Gesamtsumme der Punkte von > 5.

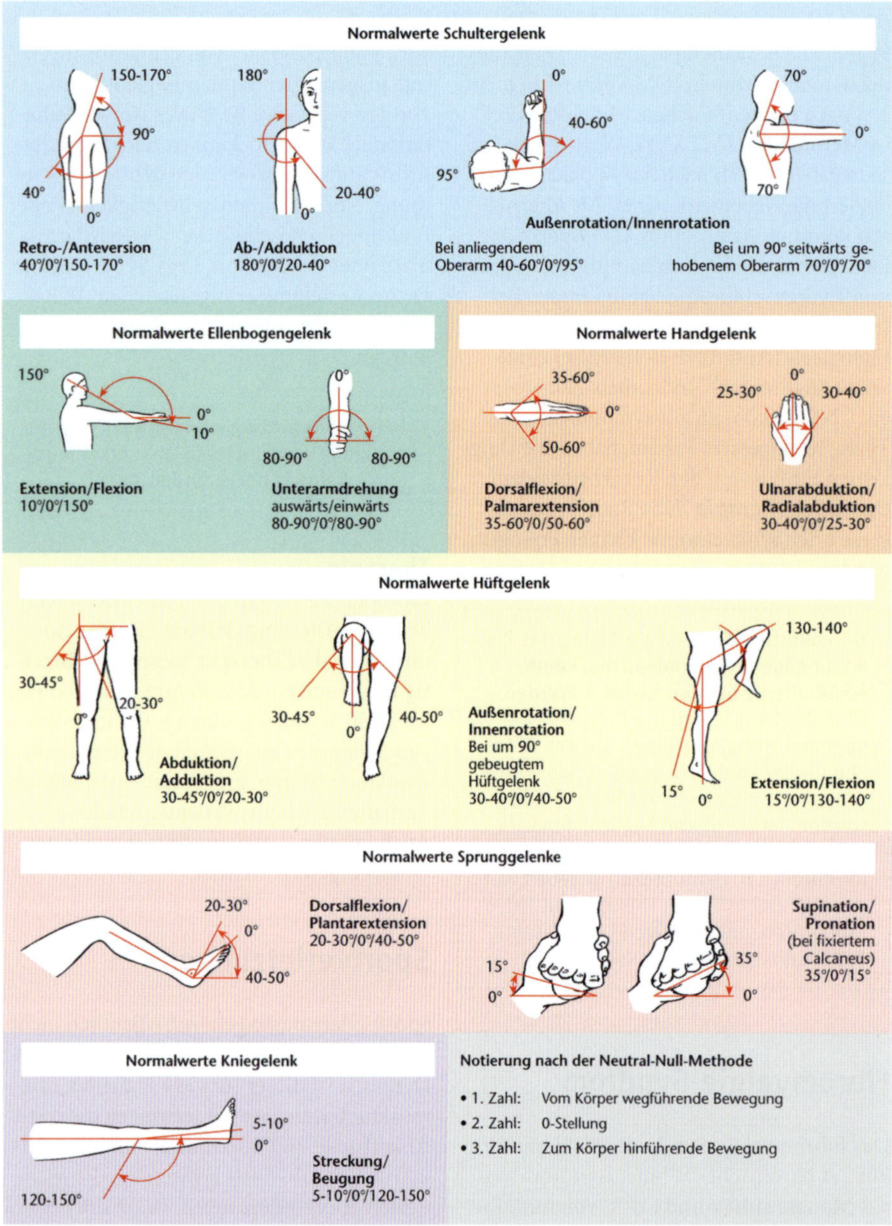


**Abb. 25.3** Neutral-Null-Methode für Kniegelenk, Sprunggelenke und Hand- bzw. Ellenbogengelenk [L106]

## Klinik

Das betroffene Gelenk kann eine lokale Schwellung, eine schmerzhafte Einschränkung der aktiven und passiven Beweglichkeit und Weichteilhämatome aufweisen, in manchen Fällen zeigt sich ein Gelenkerguss.

## Diagnostik

Bei der Anamnese ist der Unfallmechanismus von entscheidender Bedeutung. Neben Inspektion und Palpation, die auch den Fuß implizieren, schließen sich eine aktive und passive Beweglichkeitsprüfung nach der Neutral-Null-Methode an (→ Abb. 25.3). Zum Frakturausschluss kann eine Röntgenaufnahme des betroffenen Gelenks in 2 Ebenen angezeigt sein, insbesondere bei Schmerz über dem Os metatarsale V.

## Therapie

Die Versorgung erfolgt gemäß der **PECH-Regel:**

- **P:** Pause, Schonung, ggf. Arbeitsunfähigkeit
- **E:** Eis (Coldpack) bzw. Kühlen mit Leitungswasser
- **C:** Compression (elastischer Verband)
- **H:** Hochlagern der betroffenen Extremität

Bei Instabilität erfolgt eine **Ruhigstellung/Stabilisierung,** z. B. mit einer Schiene. Tape-Verbände sollten, wegen drohendem Kompartment bei weiterer Schwellung, in den ersten 12–24 h nicht angebracht werden. Wird ein großes Gelenk ruhiggestellt, muss an eine **Heparinisierung** gedacht werden. Medikamentös kommen **NSAR** (z. B. Diclofenac) in topischer und systemischer Anwendung zum Einsatz.

Ein operatives Vorgehen ist – in Absprache mit dem Patienten und einem Fachkollegen – ggf. als primäre Indikation angezeigt (z. B. Sportler mit Kreuzbandläsion, Verletzung des ulnaren Seitenbands) oder als Ultima Ratio bei bleibender Instabilität.

> **Therapie von Sportverletzungen**
> **PECH-Regel:** Pause, Eis, Kompression, Hochlagern.
> Der **Muskelkater** ist die einzige „Sportverletzung", bei der Wärme und Durchblutungsförderung prinzipiell von Vorteil sind.

# Insertionstendopathien (-tendinosen)

Insertionstendinopathie ist der Überbegriff für Schmerzen im Ansatz-/Ursprungsbereich von Sehnen, beruhend auf einer abakteriellen Entzündung, meist als Folge von muskulärer Überbelastung oder auch degenerativ. Besonders häufig sind dabei die Epicondylitis humeri radialis (Tennisellenbogen) und ulnaris (Golferellenbogen) infolge chronischer Belastung der Unterarmmuskulatur.

## Klinik und Diagnostik

***Epicondylitis humeri radialis/lateralis*** Bewegungs- und Druckschmerz am Sehnenansatz der Streckmuskulatur bei Dorsalextension, Faustschluss und Supination im Handgelenk.

***Epicondylitis humeri ulnaris/medialis*** Bewegungs- und Druckschmerz der Beugemuskulatur bei Flexion im Handgelenk gegen Widerstand.

Röntgenologisch sind beide Beschwerdebilder unauffällig!

## Therapie

***Akute Epikondylitis*** Ruhigstellung, Antiphlogistika lokal und systemisch, ggf. peritendinöse Injektionen mit GC/Lokalanästhetika nach ausführlicher Nutzen-/Risikoabwägung.

> Wegen der Gefahr der Hautatrophie und Sehnennekrosen nicht mehr als **3 Injektionen/Jahr** pro Lokalisation und mindestens 1 Woche Abstand zwischen 2 Injektionen bewahren!

***Chronische Epikondylitis*** Aufbautraining der betroffenen Muskelgruppe nach dem Rückgang der akuten Entzündung, alternativtherapeutische Verfahren, ggf. Stoßwellentherapie oder operatives Vorgehen.

## Frakturen

Die meisten Frakturen haben eine traumatische Ursache. Tritt eine Fraktur trotz normaler Beanspruchung des Knochens auf, handelt es sich um eine pathologische Fraktur, die einer Erkrankung des Knochens (z. B. Osteoporose, Tumor, Metastase), geschuldet ist. Neben offenen Frakturen gibt es geschlossene und inkomplette Frakturen. Eine allgemeine Einteilung erfolgt je nach Lokalisation und Komplexizität nach der **AO-Klassifikation,** wobei für verschiedene Knochen zusätzliche Klassifizierungen vorliegen.

### Klinik und Diagnostik

Rötung, Schwellung, Schmerz und Bewegungseinschränkungen sind nur als **unsichere Frakturzeichen** zu deuten. Zu den **sicheren Frakturzeichen** zählen abnorme Beweglichkeit, groteske Fehlstellungen/Achsabweichungen, Stufenbildung, Krepitationen, sichtbare freie Knochenenden und der röntgenologische Nachweis einer Fraktur. Entscheidend bei der klinischen Untersuchung ist die Untersuchung auf Begleitverletzungen, insbesondere die Überprüfung von peripherer Durchblutung, Motorik und Sensibilität **(pDMS).**

Durch subtraumatische, aber wiederholte, intensive, mechanische Belastung kann es zur sog. Ermüdungs- bzw. Marschfraktur kommen. Diese ist im Röntgenbild meist erst nach 6 Wochen erkennbar, im MRT in Form eines Knöchelödems jedoch deutlich früher.

### Therapie

In den meisten Fällen ist eine Überweisung zu einem fachärztlichen Kollegen (Radiologie, Orthopädie) üblich. Die Therapie orientiert sich am Prinzip der **Reposition, Fixation und Ruhigstellung,** wobei die klinische Kontrolle eines Gipsverbands vom Hausarzt übernommen werden kann. Hier muss insbesondere auf Druck- und Kompressionsschäden, Stauungen und Ödembildungen im Hautbereich geachtet werden sowie die Indikation zur Heparinisierung bedacht werden. Bei Beschwerden muss in Absprache mit dem fachärztlichen Kollegen der Gipsverband ggf. eröffnet werden.

## Kopfverletzungen, SHT

Das Schädel-Hirn-Trauma (SHT) ist definiert als eine traumatische Schädigung des Schädels und Gehirns unterschiedlicher Intensität. Es werden offene (verletzte Dura mater) von geschlossenen SHT (mit intakter Dura mater) unterschieden.

### Klinik und Diagnostik

Die Einteilung des SHT richtet sich nach der **Glasgow Coma Scale** (GCS, → Abb. 25.4) und unterscheidet je nach Ausprägung drei Schweregrade:

- **Leichtes SHT** (Grad I): Punktescore in der GCS bei 13–15
- **Mittelschweres SHT** (Grad II): Punktescore in der GCS bei 9–12
- **Schweres SHT** (Grad III): Punktescore in der GCS bei 3–8

Die Einteilung in die 3 Grade Commotio, Cuntusio und Compression Cerebri ist veraltet. Das native **cCT** ist das Mittel der Wahl zur raschen Abklärung eines SHT.

Ein **GCS ≤ 8** stellt eine Indikation zur Intubation dar!

| Augenöffnen | | Größe |
|---|---|---|
| spontan | 4 Punkte | eng |
| auf Anruf | 3 Punkte | |
| auf Schmerz | 2 Punkte | mittel |
| auf Schmerz nicht | 1 Punkt | |
| **beste motorische Antwort** | | weit |
| auf Aufforderung | 6 Punkte | |
| auf Schmerz gezielt | 5 Punkte | entrundet |
| auf Schmerz ungezielt | 4 Punkte | |
| Beugesynergismen | 3 Punkte | |
| Strecksynergismen | 2 Punkte | |
| keine Schmerzabwehr | 1 Punkt | |
| **verbale Antwort** | | **Reaktion** |
| koordiniertes Gespräch | 5 Punkte | + prompt |
| unkoordiniertes Gespräch | 4 Punkte | (+) verlangsamt |
| einzelne Wörter | 3 Punkte | – keine |
| unverständliche Laute | 2 Punkte | |
| keine Antwort | 1 Punkt | |
| durch Addition 3–15 Punkte möglich | | |

**Abb. 25.4** Glasgow Coma Scale [F210-010]

### Therapie

Jedes leichte SHT muss stationär überwacht und abgeklärt werden. Liegt oder lag in Zusammenhang mit dem Verdacht auf ein SHT eine Bewusstlosigkeit vor, so erfolgt eine umgehende Einweisung in die Klinik, der regelmäßigen **Inspektion der Pupillen** kommt dabei eine große Bedeutung zu. Ist das Trauma schon ein paar Tage alt und klagt der Patient über anhaltende Kopfschmerzen, muss eine bildgebende Diagnostik des Schädels (CT, MRT) erfolgen.

## Zusammenfassung

- Von der Arthrose sind hauptsächlich Knie-, Hüft- und Schultergelenk betroffen, typisch sind Anlaufschmerz und bewegungsabhängiger Schmerz.
- Die rheumatoide Arthritis befällt symmetrisch neben großen Gelenken auch die Fingergelenke (v. a. MCP und PIP). Ein nächtlicher Schmerz und morgendliche Steifigkeit › 30 min sind typisch.
- Therapie der RA: antirheumatische Basistherapeutika (MTX), bis zu deren Wirkeintritt systemische GC sowie symptomatisch NSAR. Bei schweren Verläufen kommen zudem Biologicals zum Einsatz.
- Das Fibromyalgie-Syndrom ist ein weitverbreitetes Krankheitsbild, von dem v. a. Frauen betroffen sind. Typisch sind schmerzhafte „tender points“. Im Labor zeigen sich dabei keine Auffälligkeiten. Die Therapie ist interdisziplinär.
- Distorsionen kommen bevorzugt an Hand- und Sprunggelenk vor. Sie werden akut gemäß der sog. PECH-Regel behandelt.
- Der Verdacht auf Frakturen muss röntgenologisch weiter abgeklärt werden.
- Zur Schweregrad-Einteilung des SHT dient die Glasgow Coma Scale.
- Kopfverletzungen müssen in den meisten Fällen stationär überwacht werden.

# Nacken- und Rückenschmerzen

Rückenschmerzen gehören zu den häufigsten Beratungsanlässen in deutschen Hausarztpraxen. Kontinuierliche Fehlhaltungen und Fehlbelastungen wirken sich besonders unter dem Aspekt der Abnutzung auf die Wirbelsäule und paravertebrale Muskulatur aus. Die Schwachstellen der Wirbelsäule sind die Punkte der größten Biegung, dementsprechend also der Zervikal- und Lumbalbereich. Patienten sind häufig rezidivierend von den Schmerzen geplagt, in 10 % der Fälle kommt es zu **chronischen Verläufen.** Rückenschmerzen werden nach ihrer Dauer in akute (< 6 Wochen), subakute (6–12 Wochen) und chronische (> 12 Wochen) Rückenschmerzen eingeteilt.
Warnhinweise für einen komplizierten Verlauf **(Red Flags)** sind **neurologische Ausfälle** (z. B. durch Nervenkompression bei Diskusprolaps, Spinalkanalstenose, Cauda-equina-Syndrom, Dissektionen der A. carotis oder A. vertrebralis – typischerweise mit Trias aus plötzlichem Nackenschmerz, Horner-Syndrom und Zeichen der zerebralen Ischämie), maligne Erkrankungen in der Vorgeschichte, Bewusstseinsstörungen, Osteoporose, Reduktion des Allgemeinzustands, Infektion, Langzeitmedikation mit Steroiden und ein vorangegangenes Trauma. Zu den **Yellow Flags,** die eine Chronifizierung der Beschwerden begünstigen, gehören insbesondere **psychosoziale Risikofaktoren** wie z. B. eine unbefriedigende Arbeitssituation, Rentenwunsch, Depression, „Katastrophisieren" der Beschwerden, pessimistische Einstellung oder anhaltende Belastungen im privaten Alltag. Differenzialdiagnostisch gibt es viele Ursachen für den empfundenen Rückenschmerz (→ Abb. 26.1). Auf einige Krankheitsbilder wird im Folgenden gezielt eingegangen.
Diagnostik und Therapie stellen sich für den Allgemeinarzt als „Erstbehandler" sehr differenziert dar. Vielen Patienten mit akut-muskulären Beschwerden geht es unter einer adäquaten schmerztherapeutischen und funktionellen Behandlung schon nach kurzer Zeit besser. Als Rezidivprophylaxe sollten Präventionsmaßnahmen (z. B. Sport, Rückenschule) vorgeschlagen werden.

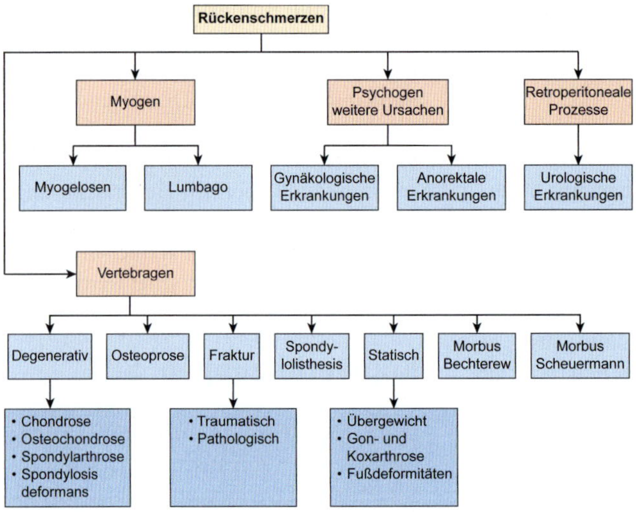


**Abb. 26.1** Differenzialdiagnose Rückenschmerzen [L231]

## Nackenschmerzen (HWS-Syndrom)

Akuter und subakuter Nackenschmerz bleiben ursächlich meist ungeklärt, in < 1 % der Fälle sind sie Ausdruck einer gefährlichen Grunderkrankung und dann fast immer mit Auffälligkeiten in der Anamnese bzw. Untersuchung verbunden. Ätiologisch kommen neben den degenerativen Veränderungen der Segmente C5/C6 und C6/C7 auch traumatische Ereignisse (z. B. Verkehrsunfall) infrage. Ein zervikaler Bandscheibenvorfall ist dagegen seltener die Ursache.

### Klinik und Diagnostik

***Klinische Untersuchung*** Beinhaltet die Prüfung der Haltung, Beweglichkeit, Palpation der Wirbelsäule und der paravertebralen Muskulatur. Ergeben sich Hinweise auf eine radikuläre Schädigung, sollte zudem ein Seitenvergleich der Muskelkraft, der Reflexe und der Berührungsempfindlichkeit erfolgen.
***Bildgebende Diagnostik*** Die Mehrzahl der Schmerzursachen bei Nackenschmerzen ist einer bildgebenden Diagnostik **nicht zugänglich.** Daher ist bei akuten, nicht-traumatischen Nackenschmerzen auf eine Röntgenuntersuchung zu verzichten, wenn Hinweise auf abwendbar gefährliche Verläufe zuvor nahezu ausgeschlossen wurden. Eine **Röntgenuntersuchung** der zervikalen Wirbelsäule sollte bei Patienten mit **langfristigen Schmerzen, Trauma** und Verdacht auf das Vorliegen einer **knöchernen Veränderung** (z. B. bei steroidaler Dauermedikation, Osteoporose, Polyarthritis) erfolgen. Ein CT sollte nur bei Verdacht auf osteoligamentäre Läsionen oder einem auffälligen/ungenügend aussagekräftigen Röntgenbefund durchgeführt werden. Als Indikationen für ein **MRT** gelten progressive, frische oder therapieresistente **neurologische Defizite** und **radikuläre Schmerzen** mit anamnestisch vermutetem Bandscheibenprolaps in den letzten 2 Jahren sowie der Verdacht auf eine **Gefäßdissektion** oder Spondylodiszitis.
***Labordiagnostik*** Die Entzündungszeichen sollten ermittelt werden, wenn Verdacht auf eine spinale Infektion, Malignität oder eine Systemerkrankung (rheumatoide Arthritis, Osteoporose) besteht. Spinale Infektionen zeigen meist erhöhte **Leukozytenzahlen** und eine deutliche Erhöhung des CRP. Bei Hinweisen auf ein maligners Geschehen kann die Bestimmung der **alkalischen Phosphatase** und des **Serumkalziums** veranlasst werden.

### Therapie

Das ärztliche Beratungsgespräch ist der wichtigste Pfeiler der Therapie, insbesondere sollte über die (meist vorliegende) Harmlosigkeit der Erkrankung aufgeklärt werden. Eine Behebung von Yellow Flags sollte versucht werden. Unspezifischer Nackenschmerz ohne Red Flags kann symptomatisch mit oralen Analgetika **(NSAR, Paracetamol)** behandelt werden. **Wärmeanwendung** kann zur Schmerzlinderung beitragen. **Bewegung** sollte empfohlen werden, auch zur Rezidivprophylaxe. Bei einer Schmerzdauer > 4 Wochen kann Physiotherapie sinnvoll sein, in jedem Fall sollte eine Reevaluation, ggf. eine Intensivierung der Therapie und Kooperation mit Spezialisten, stattfinden.

## Degenerative Gelenkerkrankungen

Bei jahrelanger Belastung der Wirbelsäule können sich reaktiv an den Wirbelkörpern Abnutzungserscheinungen entwickeln, es entsteht eine **Spondylarthrose** mit Ausbildung von sog. Spondylophyten und Deckplattensklerosierungen. Infolge einer Einengung der Foramina intervertebralia sind radikuläre und neurovaskuläre Symptome möglich.

### Klinik

Typisch sind rezidivierende Nackenschmerzen mit Bewegungseinschränkungen der HWS und in den Arm ausstrahlende radikuläre Parästhesien. Bei Irritation der A. vertebralis kommen Kopfschmerzen, Schwindel und Sehstörungen hinzu.

### Therapie

Konservative Maßnahmen wie physikalische Therapie (z. B. Wärme), Ruhigstellung und Antiphlogistika (NSAR) sind zu erwägen.

## Diskusprolaps

Durch den Alterungsprozess vermindert sich der Wassergehalt und somit die Elastizität der Bandscheiben, es entsteht eine sog. **Chondrose.** Im Verlauf der Degeneration kann es zum Austritt der Bandscheiben aus dem Zwischenwirbelraum kommen.

### Klinik

Es kommt zu radikulären Nacken- und Schulterschmerzen mit Bewegungseinschränkungen, Sensibilitätsstörungen, Reflexverlusten, Parästhesien und – gelegentlich – dem Ausfall von Kennmuskeln.

### Therapie

In Absprache mit dem Neurologen und Orthopäden wird zunächst eine konservative Therapie (s. Lumboischialgie) durchgeführt. Bei akuten neurologischen Ausfallerscheinungen kann ein operatives Vorgehen in Erwägung gezogen werden, wobei die Indikation hierzu immer strenger gestellt wird.

## HWS-Distorsion

Die HWS-Distorsion (Synonym: Schleudertrauma) entsteht durch äußere Gewalteinwirkung über eine **Hyperextension mit anschließender Hyperflexion.** Dieser Mechanismus tritt v. a. bei Auffahrunfällen auf.

### Klinik und Diagnostik

Das Verletzungsausmaß hängt v. a. von der Intensität der Gewalteinwirkung ab. Die Nacken- und Kopfschmerzen treten **oft zeitlich verzögert** (nach 3 Tagen) auf. Bewegungseinschränkung, Myogelosen und vegetative Symptome (Schwindel, Übelkeit, Müdigkeit, Konzentrationsstörungen) sind auch in verschiedenen Ausprägungen diagnostizierbar. Ein Frakturausschluss mittels Röntgen, ggf. CT, ist häufig unumgänglich.

### Therapie

Solange kein konkreter Hinweis auf eine Verletzung von knöchernen oder nervalen Strukturen besteht, empfiehlt sich die **möglichst frühzeitige Mobilisierung** und somit die gleiche Vorgehensweise wie bei akuten, unspezifischen Nackenschmerzen. Eine frühzeitige passive Beübung ist sinnvoll, sollte aber erst nach dem Abklingen des Akutschmerzes erfolgen, um eine neuerliche Traumatisierung zu verhindern. Symptomatisch kann mit NSAR/Paracetamol behandelt werden.

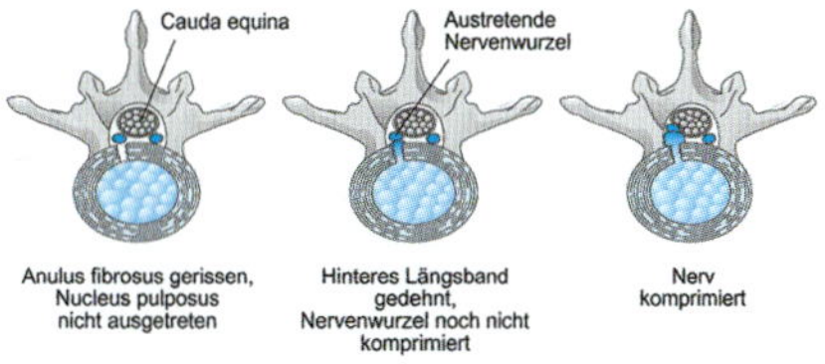


**Abb. 26.2** Lumbale Bandscheibenvorfälle [L106]

## Rückenschmerzen

**Eine spezifische Ursache der Schmerzen kann nur in einer Minderheit der Fälle geklärt werden,** sodass Rückenschmerzen inzwischen meist, losgelöst von einem anatomisch-pathologischen Ansatz, nach ihrer Prognose in die folgenden Gruppen eingeteilt werden (siehe auch: DEGAM-Leitlinie Nackenschmerzen):

- Extravertebrale Rückenschmerzen (Ureterkolik, Aortenaneurysma): anamnestisch meist gut abzugrenzen
- Nicht-spezifische Rückenschmerzen (Lumbago): bewegungsabhängiger Schmerz, keine neurologischen Ausfälle, guter Allgemeinzustand
- Radikulärer Rückenschmerz (Lumboischialgie): mit Ausstrahlung innerhalb eines Dermatombereichs (pseudoradikulärer Schmerz mit dermatomübergreifender Schmerzausbildung), gehört zu den nicht-spezifischen Rückenschmerzen.
- Spezifische Rückenschmerzen: mit spezifischer Pathologie, z. B. Metastasen

Entscheidend ist, wie auch beim Nackenschmerz, der Ausschluss abwendbar gefährlicher Verläufe sowie die Vermeidung einer Chronifizierung.

### Klinik und Diagnostik

Entscheidend sind Anamnese und neurologische Untersuchung. Die **Lumbalgie/Lumbago** ist gekennzeichnet durch **akut** einsetzenden, heftigen Schmerz im LWS-Bereich, der besonders **morgens** besteht, lokalen Druck- und Klopfschmerz sowie **verspannten Rückenmuskeln** mit eingeschränkter Beweglichkeit. Bei einem Diskusprolaps (→ Abb. 26.2) kommt es typischerweise zu radikulären Symptomen (Paresen von Kennmuskeln, dermatomabhängigen Parästhesien) und einer Schmerzausstrahlung.

**Bildgebende Diagnostik** sollte zurückhaltend eingesetzt werden, v. a. wenn abwendbar gefährliche Verläufe (AGV) weitgehend ausgeschlossen wurden. Bei chronischem Rückenschmerz (> 12 Wochen) trotz leitliniengerechter Therapie soll nach Ausschluss von psychosozialen Chronifizierungsfaktoren dennoch einmal eine bildgebende Diagnostik durchgeführt werden.

### Therapie

Konservativ wird mit **Analgetika** und **Antiphlogistika,** Koanalgetika (Antidepressiva, Antikonvulsiva mit Wirkung auf die neuropathische Schmerzkomponente), periradikulären (CT-gesteuerten) Injektionen, begleitender manueller Therapie und ggf. Akupunktur behandelt. Es sollte keine Bettruhe erfolgen.

Bezüglich eines operativen Vorgehens ist Zurückhaltung angebracht. Eine Indikation ist nur bei sicher diagnostiziertem Prolaps mit anhaltenden motorischen Paresen (Kraftgrad < 3/5), Blasen- oder Mastdarmstörungen zu stellen, in selteneren Fällen kann auch bei therapierefraktären Schmerzen mit radikulärer Symptomatik eine elektive OP erwogen werden.

> Der **zentrale Diskusprolaps** mit Druck auf das Myelon ist ein absoluter Notfall. Das entstandene Cauda-equina-Syndrom mit beidseitigen neurologischen Ausfällen, Miktionsstörung und Anästhesie im Bereich der Oberschenkelinnenseiten („Reithosenanästhesie") muss eine Not-OP zur Folge haben.

## Zusammenfassung

- Häufige Ursachen von Schmerzen im Bewegungsapparat sind funktionelle Störungen oder degenerative Erkrankungen.
- Therapeutisch/symptomatisch können Analgetika (z. B. NSAR), Wärme und Physiotherapie zum Einsatz kommen.
- Nacken- und Rückenschmerzen chronifizieren in ca. 10–15 % der Fälle, psychosoziale Risikofaktoren spielen dabei eine wesentliche Rolle.
- Der Diskusprolaps betrifft v. a. die LWS, nur selten die HWS.
- Bandscheibenvorfälle werden primär konservativ behandelt, das Cauda-equina-Syndrom hat jedoch eine Not-OP zur Folge.

# Schwindel

Schwindel beschreibt eine Unsicherheit im Raum. Die Bezeichnung „Schwindel" wird umgangssprachlich für ein breites Spektrum an Zuständen verwendet, z. B. für gerichteten Schwindel (wie Drehschwindel) oder ein Benommenheitsgefühl. Daher ist stets zu erheben, was der Patient unter seinem subjektiv erlebten Schwindel versteht. Beim systematisch-gerichteten Schwindel (engl. vertigo) handelt es sich meist um eine vestibuläre Genese, während der ungerichtete Schwindel (Unsicherheits- oder Benommenheitsgefühl ohne Bewegungsillusion, engl. dizziness) meist nichtvestibulärer Genese ist.
Die Ursachen können harmlos, aber auch lebensbedrohlich sein, werden dann jedoch fast immer von Warnsignalen (Red Flags) begleitet. Diese gilt es zu erfragen bzw. in einer gründlichen körperlichen Untersuchung inkl. einer neurologischen Untersuchung und Untersuchung des Vestibularorgans zu erheben. Die weitere Diagnostik richtet sich dann nach den erhobenen Befunden.
In der Hausarztpraxis sind in 60 % der Fälle die Symptome keiner klaren Erkrankung zuzuordnen und verschwinden häufig wieder.

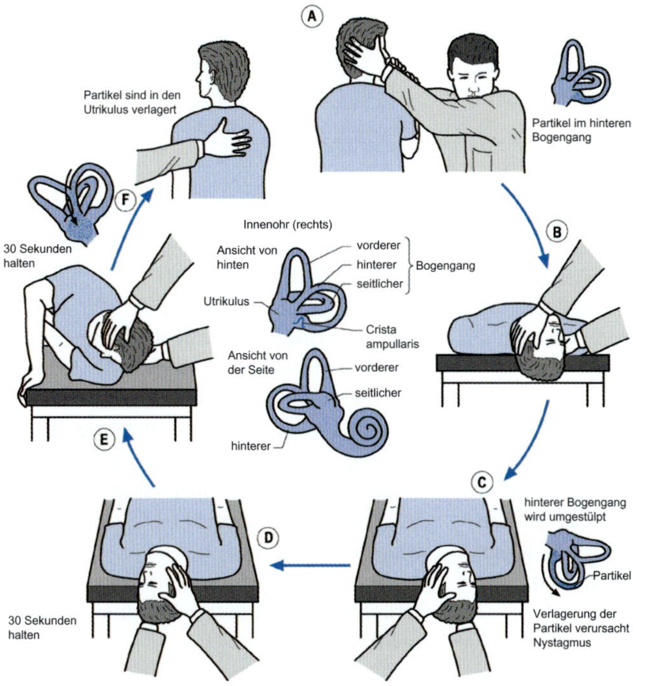


**Abb. 27.1** Lagerungsmanöver nach Epley [G565]

## Einteilung

Man unterscheidet vestibulären und nichtvestibulären Schwindel. Vestibuläre Schwindelursachen werden zudem in zentral-vestibulär und peripher-vestibulär unterteilt. Darüber hinaus kommt dem multimodalen Altersschwindel eine wichtige Bedeutung zu.

**Peripher-vestibulär:**

- Mit gerichtetem Schwindel: Funktionsstörungen des Vestibularorgans (Morbus Menière, benigner paroxysmaler Lagerungsschwindel bzw. BPLS, Perilymphfistel, Bogengangsdehiszenz), Funktionsstörungen des N. vestibulocochlearis (Neuropathia vestibularis, Vestibularisparoxysmie)
- Mit ungerichtetem Schwindel: bilaterale Vestibulopathie (z. B. durch bds. Neuropathia vestibularis oder ototoxische Substanzen)

**Zentral-vestibulär:**

- Mit gerichtetem Schwindel: Läsionen des Kleinhirns oder des Hirnstamms
- Mit ungerichtetem Schwindel: zentral wirksame Substanzen (Alkohol, Antikonvulsiva), vestibuläre Migräne

**Nichtvestibulär:**

- Kardiovaskulär: Herzrhythmusstörungen, Hypotonie, Hypoxie (z. B. bei Herzinsuffizienz)
- Okulomotorikstörung oder visuelle Störung
- Somatosensible Afferenzstörung (Polyneuropathie)
- Phobischer Schwankschwindel

**Tab. 27.1** Schwindeltypen

| Schwindeltyp | Beschreibung | Ursachen | Fragen/Untersuchungen |
|---|---|---|---|
| Drehschwindel | „Wie im Karussell" | meist peripher-vestibulär: benigner paroxysmaler Lagerungsschwindel, Morbus Menière, Neuritis vestibularis | • Beginn<br>• Dauer<br>• Auslöser: spontan, beim Aufstehen, bei Änderung der Kopf- oder Armposition<br>• Medikamentenanamnese<br>• Begleiterscheinungen: Übelkeit, Kopfschmerz, Migräne-Aura, Palpitationen, Herzrasen, Hyperventilation, Hörminderung, Tinnitus, Nystagmus, Oszillopsien, Schwarzwerden vor Augen, Synkopen, Lähmungen, Schluckstörungen, Kleinhirn- oder Hirnstammsymptome<br>• Lagerungsprobe nach Hallpike-Epley |
| Drohende Ohnmacht | präsynkopales Schwindelgefühl | **Ohne Prodromi:** bradykarde Rhythmusstörungen, sensibler Karotissinus (dann v. a. beim Kopfdrehen)<br>**Mit Prodromi:** Orthostase, tachykarde Rhythmusstörungen | |
| Raumunsicherheit | „komisches Gefühl im Kopf, Schwanken" | **Durch Kopfbewegung auslösbar:** BPLS<br>**Ohne Auslöser:** somatoforme Störung, Phobie, Hirnstammprozesse (entzündlich, vaskulär), medikamentös, vestibuläre Migräne | |
| Gangunsicherheit | „Torkeliges Gehen, der Kopf ist frei": Wenn überhaupt, ist der Schwindel durch Körperbewegungen, nicht jedoch durch Kopfbewegungen auslösbar. | Afferenzstörungen wie Polyneuropathie, multimodale posturale Unsicherheit (z. B. bei multimorbiden, hochbetagten Patienten häufig), vaskuläre Enzephalopathie, visuelle Probleme, somatoform-phobisch | |

Der multimodale Altersschwindel kann erst nach Ausschluss anderer Schwindel-Ätiologien diagnostiziert werden. Er entsteht aus einem Zusammenspiel von nachlassendem Visus, nachlassender kardiovaskulärer Adaptationsfähigkeit, Störungen der Homöostase, neuronaler Degeneration (sowohl im propriozeptiven als auch vestibulären System) sowie einer erschwerten psychologischen Anpassung, insbes. mit gesteigerter Angst, z. B. vor dem Fallen.

## Anamnese

Folgende Dinge müssen unbedingt erfragt werden:

- Qualität des Schwindels: gerichtet (Drehschwindel, Liftschwindel) oder ungerichtet (Benommenheit, eher Schwankschwindel)?
- Zeitliche Dauer: Sekunden, Minuten, Stunden, plötzliches Auftreten oder schleichender Beginn?

- Auslöser, Verstärker bzw. mildernde Faktoren: Bewegungsabhängigkeit, Belastungsabhängigkeit, Stress, Besserung durch visuelle Veränderungen (z. B. Licht), Situationsabhängigkeit?
- Begleitsymptome: Übelkeit, Erbrechen, Kopfschmerz, Präkollaps, Synkope, Hörminderung, Tinnitus, Ohrenschmerz, **neurologische Ausfallserscheinungen,** Stand- und Gangstörung, Fallneigung, begleitende Angst/Panik, Hyperventilation?
- Grunderkrankungen, Medikation: vorausgegangene Infekte, Tumoren, zerebrale Ischämien, kardiale Grunderkrankungen, Antihypertensiva, Benzodiazepine, Neuroleptika und andere zentral wirksame Substanzen?

### AGV/Red Flags

Wallenberg-Syndrom (Infarkt der Medulla oblongata → PICA-Verschluss, Vertebralisverschluss), vertebrobasiläre Ischämie, Basilarisinsult, Kleinhirninfarkt, Herzrhythmusstörungen, obstruktive Herzerkrankungen/Aortenklappenstenose, Herpes zoster oticus, sensibler Karotissinus.

## Benigner paroxysmaler Lagerungsschwindel

Der benigne paroxysmale Lagerungsschwindel (BPLS) wird durch Otholithen ausgelöst, die, meist im hinteren Bogengang, zu einer Übererregung des Vestibularorgans führen.

### Klinik

Typischerweise handelt es sich um einen **Drehschwindel** mit einer Dauer von < 1 min, der durch Lagewechsel, z. B. beim nächtlichen Wenden im Bett, auftritt. Er wird z. T. von Übelkeit und Erbrechen begleitet.

### Diagnostik

Richtungweisend sind die Anamnese sowie die **Lagerungsprobe nach Hallpike.** Dabei wird der Patient aus dem Sitzen zügig auf den Rücken (in Kopfhängelage) gelegt, wobei das betroffene Ohr Richtung Boden zeigt und der Kopf um ca. 45° rekliniert ist. Nach ca. 10 s tritt Drehschwindel mit **rotierendem Nystagmus** auf.

### Therapie

***Befreiungsmanöver nach Epley*** Aus der Lagerungsprobe nach Hallpike heraus wird ein Befreiungsmanöver der Otholiten versucht (→ Abb. 27.1).

> Nystagmus und Drehschwindel gehen immer zum aktiveren Vestibularorgan. Im Falle des BPLS also zur erkrankten Seite, bei der Neuritis vestibularis zur gesunden Seite.

## Morbus Menière

Der Morbus Menière ist eine Erkrankung des Innenohrs. Es handelt sich um eine Störung der Innenohrhomöostase, deren genaue Genese nicht geklärt ist. Die Krankheit beginnt i. d. R. einseitig, im Laufe der Erkrankung ist die Mitbeteiligung des zweiten Ohrs jedoch nicht selten (30 %). Mit der Häufigkeit der Anfälle nimmt das Hörvermögen ab.

### Klinik

Typisch ist die Trias aus Drehschwindel, Tinnitus und akuter Hörminderung, meist mit Druckgefühl auf dem Ohr. Die Beschwerden halten über Minuten oder Stunden an. Auch in anfallsfreien Intervallen kommt es zu fluktuierender Tieftonschwerhörigkeit.

### Diagnostik

Nystagmus-Prüfung, Stimmgabelversuch nach Weber (Lateralisierung ins gesunde Ohr) und Rinne (negativ), es sollte die HNO-ärztliche Vorstellung erfolgen.

### Therapie

Akut werden **Bettruhe** und **Antivertiginosa** empfohlen. Prophylaktisch kommen stadienabhängig Betahistin, ggf. auch wiederholte transtympanale Glukokortikoid- oder Gentamicinapplikationen infrage, als letzte Option auch operative Maßnahmen.

## Neuritis vestibularis

Die Neuritis vestibularis beschreibt eine einseitige Entzündung des N. vestibularis mit konsekutivem **Ausfall des Vestibularorgans.** Die genaue Ätiologie ist bislang nicht geklärt, ein vermehrtes Vorkommen nach respiratorischen Infekten wird beobachtet.

### Klinik

Aus völliger Gesundheit heraus kommt es zu plötzlich einsetzendem, starkem **Drehschwindel,** Übelkeit sowie zu einer **Fallneigung** zur erkrankten Seite, der Patient ist meist nicht fähig, zu stehen oder zu gehen. Die Symptome halten über **Tage an.**

> Bei der Neuritis vestibularis kommt es zu **keiner Hörminderung** und zu **keinem Tinnitus.**

### Diagnostik

Mit der Frenzel-Brille kann ein Nystagmus zur gesunden Seite (zur aktiveren Seite) dargestellt werden. Eine kalorische Messung kann die Nicht-Erregbarkeit des betroffenen Vestibularorgans detektieren.

### Therapie

Therapeutisch werden **Antivertiginosa** (Dimenhydrinat) und **Glukokortikoide** eingesetzt. Es sollte rasch mit **Gleichgewichtsübungen** begonnen werden, sodass eine zentrale Kompensation gefördert wird. Dazu sollten Antivertiginosa und dämpfende Medikamente schnellstmöglich abgesetzt werden. Meist kommt es innerhalb von 2–3 Wochen zu einer Ausheilung.

## Phobischer Schwankschwindel

### Klinik und Diagnostik

Es besteht ein Schwankschwindel, der häufig **in bestimmten Situationen** (Lift, in engen Räumen, unter Menschenmassen etc.) auftritt und i. d. R. von vegetativen Symptomen und Ängsten begleitet wird (Schwitzen, Herzrasen, Tremor). Meist hält dieser nur für die Dauer der angstauslösenden Situation an. In der körperlichen Untersuchung zeigen sich keine Pathologien. Depressionen als Komorbidität sind häufig.

### Therapie

Ein Therapieversuch mit Psychotherapie (Verhaltenstherapie), ggf. Antidepressiva, Physio- oder Ergotherapie kann unternommen werden.

## Zusammenfassung

- Schwindelursachen können vielfältig sein, häufig gelingt eine klare ätiologische Zuteilung nicht.
- Es wird zwischen vestibulärem und nichtvestibulärem Schwindel unterschieden.
- Entscheidend ist zu klären, was der Patient (!) unter „Schwindel“ versteht.
- Dauer, Art, auslösende Situationen, Grunderkrankungen, eingenommene Medikamente und Begleitsymptome des Schwindels sind zu erfragen.
- Beim BPLS gibt es Lagerungsproben und Befreiungsmanöver, die in der Hausarztpraxis einfach durchgeführt werden können.

# → 28 Kopfschmerzen

Kopfschmerzen (Cephalgien) treten in allen Altersgruppen in verschiedener Ausprägung auf und sind für den Hausarzt eine besondere Herausforderung. Er ist es, der ernsthafte, akute Ursachen (z. B. Meningitis, Subarachnoidalblutung) von weniger schwerwiegenden Ätiologien unterscheiden muss (Prinzip des abwendbaren gefährlichen Verlaufs, AGV). Im Folgenden werden drei Typen des primären Kopfschmerzes (Migräne, Spannungskopfschmerz, Cluster-Kopfschmerz) dargestellt.

## Ätiologie

Viele Menschen klagen über chronische oder rezidivierende Kopfschmerzen. 90 % davon haben chronisch-funktionelle Kopfschmerzen aus dem Formenkreis der Migräne und des Spannungskopfschmerzes, die übrigen 10 % leiden an symptomatischen Schmerzen als Reaktion auf organische Ursachen (→ Tab. 28.1).

## Diagnostik

***Anamnese*** Eminent wichtig für den Hausarzt ist die Fähigkeit, den banalen Kopfschmerz von einem schwerwiegenden AGV zu unterscheiden. Hierbei hilft die genaue und gründliche Anamnese. Besonders abzuklären sind die Schmerzcharakteristik (Schmerzen oder eher ein Druckgefühl?), die Lokalisation, Auslöser, Dauer und Häufigkeit. Wichtig ist auch die Frage nach Begleitsymptomen (z. B. Erbrechen, Fieber, Meningismus, Doppelbilder, Verspannungen), psychosozialem Umfeld und die Medikamentenanamnese.

***Klinische Untersuchung*** Es schließt sich eine klinische Untersuchung (Druckschmerzhaftigkeit der parakraniellen Muskulatur? Verhärtete A. temporalis superficialis?) mit neurologischem Status an.

***Weitere Untersuchungen*** Sie richten sich nach der Verdachtsdiagnose: Laboruntersuchungen (Entzündungszeichen [BSG, CRP] Blutbild und Blutzucker), Blutdruckmessung, augenärztliche Untersuchung (Glaukom? Visusminderung?), Liquorpunktion (Meningitis? SAB?), Doppler-Untersuchung (Arteriitis temporalis?), kieferorthopädische Konsultation (Kiefergelenkarthropathie?). CT und MRT können bei Kopfschmerzen mit außergewöhnlicher Klinik mit der Fragestellung eines Traumas/Blutung/einer Raumforderung indiziert sein, gehören aber nicht zur Routinediagnostik.

**Red Flags für schwerwiegende Ursache des Kopfschmerzes (abwendbar gefährlichen Verlauf, AGV):**

- Plötzlich einsetzender, stärkster Schmerz (Vernichtungskopfschmerz)
- Kopfschmerz in Verbindung mit morgendlichem, schwallartigem Erbrechen
- Dauerkopfschmerz, in der Häufigkeit oder Intensität zunehmend
- Neurologische Symptome > 1 h
- Meningismuszeichen
- Begleitende Bewusstseins-/Wesensveränderung
- Tastbare Pulsationen im Schläfenbereich
- Kopfschmerz bei Schwangeren, Immunsupprimierten oder Patienten mit malignen Erkrankungen.

## Therapie

Die Behandlung richtet sich nach der zugrunde liegenden Erkrankung. Kopfschmerzen als Begleitsymptom von z. B. respiratorischen Infektionen werden meist symptomatisch therapiert (i. d. R. mit NSAR). Bei Kopfschmerzen infolge einer Hirndruckerhöhung oder einer meningealen Reizung erfolgt die Behandlung kausal (antibiotisch, operativ). Im Folgenden sind die Krankheitsbilder Migräne, Spannungskopfschmerz und Clusterkopfschmerz erläutert.

**Tab. 28.1** Leitsymptom Kopfschmerz und dessen Ursachen

| Kopfschmerz bei/nach | Ursache |
|---|---|
| Migräne | s. Text |
| Spannungskopfschmerz | s. Text |
| Clusterkopfschmerz | s. Text |
| Infektionen | begleitend bei bakteriellen/viralen Infekten: Influenza, Sinusitis, Herpes Zoster |
| degenerativen Wirbelsäulenerkrankungen | überwiegend im HWS-Bereich |
| zerebrovaskulären Störungen | Arteriosklerose, Sinusvenenthrombose, bei Riesenzellarteriitis |
| intrakraniellen Raumforderungen | Hirntumor, Abszess, Hämatomausbreitung |
| Medikamenteneinnahme | Analgetikaabusus, Vasodilatatoren (Nitropräparate) |
| meningealer Reizung | Meningitis, Enzephalitis, Subarachnoidalblutung |
| Ausstrahlung | aus dem Viszerokranium, bei Zahnschmerzen, Sinusitiden, Otitiden, Glaukomanfällen |
| Trauma | nach Verkehrsunfall |
| Genussmittelabusus/Intoxikation | nach CO-Vergiftung, nach Alkohol-/Nikotinkonsum, nach Schwermetallbelastung |
| Weiteres | (maligne) arterielle Hypertonie, Pseudotumor cerebri |

# Migräne

Die Migräne ist charakterisiert durch einen **anfallsartigen rezidivierenden Kopfschmerz.** Die genaue Ursache ist nicht geklärt, evtl. handelt es sich um eine Störung der zerebralen Vasomotorik. Das Manifestationsalter ist meist vor dem 30. Lebensjahr, 75 % der Migränepatienten sind Frauen. Als auslösende oder sog. **Triggerfaktoren** sind psychische Probleme wie Anspannung, Anspannungsabfall, Angst und Stress, endokrinologische Faktoren (z. B. prämenstrueller Kopfschmerz), Reaktion auf bestimmte Nahrungsmittel (Alkohol, Käse, Schokolade), Wetterumschwünge und Schlafmangel empirisch ermittelt.

## Formen

***Gewöhnliche Migräne*** Anfallssymptomatik ohne neurologische Ausfälle.

***Migräne mit Aura*** Migräne mit neurologischen, d. h. sensiblen und/oder motorischen Auffälligkeiten bzw. Ausfallerscheinungen (Paresen, Mono-/Hemiplegien, Hypästhesien, Sprachstörungen, **Flimmerskotome**), die < **1 h** anhalten = Migräne mit Aura. Migränetypische Kopfschmerzen sind dabei nicht obligat (Migraine sans migraine).

Bei der Migräne mit Aura sollte eine einmalige fachärztliche Abklärung erfolgen (DD: Raumforderung, multiple Sklerose).

## Klinik und Diagnostik

Typisch ist (in 60 %) ein halbseitiger, pulsierender, heftiger Kopfschmerz im Stirn-, Orbital- und Schläfenbereich, der durch Licht, Geräusche oder körperliche Anstrengung verstärkt wird und häufig von **vegetativen Beschwerden** (Übelkeit, Erbrechen, Durchfall, Geräuschempfindlichkeit, Lichtscheu) und psychischen Begleitsymptomen (Reizbarkeit, Affektlabilität) begleitet wird. Handelt es sich um eine Migräne mit **Aura,** stellt sich die Aura (z. B. als Visusproblematik) meist **vor Eintritt des Kopfschmerzes** ein. Häufig beschreiben Patienten dabei Lichtblitze, die von medial nach lateral wandern. Häufig steigt die Anfallshäufigkeit unter Stress, bei manchen Patienten aber auch bei Stressabfall („Feierabendmigräne").

#### Therapie

***Akut*** Gegen die Schmerzen helfen NSAR, wobei für ASS (1.000 mg p. o.) die höchste Evidenz besteht. Sind NSAR (Ibuprofen, Diclofenac) kontraindiziert, können Paracetamol oder Metamizol zum Einsatz kommen, bei schwereren Anfällen Triptane, z. B. Sumatriptan. Da aufgrund der passageren vegetativen Veränderungen während des Anfalls die Magenpassage oft verzögert ist, sollten die Analgetika nach **MCP-Gabe** verabreicht werden. Dieses hilft zusätzlich gegen Übelkeit und Erbrechen. Das Hinlegen in einem abgedunkelten, stillen Raum kann die Beschwerden außerdem lindern. Beim Status migränosus (Beschwerden > 72 h) kann einmalig Prednisolon oder Dexamethason p. o. verabreicht werden.

***Prophylaxe*** Bei > 3 Attacken/Monat, Attackendauer länger als 72 h (Status migränosus), starkem Leidensdruck oder Unverträglichkeit der Akuttherapie kann eine prophylaktische Dauertherapie mit **β-Blockern** in Erwägung gezogen werden. Zweite Wahl sind CGRP-Antikörper, z. B. Erenumab (seit 2018 zugelassen). Häufig kennen die Patienten ihre „Migräne-Trigger". Sie sollten darauf hingewiesen werden, diese zu meiden. Ist der Trigger Stress, so können **Entspannungsübungen,** autogenes Training und Biofeedback-Verfahren Erfolg versprechend sein. Darüber hinaus soll regelmäßiger **Ausdauersport** die Anfallshäufigkeit reduzieren. Auch alternativmedizinische Verfahren wie **Akupunktur** können zur Symptomverbesserung führen.

## Spannungskopfschmerz

Dieser Kopfschmerz ist die häufigste Kopfschmerzform. Die Genese scheint multifaktoriell und ist nicht genau geklärt. Ätiologische Faktoren sind Ängste, depressive Störungen, psychosozialer oder muskulärer Stress, Analgetikamissbrauch oder eine oromandibuläre Dysfunktion. Sekundär kommt es zu Verspannungen kopfnaher Muskeln. Es wird der **episodische** (≤ 15 Tage/Monat, über mindestens 3 Monate) vom **chronischen** Spannungskopfschmerz (> 15 Tage/Monat, über mindestens 6 Monate) abgegrenzt. Die chronische Form resultiert dabei leider meist aus einem schlecht therapierten episodischen Spannungskopfschmerz.

#### Klinik und Diagnostik

Die Betroffenen klagen über leichten bis mäßigen, **dumpfen, drückenden Dauerkopfschmerz** bifrontal oder holozephal, der sich bei Anstrengung/Aktivität **nicht verstärkt** (≠ Migränekopfschmerz). Begleitsymptome (wie Photophobie, Erbrechen) treten i. d. R. nicht oder in nur geringer Intensität auf. Liegt ein unauffälliger neurologischer Untersuchungsbefund vor, ist keine Zusatzdiagnostik indiziert.

#### Therapie

Nichtmedikamentöse Therapien sollten die erste Wahl sein, wobei diese oft nicht ausreichen. Dazu zählen z. B. genügend Schlaf, Verhaltenstherapie, moderater Ausdauersport und Verbesserung der Ergometrie am Arbeitsplatz. Ein Kopfschmerztagebuch kann zum Einordnen von bestimmten Triggern helfen. Beim episodischen Kopfschmerz kommen medikamentös ASS, Ibuprofen oder Paracetamol zum Einsatz, außerdem kann Pfefferminzöl auf den Schläfen Linderung bringen. Kommt es im Verlauf zur Chronifizierung, ist die Behandlung in spezialisierten Praxen/Kliniken sinnvoll. Medikamentös sollte hier mit Antidepressiva, z. B. Amitryptilin in geringer Dosierung, therapiert werden. NSAR/Paracetamol sollten nicht häufiger als 2-mal/Woche eingenommen werden. Ansonsten besteht die Gefahr eines analgetikainduzierten Kopfschmerzes und ein Teufelskreis droht.

> Bei chronischem Kopfschmerz immer auch an **analgetikainduzierten Kopfschmerz** denken. Insbesondere Kopfschmerzpatienten entwickeln diesen häufiger. Ein Teufelskreis beginnt!

## Cluster-Kopfschmerz (Morbus Bing-Horton)

Der Cluster-Kopfschmerz gehört zu den trigeminoautonomen Cephalgien. Er tritt häufig periodisch (für 1–2 Monate), nach monatelanger Anfallsfreiheit, auf. Dabei werden, wie auch beim Spannungskopfschmerz, eine episodische und eine chronische Verlaufsform (symptomfreie Perioden < 1 Monat) unterschieden. Oft sind junge Männer betroffen. Die Ätiologie ist unklar, Alkoholkonsum ist ein möglicher Trigger.

#### Klinik und Diagnostik

Es kommt zu anfallsartigen, heftigsten, bohrenden/stechenden Schmerzen um Auge, Stirn und **Schläfe,** die streng einseitig lokalisiert sind und typischerweise zu nächtlichem Erwachen mit „pacing around" (unruhigem Umherlaufen) führen. Daneben zeigen sich ipsilateral gerötete, **tränende Augen,** eine **verstopfte Nase sowie ein partielles Horner-Syndrom (Miosis und/oder Ptosis).** Typischerweise finden 1–3 Anfälle/24 h statt, 50 % davon beginnen während des Schlafes und führen zu nächtlichem Erwachen. Die Anfallsdauer beträgt 15–180 min, meist 30–40 min. Anamnese und körperliche Untersuchung sind zur Diagnosestellung ausreichend. Im Fall neurologischer Auffälligkeiten, Pat. > 60 J. oder bei veränderter Symptomatik sollte ein cCT/cMRT zum Ausschluss eines sekundären Clusterkopfschmerzes erfolgen.

#### Therapie

Die Akutbehandlung besteht in **$O_2$-Inhalation** über 20 min. sowie Sumatriptan s. c. oder Zolmitriptan intranasal. Zur Rezidivprophylaxe kann **Verapamil** oder (2. Wahl) Lithium eingesetzt werden. NSAR und Opioide sind beim Clusterkopfschmerz wirkungslos.

### Zusammenfassung

- Die meisten Kopfschmerzpatienten leiden unter Spannungskopfschmerzen.
- Auf Red Flags achten, um die AGVs nicht zu übersehen.
- Eine kurze neurologische und körperliche Untersuchung ist Pflicht.
- Migräneschmerz: halbseitig, pulsierend, v. a. an Stirn, Orbita und Schläfen, durch Aktivität verstärkt.
- Clusterkopfschmerz: streng halbseitig, orbital, nächtliche anfallsartige Attacken.
- Spannungskopfschmerz: beidseitiger, dumpfer, drückender Dauerschmerz, durch Aktivität nicht verstärkt.
- Stressbewältigung, autogenes Training und alternative Heilmethoden können neben der medikamentösen Therapie helfen.

# Schlaganfall

Der Schlaganfall ist eine akute zerebrale arterielle Durchblutungsstörung, meist ischämischer Natur (80–85 %). Überwiegende Ursachen hierfür sind atherosklerotische Veränderungen, die zur Makroangiopathie (mit meist arterioarteriellen Embolien) oder Mikroangiopathie (durch stenosierende Plaques, es resultieren lakunäre Infarkte) führen, außerdem kardioembolische Ereignisse (z. B. bei Vorhofflimmern, bei paradoxer Embolie bei persistierendem Foramen ovale oder septische Embolien). Ebenso sind Gefäßdissektionen, andere Emboliefomen (Luft- oder Fettembolien) sowie Vaskulitiden differenzialdiagnostisch zu beachten. Bei 20–25 % der ischämischen Schlaganfälle bleibt die Ätiologie ungeklärt, sie werden als kryptogen bezeichnet. Wesentlich seltener – und zwar in nur ca. 15 % – liegt eine intrakranielle Blutung zugrunde (**hämorrhagischer Insult** bei intrazerebraler Blutung → Blutung ins Hirnparenchym). Falls nach einem Apoplex der Hausarzt aufgesucht wird, liegt das Ereignis bei etwa einem Viertel der Patienten bereits 2 Tage oder länger zurück.

## Klinik

Symptome eines Schlaganfalls sind: **plötzliche Kraftminderung** der Extremitäten, **Hemiparese** (z. B. Schwäche in Arm oder Bein), plötzliche Gesichtslähmung, plötzliches sensibles Hemisyndrom, plötzliche **Sprach- oder Sprechstörungen** (z. B. verwaschene Sprache, Dysarthrie, Wortfindungsstörungen, Aphasie), plötzliche **Sehstörungen** (z. B. Gesichtsfeldausfall, Hemianopsie, Doppelbilder, Nystagmus), Übelkeit und Erbrechen, Schwindel, Gleichgewichtsstörungen, **Ataxie,** Kopfschmerzen, **Vigilanzstörungen** bis zum Koma, wobei die Symptome vom betroffenen Hirnareal abhängen.
Der FAST-Test **(Face-Arm-Speech-Test)** hilft bei der Erkennung eines Schlaganfalls: **Gesichtslähmung, Armschwäche, sprachliche Beeinträchtigung.** Außerdem sollten folgende Parameter dokumentiert werden: **Puls** (Brady-, Tachykardie, Herzrhythmusstörungen), **Blutdruck** (Hypo-, Hypertonie), **Temperatur** (Fieber) und **Blutzucker** (Teststreifen, Hypo-, Hyperglykämie).
Abzugrenzen vom Hirninfarkt ist die **transitorisch-ischämische Attacke** (TIA): Hierbei liegen Symptome eines Apoplex vor, allerdings finden sich im cMRT keine Läsionen. Eine Symptomdauer von < 1 h, die früher zur Definition obligat war, wird nicht mehr als Kriterium herangezogen. Sie äußert sich häufig als einseitige Amaurosis fugax (auch die Retina ist Teil des ZNS!) und dient als Warnsymptom eines zukünftigen Apoplexes, hierfür ist das Risiko insbesondere in den ersten Tagen nach TIA deutlich erhöht. TIAs machen etwa 25 % aller akuten zerebrovaskulären Erkrankungen aus.

## Diagnostik

***Bildgebung*** Eine **cCT** kann bei zerebraler Ischämie-Symptomatik in ca. 30 % eine akute Infarktläsion erkennen, in > 60 % nicht. Allerdings bietet sie die Möglichkeit des Erkennens alternativer Ursachen für eine zerebrale Ischämie-Symptomatik, wie subdurale Hämatome, Hirntumore, arteriovenöse Malformationen, Aneurysmen oder intrazerebrale Blutungen. Das cMRT ist deutlich sensitiver, jedoch zeitaufwendiger, kostspieliger und i. d. R. nicht 24 h/d verfügbar.
***Weitere Untersuchungen*** Nach ischämischem Schlaganfall sollten eine klinische Untersuchung und ein **Ruhe-EKG,** ggf. eine **Echokardiografie** (transthorakal und zum Erkennen etwaiger Vorhofthromben transösophageal) erfolgen, um eine zugrunde liegende Herzerkrankung zu eruieren, ebenso ein Langzeit-EKG. Die Doppler-Sonografie der Hirnarterien kann bei V. a. Stenosen, Verschlüsse, Dissektionen, bei V. a. Vaskulitiden oder fibromuskuläre Dysplasie indiziert sein und bei unklaren Befunden um eine MRT- oder CT-Angiografie ergänzt werden.

### Differenzialdiagnosen

Differenzialdiagnostisch ist eine Reihe neurologischer und internistischer Erkrankungen in Betracht zu ziehen: Hypo-/Hyperglykämie, Hypotonie, hypertone Krise, Fieber (insbesondere mit Dehydratation), Epilepsie (z. B. **Todd-Parese** nach fokalem Anfall), hirntumor- oder metastasenbedingte Ausfälle, **Subarachnoidalblutung** (plötzlicher heftiger Kopfschmerz und Nackensteife), entzündliche Hirnerkrankungen (Enzephalitis, Meningitis), Sinus- oder Hirnvenenthrombosen, Migräne (halbseitiges Defizit vor Auftritt der Kopfschmerzen), spinale Erkrankungen oder Läsion peripherer Nerven, Commotio/Contusio cerebri nach Trauma, Intoxikationen, **Elektrolytentgleisungen** (z. B. hypokaliämische Lähmung), psychogene Lähmung.

> Bei V. a. Apoplex ist eine **cCT** indiziert. Erst nachdem eine Blutung ausgeschlossen wurde und die Symptome noch im sog. „Lysefenster" liegen, kann mit einer Lysetherapie begonnen werden! Rein klinisch lässt sich ein ischämischer nicht sicher von einem hämorrhagischen Schlaganfall unterscheiden.

## Therapie

Bei Verdacht auf einen Apoplex muss die unverzügliche stationäre Einweisung mit Alarmierung des Rettungsdienstes in eine geeignete Klinik (wenn erreichbar mit Stroke Unit) erfolgen oder die unverzügliche Entscheidung über eine Nichteinweisung getroffen werden (z. B. bei schlechtem Allgemeinzustand/Multimorbidität/Malignom im Endstadium, entsprechendem Patientenwillen/Verfügung). Die anamnestischen Daten, einschließlich des Beginns der Symptomatik und möglicher Lyse-Kontraindikationen sowie bereits erfolgte therapeutische Interventionen sollen genau dokumentiert werden.
***Sofortmaßnahmen*** Oberkörperhochlagerung, Anlage eines peripher-venösen Zugangs an der nicht vorrangig betroffenen Seite, 500–1000 ml isotonische Lösung i. v., Kontrolle des Blutdrucks (Bedarfshochdruck zur Aufrechterhaltung des zerebralen Perfusionsdrucks, Senkung erst ab > 220/120 mmHg, bei Lungenödem, Myokardinfarkt oder einer hypertensiven Enzephalopathie, keine Nitrate verwenden), $O_2$-Versorgung und ggf. Sicherung der Atemwege.

> Prästationär sind die Gabe von Heparin, ASS oder Steroiden sowie intramuskuläre Injektionen kontraindiziert. Eine **Lyse** darf erst nach dem Ausschluss von Blutungen durch eine cCT erfolgen!

Ziel ist das Retten der sog. **Penumbra:** dem Gebiet, das nur unter einer relativen Ischämie leidet. Dazu kommen die systemische Lysetherapie mit rt-PA i. v. (Alteplase) in Frage, ggf. mit interventioneller, mechanischer Thrombektomie bei Verschluss großer Gefäße des vorderen Kreislaufs.
Die Lysetherapie verringert den Anteil an Patienten, die eine Behinderung behalten, allerdings bei leicht erhöhter Frühsterblichkeit. Das Zeitfenster, in dem eine Lyse stattfinden kann, beträgt **4,5 h nach Symptombeginn,** in sehr seltenen Fällen 6 h. Falls der Patient mit Schlaganfallsymptomen erwacht ist, wird der letzte störungsfreie Zeitpunkt als ihr Beginn angenommen.

> Insbesondere Infarkte im vertebrobasilären Stromgebiet werden aufgrund ihrer unspezifischen Symptome häufig übersehen. Diese sind (4D): Dysarthrie, Dysphagie, Diplopie, Dizziness (Schwindel).

Bei Patienten mit TIA sollen innerhalb von 24 h eine stationäre Diagnostik erfolgen, die antithrombotische Therapie eingeleitet so-

wie die sekundärpräventiven Maßnahmen initiiert werden. Bei einer TIA entfällt die Option einer Lysetherapie.
Bei einer Hochrisiko-TIA ist, abhängig vom sog. ABCD2-Score, die passagere duale Thrombozytenaggregationshemmung angezeigt.
Bei einem hämorrhagischem Schlaganfall aufgrund einer ICB muss eine frühzeitige Blutdrucksenkung < 140 mmHg systolisch angestrebt werden. Die Senkung sollte nicht mit Nitraten, sondern z. B. mit Urapidil erfolgen. Eine adäquate Analgesie fördert zudem die RR-Senkung. Außerdem muss die Gerinnung, sofern möglich, normalisiert werden. Bei steigendem Hirndruck kommen neben konservativen (Oberkörperhochlagerung) und medikamentösen (Mannitol) Maßnahmen auch chirurgische Verfahren (Anlage einer externen Ventrikeldrainage) infrage. Eine OP im Sinne einer Hämatomevakuation bleibt eine Einzelfallentscheidung.

## Poststationäre Phase

***Entlassung*** Die Hausärzte sollten rechtzeitig über die Entlassung informiert werden, sodass notwendige Vorbereitungen veranlasst werden können (z. B. Verordnung von häuslicher Pflege, Fortsetzung notwendiger Therapien, z. B. Physiotherapie, Ergotherapie, Logopädie). Der Verlauf der Rehabilitation wird durch intensivierte Vorbereitung des Übergangs von stationärer Versorgung in die häusliche Umgebung positiv beeinflusst. Eine Therapie kann auch in der chronischen Phase noch zu signifikanten Verbesserungen führen.
Bei jedem Patienten sollten nach Krankenhausentlassung ein standardisiertes Assessment der erweiterten Aktivitäten des täglichen Lebens (z. B. **IADL**) sowie eine Therapie zur **Förderung von Alltagsaktivitäten** stattfinden. Aufgrund der geänderten Körperwahrnehmung ist bei jedem Patienten nach Schlaganfall ein **Gleichgewichtstraining** zur Verringerung der Sturzgefahr notwendig. Außerdem müssen bei jedem Patienten **Visus,** Gesichtsfeld und Augenbewegungen überprüft werden. Neuropsychologische Beeinträchtigungen sollten im Rahmen eines Basis-Assessments erfasst werden, ein **Screening auf Depression** sollte stattfinden, insbesondere bei Schlaganfallpatienten mit länger bestehender Sprach- oder Sprechstörungen. Außerdem ist ein **Screening auf Dysphagie** durchzuführen, bei Bedarf sind entsprechende Therapien (Schlucktraining) einzuleiten.
Bei 5–20 % der Patienten tritt **neuropathischer Schmerz** auf. Es handelt sich dabei um einen Schmerz, der durch eine Läsion im zentralen Nervensystem verursacht wird. Teilweise gibt es Überschneidungen mit Schmerzen, die durch Spastik oder Sensibilitätsstörungen verursacht werden. Patienten mit neuropathischen Schmerzen können von einer Therapie mit **Antidepressiva** oder **Antikonvulsiva** profitieren.

## Prävention

### Primärprävention

- **Blutdrucksenkung** bei arteriellem Hypertonus (aHT). Eine aHT erhöht das Schlaganfallrisiko um den Faktor 4–5.
- Bei **VH-Flimmern oder -Flattern** sollte, in Abhängigkeit vom $CHA_2DS_2$-VASc-Score (→ Kap. 20) als Primärprävention eine orale **Antikoagulation** oder Therapie mit ASS begonnen werden. Bei **intrakardialen Thromben** ist, unabhängig vom Flimmern, eine Antikoagulation indiziert. VHF erhöht das Apoplexrisiko um den Faktor 5–15.
- Patienten mit künstlichem **Herzklappenersatz** sollen **antikoaguliert** werden, wobei sich Dauer und Zielwerte nach Ort des Ersatzes sowie dem Klappenmaterial richten.
- Bei Patienten mit Karotisstenose muss die OP-Indikation in Abhängigkeit vom Stenosegrad und der Symptomatik überprüft werden.

### Sekundärprävention nach erlittenem ischämischem Apoplex

- Schlaganfallpatienten (ischämisch) ohne VHF: Thrombozytenaggregationshemmung, z. B. mit ASS
- Schlaganfallpatienten (ischämisch) mit VHF: therapeutische Antikoagulation mit DOAKs oder Cumarinen (Marcumar, Warfarin)
- Alle Patienten mit ischämischem Schlaganfall: Ziel-LDL < 100 mg/dl (Statine auch bei Ausgangs-LDL < 100 mg/dl sinnvoll)
- Alle Pat. mit ischämischem oder hämorrhagischem Schlaganfall: Blutdruck zwischen 120/70 mmHg und 140/90 mmHg

> Bei Patienten mit **nichtkardioembolischem Schlaganfall** werden orale Antikoagulanzien nicht empfohlen. Es soll vorzugsweise eine Therapie mit **Thrombozytenfunktionshemmern** (ASS) durchgeführt werden.

## Prognose

In den ersten **6 Monaten** nach dem Schlaganfall wird i. d. R. das größte Ausmaß an **Verbesserung** erreicht. Einige Patienten, v. a. jüngere, zeigen auch danach noch deutliches Verbesserungspotenzial.

## Zusammenfassung

- Ein Apoplex kann ischämischer (80–85 %) oder hämorrhagischer Natur (ca. 15 %) sein.
- Nach erlittenem ischämischem Schlaganfall soll durch eine Lysetherapie mit rt-PA, ggf. + Thrombektomie, die reversibel geschädigte Penumbra gerettet werden.
- Eine Lyse ist nur innerhalb von 4,5 h nach Symptombeginn möglich (sog. „Lysefenster"). Es existieren wenige Ausnahmen.
- Ein guter Informationsaustausch zwischen Klinik-/Rehaärzten und Hausarzt kann das Outcome der Patienten verbessern.
- Gleichgewichtsschulung, Physiotherapie, Logopädie und Ergotherapie nach einem Apoplex sollen Alltagskompetenzen fördern. Depression und Dysphagie sind zu erheben.
- Die wichtigsten Risikofaktoren für Apoplexe sind aHT und Vorhofflimmern.
- Patienten mit VHF werden in Abhängigkeit vom $CHA_2DS_2$-VASc-Score zur Primärprophylaxe antikoaguliert.

# Epilepsie

Epileptische Anfälle entstehen durch anfallsartige Funktionsstörungen des Gehirns in Form von abnormen, synchronen, hochfrequenten Entladungen vieler kortikaler Neurone.
Die Epilepsie beschreibt einen Zustand des Gehirns, der durch eine **andauernde Prädisposition** für epileptische Anfälle gekennzeichnet ist. Falls ein epileptischer Anfall mit weiteren epilepsietypischen Befunden (z. B. bestimmten EEG-Mustern) auftritt, kann von einem dauerhaft erhöhten epileptiformen Potenzial ausgegangen und die Diagnose Epilepsie gestellt werden.
Von Epilepsien abzugrenzen sind die sog. akuten symptomatischen Anfälle (ehem. Gelegenheitsanfälle). Hierunter versteht man Anfälle, die nur unter spezieller **Provokation** (wie Schlafentzug, flackerndes Licht, Drogen, bestimmte Medikamente, z. B. Amitriptylin, hochdosiertes Penicillin, Tramadol, MCP, Ondansetron) auftreten, ohne dass eine generell erhöhte Epileptogenität nachgewiesen werden kann. Sie können potenziell bei jedem Menschen auftreten. Häufigste Ursache eines akuten symptomatischen Anfalls beim Erwachsenen ist der Alkoholentzug, bei Kindern der Fieberkrampf. Die Lebenszeitprävalenz eines akuten symptomatischen Anfalls beträgt 5 %, die einer Epilepsie 0,5–1 %.

## Ätiologie

Nach dem erstmaligen Auftreten eines Krampfanfalls gilt es herauszufinden, welcher Ätiologie dieser war. Unterschieden werden **genetisch bedingte** (früher idiopathische) **Epilepsien,** die durch (meist polygene) Vererbung bedingt sind und keine fassbare strukturelle oder metabolische Ursache haben von **strukturellen/metabolischen Epilepsien,** die dementgegen eine fassbare Ursache aufweisen (z. B. Hirntumor, Metastase, Blutung, Trauma, Entzündung/Infektion, Thrombose, Infarktnarbe, arteriovenöse Malformation, Hypoglykämie, Hyponatriämie, Urämie, Alkoholabusus). Darüber hinaus gibt es ungeklärte Epilepsien.
Die wichtigsten Differenzialdiagnosen des epileptischen Anfalls sind die (konvulsive) Synkope und der psychogene (dissoziative) Anfall.

## Klassifikation

Für die Klassifikation wird unterschieden in fokale oder primär-generalisierte Krampfanfälle, in kombiniert generalisierte und fokale Epilepsien sowie in unklassifizierte Epilepsien. Beim **primär-generalisierten** Anfall sind von Beginn des Anfalls an beide Hemisphären betroffen. Beim **fokalen** Anfall ist zu Beginn nur ein bestimmtes, umschriebenes Areal einer Hemisphäre von den Potenzialentladungen betroffen. Die Einteilung der Epilepsie folgt der ILAE-Klassifikation (2017) anhand der Anfallssemiologie (anhand von Schlüsselsymptomen des Anfalls). Entscheidend sind dabei der Anfallsbeginn (fokaler/generalisierter/unbekannter Beginn) sowie Angaben über weitere Anfallsmerkmale (Bewusstseinszustand, Art der ersten motorischen oder nichtmotorischen Anfallssymptome, weitere im Verlauf hinzukommende Symptome). Entsprechend gibt es Anfälle mit fokalem Beginn mit bewusstem Erleben (früher: einfach fokaler Anfall) oder ohne bewusstes Erleben (früher komplex-fokaler Anfall). Eine Sonderkategorie stellen primär fokale Anfälle mit sekundärer Generalisierung dar (früher sekundär-generalisierter Anfall, heute „fokal zu bilateral klonisch-tonisch"). Generalisierte Anfälle gehen immer mit einer Bewusstseinsstörung einher. Sie können abhängig von den Entäußerungen z. B. tonisch-klonisch, klonisch, tonisch, myoklonisch-atonisch sein. Demgegenüber stehen, auch zu den generalisierten Anfällen gehörend, die Absence-Epilepsien.
Der Anfallstyp, verschiedene auslösende Faktoren, das Erkrankungsalter, Schweregrad und Chronizität des Anfalls sind entscheidende differenzialdiagnostisch zu berücksichtigende Faktoren.

## Klinik

***Fokale Anfälle*** Beim fokalen Anfall ist die Symptomatik vom Ort der Störung abhängig. Je nach Lokalisation teilt man die fokalen Anfälle in Frontal-, Parietal-, Temporal- und Okzipitalepilepsien ein. Bei **Erwachsenen sind fokale Anfälle häufiger als bei Kindern.** Bei der Sonderform der fokal zu bilateral-tonisch-klonischen Anfälle besteht vor dem Eintreten der Bewusstseinsstörung ggf. eine Art Aura (z. B. Déjà-vu-Erlebnisse, Sehstörungen, motorische Einschränkungen).

***Generalisierte Anfälle*** Beim generalisierten Anfall sind initial beide Hemisphären und somit alle Hirnregionen betroffen. Obwohl die Anfälle in jedem Lebensalter auftreten können, ist das **prädisponierende Alter 6–25 Jahre.** Häufig kommt es, insbes. beim tonisch-klonischen Anfall (häufigste Form, früher „Grand mal"), initial zum sog. Initialschrei mit lateralem Zungenbiss (tonische Phase, für Sekunden), es schließt sich für Sekunden bis Minuten die klonische Phase an (Vibrieren → rhythmische Zuckungen → grobe, unregelmäßige Zuckungen → Erschlaffen), dann für Minuten bis Stunden die postiktale Phase (Terminalschlaf, Amnesie, Desorientiertheit).
Bei den Absencen, die sich zumeist im Kindesalter manifestieren, kommt es zu einer „Bewusstseinspause", wobei die Patienten nicht auf Ansprache reagieren und einen starren Blick aufweisen. Bei der typischen Form handelt es sich um einen plötzlich einsetzenden Zustand, der i. d. R. < 20 s anhält, bei der atypischen Form kommt es zu einer weniger abrupt einsetzenden Absence, die jedoch häufig > 30 s dauert.

> Die **postiktale Desorientiertheit** ist ein wichtiges Unterscheidungskriterium zur (konvulsiven) Synkope, bei der die Patienten innerhalb weniger Sekunden wieder voll orientiert sind!
> Die **postiktale Lähmung** (Todd-Parese) ist eine wichtige Differenzialdiagnose des Schlaganfalls!

> Die Einteilung in fokale oder primär-generalisierte Epilepsie entscheidet über die medikamentöse Therapie. Bei Therapieresistenz sollte daher die Einteilung überprüft werden!

## Diagnostik

Wichtig ist die **Anfallsanamnese** mit Fragen nach objektiver und subjektiver Anfallsschilderung (Eigen- und Fremdanamnese): Aura, iktaler Verlauf, postiktale Phase, eruierbare auslösende Trigger, Ort, Zeitpunkt, Begleitumstände, Bewusstlosigkeit, Amnesie, Zungenbiss, Verletzungen, Einnässen, Einkoten, familiäre Häufung. Es schließt sich eine **neurologische Untersuchung** an. Mittels **EEG** sollte nach typischen epileptogenen Potenzialen gesucht werden (im anfallsfreien Intervall jedoch häufig nicht nachweisbar). Ein **MRT** muss zur Abklärung struktureller Veränderungen durchgeführt werden. Eventuell kann eine Labordiagnostik (Blutzucker, Elektrolyte, Kreatinkinase, Prolaktin) oder Liquordiagnostik (bei v. a. Enzephalitis) erfolgen.

## Therapie

***Anfall*** Da der Anfall i. d. R. selbstlimitierend ist, muss nicht unbedingt medikamentös eingegriffen werden. Es gilt also, den Patienten vor Verletzungen zu schützen, den Anfall genau zu beobachten und über eine sichere Lagerung eine Aspiration zu vermeiden. Zur Therapie des Status epilepticus s. u.

***Anfallsprophylaxe*** Die medikamentöse Einstellung von Epilepsiepatienten erfolgt i. d. R. durch den Neurologen. Die Indikation zur Therapie besteht bei > **1 Anfall/6 Monaten** bzw. ab dem ersten Anfall, falls das EEG oder MRT spezifische Befunde zeigen, die für eine herabgesetzte Krampfschwelle sprechen. Ein Therapieende ist stets individuell festzulegen. Grundsätzlich ist eine Beendigung nach 2–5 Jahren der Anfallsfreiheit und zudem unauffälligem EEG möglich.

**Mittel der 1. Wahl**
- Fokaler Anfall → Lamotrigin/Levetiracetam
- Generalisierter Anfall → Valproat, Absence-Epilepsie → Ethosuximib (Schulalter), Valproat

Die Patienten müssen hinsichtlich ihrer Lebensführung, ihrer Lebensplanung oder auch ihres Arbeitsplatzes beraten werden. So ist z. B. auf eine gründliche Anfallsprophylaxe (kein übermäßiger Alkoholkonsum, kein Schlafdefizit) zu achten. Auch juristische Fragestellungen, z. B. zur Fahrtüchtigkeit des Patienten, sind von hoher Relevanz.

Bei ca. 80 % der Patienten kann durch eine entsprechende Therapie Anfallsfreiheit erreicht werden. Etwa 50 % der Epilepsiepatienten bleiben auch nach Absetzen der Therapie anfallsfrei.

Bei diagnostizierter Epilepsie dürfen **Pkw** erst nach einer anfallsfreien Zeit von > 1 Jahr wieder gefahren werden (unabhängig der Therapie). Bei unprovoziertem Gelegenheitsanfall beträgt diese Zeitspanne 6 Monate, bei provoziertem Anfall 3 Monate. Für Personen mit Lkw-Führerschein oder solche, die in der Personenbeförderung tätig sind (Gruppe II), gelten strengere Auflagen.

## Komplikationen: Status epilepticus

Der Status epilepticus (SE) ist ein neurologischer Notfall, er wird definiert durch 3 mögliche Situationen:
- Bilateraler tonisch-klonischer Anfall ≥ 5 min
- Fokaler Anfall oder Absence > 10 min
- Rezidivierende Anfälle, zwischen denen keine vollständige Normalisierung eintritt

***Sofortmaßnahmen*** Sichere Lagerung, Sicherung der Atemwege (ggf. $O_2$, Intubation), i. v.-Zugang, Blutentnahme zur Bestimmung von BZ und Thiamin, Monitoring der Vitalparameter und regelmäßige BGA.

**Medikamentöse, eskalierende Stufentherapie** zur Durchbrechung des Anfalls: Mittel der 1. Wahl: **Lorazepam i. v.,** ggf. neuerlicher Benzodiazepin-Bolus möglich. Spätestens 30 min nach Anfallsbeginn muss die Aufsättigung z. B. mit Levetiracetam oder (ggf. auch und) einer weiteren Substanz erfolgen, z. B. Valproat. Max. 60 min nach Therapiebeginn bei refraktärem SE hat, außer in wenigen Ausnahmefällen, die Intubationsnarkose auf der Intensivstation zu erfolgen, die Narkose sollte dabei z. B. mit Propofol oder Midazolam unterhalten werden, Ziel ist ein Burst-Suppression-Muster im EEG.

Komplikationen des SE sind ein Hirnödem, die Folgen der massiven Muskelarbeit (Elektrolytverschiebungen, Laktatazidose, Hyperthermie, Rhabdomyolyse) oder eine kardiopulmonale Dysregulation: Als Folge der Ventilationsstörung und Katecholaminausschüttung kommt es zur respiratorischen Azidose, zu hypertensiven Entgleisungen sowie gehäuft zu Herzrhythmusstörungen. Ein cCT ist indiziert.

### Zusammenfassung

- Epilepsien sind Anfallsleiden mit abnormer Erregbarkeit kortikaler Neurone.
- Gelegenheitsanfälle sind von den epileptischen Anfallsformen abzugrenzen und treten nur unter spezieller Provokation (z. B. bei Alkoholentzug, Fieber) auf.
- Fokale Anfälle sind initial auf eine bestimmte Hirnregion beschränkt, können aber sekundär generalisieren → M. d. W.: Lamotrigin/Levetiracetam.
- Generalisierte Anfälle beziehen von Beginn an beide Hemisphären mit ein → M. d. W.: Valproat.
- Der Status epilepticus ist ein lebensbedrohlicher Zustand, M. d. W. ist Lorazepam i. v.
- Die medikamentöse Prophylaxe richtet sich nach der Anfallsklasse.

# Häufige psychiatrische Störungen

Psychiatrische Störungen stellen einen beträchtlichen Anteil der Behandlungen eines Allgemeinmediziners. Da sich Probleme und Konflikte psychischer Genese häufig zunächst maskiert darstellen, ist der Arzt hier besonders gefordert. Fingerspitzengefühl und die Fähigkeit, sich in die Problematik des Patienten hineinzuversetzen, sind dann besonders wertvoll und eröffnen gute Behandlungskonzepte.

> Der Patient kommt oft aus einem tieferliegenden Grund, als dem, den er angibt. Er ist oft nicht in der Lage, das eigentliche Problem anzusprechen. Der Arzt sollte hier Hilfe anbieten, allerdings nicht aufdrängen.

## Depression

**Leitsymptome** der depressiven Episode bzw. der rezidivierenden depressiven Störung sind **gedrückte Stimmung, Interessensverlust** und ein **verminderter Antrieb.** Die Lebenszeitpräferenz einer Depression beträgt 16–20 %, wobei eine familiäre Häufung vorkommt. Ätiologisch sind sowohl biologische Faktoren (Genetik, Hormone) sowie exogene Faktoren (Erlebnisse, lerntheoretische Erklärungen wie die erlernte Hilflosigkeit) und auch strukturell-morphologische Gehirnveränderungen bedeutend. Auch kann eine Depression organisch bedingt sein, z. B. bei Hypothyreose, Hämochromatose, Anämie, Demenz, Morbus Parkinson sowie bei Malignomen. Sie tritt darüber hinaus bei einigen Erkrankungen als Komorbidität auf, wie bei Angst- und Panikstörungen, Fibromyalgie und bei Abhängigkeiten. Neurobiologisch werden die Symptome durch einen Serotonin-/Noradrenalinmangel erklärt.

### Klinik und Diagnostik

Die Depression kann als Erkrankung **monopolar** oder **bipolar** verlaufen. Bei einer monopolaren Verlaufsform steht lediglich die Depression mit rezidivierenden Verläufen im Vordergrund. Bei der bipolaren Erkrankung (manisch-depressive Erkrankung, bipolare affektive Störung) wechseln sich die Phasen der depressiven Verstimmung mit manischen Phasen ab, wobei diese Form laut ICD-Definition nicht zu den Depressionen gezählt wird. Beschwerden können sich auf emotionaler und vegetativer Ebene äußern. Typische Symptome und Kriterien der Depression sind in → Tab. 31.1 zu finden. Allgemeine Voraussetzungen für die Diagnose Depression sind:

- Bestehen der Symptomatik > **2 Wochen**
- Symptome sind nicht organisch oder durch psychotrope Substanzen bedingt.
- Es sind keine manischen/hypomanischen Phasen vorbeschrieben (→ bipolar-affektive Störung).

> Jeder depressive Patient muss nach **Suizidgedanken** gefragt werden!

Je nachdem, wie viele Haupt- und Nebenkriterien erfüllt sind, wird in eine **leichte** (mindestens 2 HK und 2 NK), **mittelgradige** (mindestens 2 HK, 3–4 NK) oder **schwere Depression** (3 HK, mindestens 4 NK) eingeteilt. Treten wahnhafte Symptome oder ein Stupor auf, handelt es sich ebenfalls um eine schwere depressive Episode. Das **somatische Syndrom** beschreibt eine Konstellation von ≥ 4 Symptomen, die eine Depression begleiten können, im Fall der schweren Depression liegt in der Regel ein somatisches Syndrom vor. Kriterien des Syndroms überschneiden sich z. T. mit den Haupt- und Nebenkriterien (→ Tab. 31.1). Weitere Symptome, die für die Depression typisch, aber keine Diagnosekriterien sind, sind: **Gefühl der Gefühllosigkeit,** gehemmte Depression bis depressiver Stupor, innere Leere, innere Unruhe (→ agitierte Depression), Denkhemmung, **Pseudodemenz,** synthymer Wahn, kognitive Triade nach Beck hinsichtlich der Stimmung (negative Ausrichtung der Gedanken gegenüber sich selbst, der Umwelt und der Zukunft).

> Die Depression ist eine klinische Diagnose. Erfahrene Ärzte mit guten kommunikativen Fähigkeiten erkennen depressive Episoden ihrer Patienten sehr schnell.

**Tab. 31.1** Symptome und Diagnosekriterien der Depression

| Hauptkriterien (HK) | Nebenkriterien (NK) | Kriterien des somatischen Syndroms |
|---|---|---|
| gedrückte Stimmung (die meiste Zeit des Tages, fast jeden Tag) | Schlafstörungen | Anhedonie (Freudlosigkeit) |
| Interessensverlust | verminderter Appetit | mangelnde Reagibilität (auf freudige Ereignisse) |
| Antriebsverlust | verminderte Konzentration/ Aufmerksamkeit | verminderter Appetit |
| | vermindertes Selbstwertgefühl | Gewichtsverlust > 5 % des Körpergewichts innerhalb des letzten Monats |
| | negative Zukunftsperspektiven | psychomotorische Hemmung/Agitiertheit |
| | Gedanken an Suizid/Selbstverletzung | Libidoverlust |
| | Gefühl der Wertlosigkeit, Schuldgefühle | Früherwachen |
| | | Morgentief |

### Sonderformen

***Wahnhafte Depression/Manie*** Depression/ Manie, die von Wahn begleitet wird, die affektive Störung steht jedoch im Vordergrund. Diese ist (oft schwierig) abzugrenzen von der **schizoaffektiven Störung** (schizoaffektive Psychose), bei der Wahn, akustische Halluzinationen und/oder Ich-Störungen bestehen, die von manischen oder depressiven Phasen begleitet werden. Typischerweise ist der Wahn bei einer **wahnhaften Depression synthym** (der Wahninhalt entspricht der Stimmung, z. B. Schuldwahn bei depressiver Stimmung), bei der **schizoaffektiven Psychose dysthym** (der Wahninhalt passt nicht zur Stimmung, z. B. Größenwahn bei depressiver Stimmung).

***Larvierte Depression*** Der Patient nimmt die depressiven Symptome nicht wahr, sondern leidet unter körperlichen Beschwerden und maskiert damit seine Depression.

***Wochenbettdepression*** Depressive Episode mit Beginn innerhalb der ersten 4 Wochen nach Entbindung. 10–15 % der Gebärenden sind betroffen, wobei die Dunkelziffer vermutlich höher liegt.

***Depression bei Kindern*** Die klassischen Symptome sind häufig nur gering ausgeprägt. Nicht selten zeigen depressive Kinder Symptome, die dem ADHS ähneln, wie verminderte Aufmerksamkeit, Unruhe und aggressives Verhalten.

### Differenzialdiagnosen

***Dysthymie*** Leichte depressive Symptome, die kontinuierlich > 2 Jahre bestehen und Kriterien einer Depression nicht erfüllen (Dauerstimmungstief, früher: neurotische Depression), Erkrankungsalter ist meist das junge Erwachsenenalter.

***Saisonale affektive Störung = Winterdepression*** Symptome entwickeln sich alljährlich während der lichtarmen Jahreszeit (Winterdepression). Lichttherapie kann helfen.

***Anpassungsstörungen*** Beeinträchtigungen der Lebensqualität/des Alltags, die sich meist durch depressive Verstimmungen äußern und nach einer Lebensveränderung (Tod eines Angehörigen, Krankheitsdiagnose), meist innerhalb des ersten Monats, entstehen. Per Definition dauern sie ≤ 6 Monate an, andernfalls ist eine Depression zu diagnostizieren.

### Therapie

Während leichte und mittlere Formen der Depression durchaus ambulant – jedoch engmaschig – betreut werden können, ist bei schweren Formen oder vorhandener Suizidgefahr eine stationäre Einweisung notwendig. Die Behandlung umfasst i. d. R. die medikamentöse Therapie mit Antidepressiva sowie die Psychotherapie, wobei insbesondere die kognitive Verhaltenstherapie zu guten Studienergebnissen führte. Im höheren Lebensalter sollte primär die Psychotherapie zum Einsatz kommen, erst bei Episoden der schweren Depression eine medikamentöse Therapie.
Alternative Ansätze sind Schlafentzugstherapie, Lichttherapie sowie die transkranielle Magnetstimulation.

> Problematisch in der Umsetzung der Therapieempfehlungen sind die meist **sehr langen Wartezeiten** auf einen Psychotherapieplatz!

**Medikamentös** stehen – je nach den im Vordergrund stehenden Symptomen – verschiedene Therapeutika zur Verfügung. Sie sollten einschleichend dosiert und nach Erstdiagnose mindestens 4–9 Monate über das Ende der depressiven Episode hinaus eingenommen werden. Eine Monotherapie ist anzustreben.
***Selektive Serotonin-Wiederaufnahmehemmer (SSRI)*** Beispielsweise Citalopram, Escitalopram, Sertralin sowie selektive Serotonin-Noradrenalin-Wiederaufnahmehemmer **(SSNRI)** wie Venlafaxin und Duloxetin sind wegen ihrer aktivierenden Wirkung **Mittel der 1. Wahl bei antriebsgeminderten Patienten.**
**Nebenwirkungen:** Unruhe, Übelkeit, Erbrechen, Kopfschmerzen, Sexualstörungen, erhöhtes Blutungsrisiko (SSRI), Gefahr eines Serotonin-Syndroms bei Kombination mit z. B. MAO-Hemmern.

> SSRI/SSNRI sind auch bei **Angst- und Zwangsstörungen** sowie bei **somatoformen Störungen** wirksam. Duloxetin wird darüber hinaus auch zur Therapie der Belastungsinkontinenz eingesetzt!

***Tetrazyklische Antidepressiva*** Beispielsweise **Mirtazapin: Mittel der 1. Wahl bei Depressionen ohne Antriebsminderung. Nebenwirkungen:** sedierend (→ Gabe zur Nacht), Appetitsteigerung (→ Gewichtszunahme, dadurch entsteht häufig ein Compliance-Problem).
***Trizyklische Antidepressiva (TZA)*** wie Amitryptilin und Trimipramin zählen ebenso zu den Mitteln der 1. Wahl bei unruhigen Patienten.

> Wegen anticholinerger Nebenwirkungen sollten TZA bei alten Menschen zurückhaltend eingesetzt werden. Sie können eine Demenz verschlechtern!

***MAO-Hemmer*** Mit stark antriebssteigernder Wirkung, z. B. Moclobemid sind **Mittel der 2. Wahl** und dürfen nicht mit SSRI, SSNRI oder Clomipramin kombiniert werden (Gefahr des Serotonin-Syndroms).
***Lithium*** Wird zur Rezidivprophylaxe bei suizidgefährdeten Patienten oder zur Augmentation eingesetzt. Zu beachten sind seine Interaktionen mit Natrium.
***Lorazepam*** Notfallmedikament beim depressiven Stupor, eine stationäre Einstellung auf ein Antidepressivum muss sich anschließen.
***Phytotherapeutikum Johanniskraut*** Kann bei leichten Depressionen eingesetzt werden. **Cave:** Ausgeprägte **CYP-Induktion!**
Bei **therapierefraktärem Verlauf** kann:
- eine Dosiserhöhung erfolgen (bei SSRI nicht empfohlen).
- das Antidepressivum gewechselt werden **(Switching).**
- zusätzlich Lithium verabreicht werden **(Augmentation).**

> Die antriebssteigernde Wirkung von **Antidepressiva** kann vor der stimmungsaufhellenden Wirkung eintreten und damit die Suizidalität erhöhen.

## Schizophrenie

Die Schizophrenie ist eine schwerwiegende Krankheit, bei der verschiedene Psychopathologien zu einer komplexen Symptomatik führen, die meist episodisch verläuft. Es sind Bereiche der Wahrnehmung, der Ich-Umwelt-Grenze, des Denkens, des Affekts und der Psychomotorik gestört. Die „klassische" paranoide Schizophrenie (65 % der Fälle, mit akustischen Halluzinationen, Wahn und Ich-Störungen) muss von anderen Schizophrenieformen (hebephrene oder katatone Schizophrenie) und wahnhaften Störungen unterschieden werden. Mit ca. 1 % der Gesamtbevölkerung ist die Erkrankung als häufig anzusehen und betrifft somit auch den Allgemeinarzt. Die Ätiologie ist multifaktoriell, jedoch noch nicht vollständig geklärt, eine familiäre Häufung ist gesichert. Die Erstdiagnose findet meist im jungen Erwachsenenalter statt. Zu einer Dekompensation kommt es dann, wenn z. B. bei akuter Belastung bewährte Bewältigungsstrategien vulnerabler Personen nicht mehr funktionieren/ausreichen **(Vulnerabilitäts-Stress-Coping-Modell).**

### Klinik und Diagnostik

Die Diagnosestellung erfolgt gemäß ICD-10 über bestimmte Symptome nach Ausschluss somatischer Ursachen wie ZNS-Erkrankungen (z. B. Enzephalitis, Raumforderungen, Morbus Parkinson, Demenz, Elektrolytverschiebungen), Stoffwechselstörungen (Hypothyreose, Hyperthyreose), Exsikkose, hepatischer Enzephalopathie, Morbus Wilson sowie nach Ausschluss von Vorliegen einer Entzugssymptomatik, Abhängigkeiten, Intoxikationen (Medikamente, psychotrop wirkende Substanzen wie LSD, Amphetamine) oder anderen psychiatrischen Erkrankungen wie z. B. der wahnhaften Depression.
Für die Diagnosestellung der Schizophrenie sind folgende Bedingungen zu erfüllen: Anhalten der Symptome ≥ 1 Monat sowie
- mindestens eins der Symptome: Ich-Störung mit Fremdbeeinflussungserleben, Wahnphänomene (z. B. Wahnwahrnehmungen, Gefühl des Gemachten), „bizarrer Wahn" (z. B. Besitz übermenschlicher Kräfte), akustische Halluzinationen (kommentierende oder dialogisierende Stimmen) oder
- mind. zwei der Symptome: Halluzinationen (jeder Sinnesmodalität), formale Denkstörung (z. B. Denkzerfahrenheit, Neologismen), katatone Symptome (z. B. Stupor, Mutismus, Negativismus), Negativsymptome (z. B. Apathie, Sprachverarmung, Affektverflachung, inadäquater Affekt).

Erschwerend kommt bei der Diagnosestellung hinzu, dass Patienten, die an einer Schizophrenie leiden, signifikant häufiger an somatischen Komorbiditäten wie metabolischen und kardiovaskulären Erkrankungen leiden.

> Beim Auftreten psychotischer Symptome müssen unbedingt alle eingenommenen Medikamente sowie ein möglicher Substanzmissbrauch erfragt werden.

→

### Therapie

Therapieziel ist ein Leben in Selbstbestimmung. In der Akutsituation steht die Therapie mit Neuroleptika im Vordergrund, die bevorzugt als Monotherapie in möglichst geringer Dosierung eingesetzt werden sollten. Medikamentöser Hauptangriffspunkt ist der Dopamin-Rezeptor, der durch Neuroleptika blockiert werden soll. Supportiv kommen psychotherapeutische, psychoedukative und soziale Maßnahmen zum Einsatz, z. B. in ambulanten Tageskliniken, aber auch in Zusammenarbeit mit dem betreuenden Allgemeinmediziner – hier ist also wieder interdisziplinäres Vorgehen gefragt.

## Angststörungen

Das Leitsymptom Angst prägt verschiedene Krankheitsbilder (→ Tab. 31.2). Abhängig von den Situationen, in denen die Ängste auftreten und deren Charakter werden innerhalb der Angststörungen die generalisierte Angststörung, die Panikstörung sowie phobische Störungen voneinander abgegrenzt. Die Entstehung der Krankheiten ist multifaktoriell. Genetische, psychosoziale, neurobiologische und lernkognitive Faktoren sind involviert.

### Klinik

Beschwerden können sich auf emotionaler und vegetativer Ebene äußern (→ Abb. 31.1). **Vegetativ sind** Herzklopfen, Druck-, Schmerzgefühl über der Brust, Schwindel, Schweißausbrüche, Kopfschmerz, Zittern, Mundtrockenheit und ein Unruhegefühl typisch.

### Diagnostik

Bei der Anamnese wird zunächst das Angstgefühl eingegrenzt, eruiert, ob es spezifische Auslöser für die Angst gibt, ob sie dauerhaft besteht oder in rezidivierenden Attacken auftritt. In Abhängigkeit davon kann eine Zuteilung zu verschiedenen Krankheitsbildern erfolgen (→ Tab. 31.2). Besonderes Augenmerk liegt weiterhin auf der Verlaufsbeobachtung. Organische Ursachen (sekundäres Angstsyndrom) wie z. B. bei Hyperthyreose, Phäochromozytom oder Amphetaminkonsum müssen ausgeschlossen werden, ebenso z. B. eine kardiale Genese.

**Tab. 31.2** Angststörungen und Phobien – Charakteristika

| | Situation/ Auslöser | Charakter |
|---|---|---|
| **Generalisierte Angststörung** | unspezifisch | Dauerzustand |
| **Panikstörung** | unspezifisch | Panikattacke (akut) |
| **Phobische Störung** | spezifisch | Panikattacke (akut) |

## Generalisierte Angststörung

Die Angst tritt für > 6 Monate als Dauerzustand, meist im Sinne von ständiger Besorgnis und Anspannung, auf, dieser kann jahrelang anhalten. Stärke und Art der Symptome sind meist sehr wechselhaft, **negative Vorahnungen,** Schreckhaftigkeit, Konzentrations- und Schlafstörungen sind typisch. Im Rahmen der generalisierten Angststörung kommen auch **depressive Episoden** häufig vor.

## Panikstörung

Panikattacken treten rezidivierend von meist 5–10 min Dauer auf. Die auslösenden Situationen sind dabei unterschiedlich/ nicht vorhersehbar/**unspezifisch.** Atemnot, ein **Erstickungsgefühl,** Hyperventilation sowie ein Ohnmachtsgefühl (ohne Bewusstlosigkeit) sind typisch. Zum Teil beschreiben die Patienten, dass sie während der Attacke das Gefühl haben, nicht wirklich zu existieren und dass ihnen die Welt um sie herum irreal vorkommt (Depersonalisation, Derealisation). Häufig resultiert ein **Vermeidungsverhalten** mit sozialem Rückzug.

## Phobische Störungen

Als Phobie wird eine zwanghafte, sich aufdrängende, irrationale Angst vor bestimmten Situationen oder Objekten (zielgerichtete Angst) bezeichnet, die vom Patienten selbst häufig als inadäquat empfunden wird. Als krankhaft wird diese Angst eingestuft, wenn sich dadurch das Sozialverhalten des Patienten ändert und dieser ein Vermeidungsverhalten entwickelt. Phobien entstehen höchstwahrscheinlich nicht durch Lernerfahrungen, sondern sind genetisch festgelegt.

### Klassifikation

Häufige Formen der Phobie sind:

***Agoraphobie*** Angst vor öffentlichen Plätzen (griech. *Agorá* = Marktplatz), Menschenansammlungen, v. a. ohne Begleitung.

***Soziale Phobie*** Angst, im Mittelpunkt zu stehen, sich zu „blamieren", vor Kritik und der Beurteilung durch andere Menschen.

***Spezifische Phobie*** Die Angst tritt in eng umschriebenen, spezifischen Situationen auf:

- **Akrophobie:** Höhenangst (z. B. Berge, Brücken)
- **Klaustrophobie:** Angst vor geschlossenen Räumen (z. B. Fahrstuhl)
- **Arachnophobie:** Angst vor Spinnen
- **Hämatophobie:** Angst vor Blut

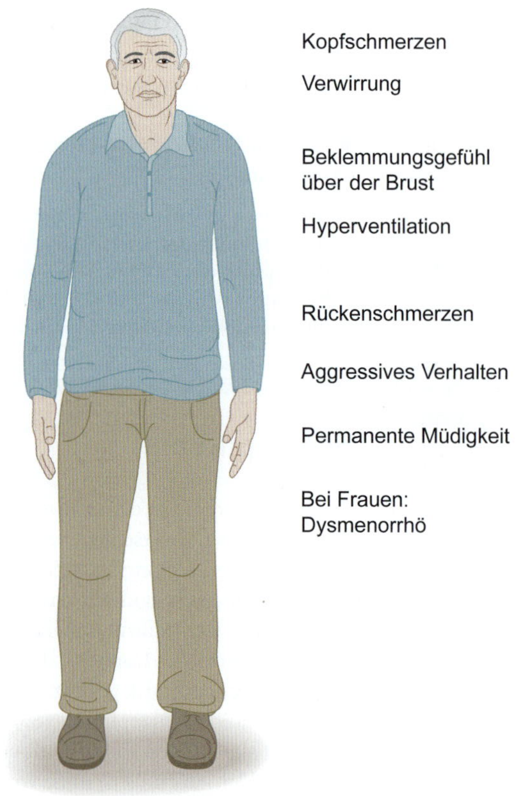


**Abb. 31.1** Häufige Beschwerden bei Angststörungen, Panikattacken und Phobien [L231]

Die spezifische Phobie ist meist (!) nicht behandlungsbedürftig, das Vermeidungsverhalten beschränkt sich auf die spezifische Situation.

### Therapie

Ein ausführliches ärztliches Gespräch ist oft ein erster Schritt, ein erstes Auseinandersetzen des Patienten mit seiner Angst. Eine **Psychotherapie** sollte stattfinden, dabei ist v. a. die kognitive Verhaltenstherapie (bei spezifischen Phobien mit Reizexposition im Sinne von „Flooding") erfolgversprechend. Supportiv können **Selbsthilfegruppen** in Anspruch genommen werden. Eine medikamentöse Therapie kann in der Akutsituation (und nur dann!) mit **Benzodiazepinen** erfolgen, insbesondere Lorazepam wirkt dabei anxiolytisch. Langfristig können **SSRI und SSNRI** eingesetzt werden.

> Wegen der Gefahr der Abhängigkeit und der z. T. frühen medikamentösen Fixierung müssen **Benzodiazepine** zurückhaltend eingesetzt werden!

## Hypochondrie

Die Hypochondrie gehört zum Kreis der **somatoformen Störungen** und bezeichnet eine sachlich nicht begründete, ängstliche und übertriebene Selbstbeobachtung der eigenen Körperfunktionen. Der Patient ist verängstigt und überzeugt, eine schwere Krankheit zu haben. Die Hypochondrie tritt häufig vor dem 50. Lebensjahr auf.

### Klinik

Die Krankheitsschilderungen sind vielfältig und entsprechen oftmals „bilderbuchmäßig" den theoretischen Beschreibungen von Krankheitsbildern, Symptome werden z. T. wahnhaft gesteigert dargestellt. Auffällig ist neben der ängstlichen Selbstbeobachtung und der Sorge um die Folgen der Erkrankung ein Verlangen nach organischen Untersuchungen.

### Diagnostik

Bis zur Sicherung dieser Diagnose dauert es oft sehr lange. Die Anamnese ist aufgrund der Vielfalt der infrage kommenden Krankheiten für den Arzt oft sehr schwierig und frustran. Mögliche organische Ursachen der vom Patienten beschriebenen Beschwerden müssen allerdings – auch aus haftungsrechtlichen Gründen – abgeklärt werden.

### Therapie

Die Ursache einer Hypochondrie wird i. d. R. mit einer Gesprächstherapie ergründet. Dies geschieht meist interdisziplinär zwischen behandelndem Allgemeinarzt und Psychotherapeuten.

> Tatsächliche organische Erkrankungen werden bei diagnostizierten Hypochondern oft nicht ernst genommen und dementsprechend nicht oder zu spät behandelt.

## Münchhausen-Syndrom

Manchmal kann es vorkommen, dass Patienten Beschwerden sowie komplexe Krankheitsbilder vortäuschen und durch selbstschädigendes Verhalten provozieren. Man spricht hier in Anlehnung an den bekannten deutschen „Lügenbaron" vom Münchhausen-Syndrom. Dies gehört zu den artifiziellen Störungen. Die genauen Ursachen sind unklar, wahrscheinlich profitieren die Betroffenen vom sekundären Krankheitsgewinn. Weiterhin liegen häufig Persönlichkeitsstörungen vor.

### Klinik

Die Patienten präsentieren ebenso wie bei der Hypochondrie Krankheitssymptome, über deren Details sie oft bemerkenswert gut Bescheid wissen, meist wird eine umfangreiche Krankengeschichte erfunden. Zusätzlich versuchen sie, das Vorliegen einer Krankheit zu unterstreichen, indem sie Untersuchungen manipulieren bzw. sich **selbst verletzen.** So werden u. a. Hautkrankheiten durch selbst beigebrachte Verätzungen imitiert, abgegebener Urin wird mit Zucker oder Blut versetzt, um Stoffwechsel- oder Nierenerkrankungen vorzutäuschen. Auch eine bewusste Einnahme von nicht verordneten Medikamenten ist eine Vorgehensweise, um schädigende Effekte auf einzelne Organsysteme zu erzielen.

### Diagnostik

Die Diagnostik gestaltet sich für den Arzt sehr schwierig, da die Patienten oft nur schwer „zu entlarven" sind. Sobald ein Verdacht besteht, entziehen sie sich meist der ärztlichen Behandlung oder wechseln den Arzt (hospital hopper). Grundsätzlich sollten deshalb neben einer genauen Anamnese (Persönlichkeitsanamnese und Krankenvorgeschichte) eine möglichst objektive und zeitnahe Diagnostik erfolgen, die eine Manipulationsmöglichkeit des Patienten nicht zulässt. Eine große Problematik für Patient und Arzt liegt darin, dass potenziell bedrohliche Krankheiten bei bekanntem Münchhausen-Syndrom, wie auch bei Hypochondrie, nicht ernst genommen und folglich nicht behandelt werden.

### Therapie

Die einzig adäquate Therapie ist die psychologische Betreuung. Allerdings gestaltet sich diese aufgrund der meist fehlenden Krankheitseinsicht und des geringen Leidensdrucks der Patienten sehr schwierig. Viele Patienten durchlaufen eine umfangreiche Diagnostik und Therapie, die ihrerseits nicht unerhebliche Gefahren (Nebenwirkungen von Medikamenten, Mortalität bei Operationen) mit sich bringt.

## Münchhausen-Stellvertreter(-by-proxy-)Syndrom

Bei dieser Erkrankung, die ebenso zu den artifiziellen Störungen zählt, täuschen Patienten Symptome/Krankheiten bei Dritten vor oder verursachen diese. Meist handelt es sich dabei um Mütter, die ihrem Kind Schäden zufügen und dieses somit langwierigen diagnostischen und therapeutischen Maßnahmen aussetzen. Mit **detailliertem Fachwissen** versuchen sie, bei ihren Kindern Krankheitssymptome auszulösen und dann behandeln zu lassen. Initiierung von Dehydrierung (durch Laxantien) oder Bauchschmerzen (durch das Verabreichen von Nicht-Essbarem), Herauszögern von Heilungsprozessen (z. B. durch Wundmanipulationen) und Strangulationen („Anersticken") sind mögliche Vorgehensweisen bei dieser Form der Kindesmisshandlung, die für die Kinder letal enden kann. Typisch sind häufige Krankenhausbesuche, die Mütter wirken dabei meist sehr **fürsorglich.** Neben häufigen **Therapeutenwechseln** ist auffällig, dass die Mütter ihre Kinder für Untersuchungen i. d. R. nicht alleine lassen oder Untersuchungen nicht zustimmen, wenn sie in ihrer Abwesenheit stattfinden sollen. Einem Verdacht muss unbedingt nachgegangen werden. Die Diagnosestellung bedarf der engen Zusammenarbeit von Psychiatern, Pädiatern, Rechtsmedizinern und der Staatsanwaltschaft. Ein ehemaliges Münchhausen-Syndrom bei der Mutter ist keine Seltenheit. Es wird angenommen, dass die Mütter eine erhöhte Zuwendung und Aufmerksamkeit herbeiführen möchten, die Ätiologie der Erkrankung ist letztlich jedoch nicht geklärt. In Abhängigkeit der Symptome muss eine **Trennung von Mutter und Kind,** bis hin zu Eingriffen in das Sorgerecht, stattfinden.

## Der psychiatrische Notfall

Akute psychiatrische Dekompensationen sind oft durch sehr dramatische psychomotorische Erregungszustände und Verwirrtheitszustände charakterisiert. Aber auch **stille Verlaufsformen,** besonders bei schweren Depressionen, kommen als Notfall in der Allgemeinpraxis immer wieder vor.

### Klinik

Die Symptome bei psychiatrischen Notfällen sind sehr vielfältig. Bei Erregungszuständen sind Patienten meist sehr agitiert, schreien, toben und verhalten sich evtl. aggressiv gegenüber sich selbst und gegenüber anderen. Bei ruhigeren Patienten steht oft eine ausgeprägte Angstsymptomatik im Vordergrund.

### Diagnostik

Bei einer frustranen Patientenanamnese ist neben dem ersten klinischen Eindruck v. a. die Fremdanamnese wichtig. Des Weiteren muss der Erstbehandelnde die psychiatrische Vorgeschichte eruieren und die Suizidalitätsbereitschaft einschätzen. Hinweise auf Intoxikationen oder Suchtmittelentzug sind sehr ernst zu nehmen und müssen schnellstmöglich klinisch abgeklärt werden.

Bei unklarer Wesensveränderung kann ein **cCT** oder eine **Liquorpunktion** (Enzephalitis?) indiziert sein.

### Therapie

***Basismaßnahmen*** Begonnen werden sollte mit einer intensiven Zuwendung in Form eines anamnestischen und beruhigenden Gesprächs. Oft kann man die Patienten hier schon beruhigen und zu einer gemeinsamen, wenn auch kurzfristigen, Lösung kommen. Der weitere Behandlungsweg (stationär, medikamentös etc.) muss dann zusammen mit den Beteiligten festgelegt werden.

**Tab. 31.3** Andidots und medikamentöse Maßnahmen bei bestimmten Vergiftungen

| Toxin | Antidot/Maßnahme |
|---|---|
| Kohlenmonoxid (CO) | Oxygenierung (Sauerstoffzelt!) |
| Benzodiazepine | Flumazenil (Anexate®) |
| Alkohol (Ethanol) | Elektrolytausgleich, BZ-Kontrolle |
| Methanol | Ethanol |
| trizyklische Antidepressiva | Natriumbikarbonat, Physostigmin |
| Opioide | Naloxon (Narcanti®) |
| Paracetamol (Phenacetin) | Acetylcystein (Fluimucil®) |
| Amatoxin | Silibinin |

***Medikamentöse Therapie*** Die medikamentöse Behandlung hängt im Wesentlichen von der Diagnose ab. Besteht ein Intoxikationsverdacht, so müssen neben der Kontrolle und Stabilisierung der Vitalfunktionen und einer sofortigen Einweisung in die Klinik ggf. Gifteliminationsmaßnahmen eingeleitet/ein Antidot (→ Tab. 31.3) gegeben werden. Bei psychomotorischen Erregungszuständen können kurzfristig Benzodiazepine (z. B. Lorazepam [Tavor®]) oder Neuroleptika (z. B. Haloperidol) eingesetzt werden.

**Wichtige Grundsätze bei Vergiftungen**
Eine Intubation sollte frühzeitig erwogen werden, eine Kreislaufstabilisierung zunächst durch Volumengabe erfolgen. Ist der Patient reanimationspflichtig, kann die CPR über einen längeren Zeitraum notwendig sein (Überbrücken der Eliminationszeit des Gifts). Die Magenspülung sowie die Induktion von Erbrechen sind bei Intoxikationen keine Routinemaßnahmen! Bei oral aufgenommenen Substanzen kann die Aufnahme von Aktivkohle innerhalb von 1–2 h nach Giftaufnahme sinnvoll sein. In jedem Fall sollte die Kontaktaufnahme zu einer Giftnotrufzentrale erwogen werden.

### Besonderheit bei psychomotorischen Erregungszuständen

Hier steht der Eigenschutz (auch des betreuenden Hausarztes!) im Vordergrund. Ist der Patient nicht zu beruhigen, verweigert er jegliche Hilfe und macht er weiterhin einen fremdaggressiven Eindruck, muss eine Zwangseinweisung in eine psychiatrische Klinik in Erwägung gezogen werden.

### Exkurs: Zwangseinweisung

Regeln zur Zwangseinweisung sind im **öffentlich-rechtlichen Unterbringungsrecht** des jeweiligen Bundeslands geregelt. Die einzige Begründung für eine Zwangseinweisung ist eine **akute und erhebliche Eigen- und/oder Fremdgefährdung im Rahmen einer psychiatrischen Erkrankung, die nicht anderweitig behoben werden kann.** Voraussetzung ist außerdem, dass dem Patienten zuvor eine freiwillige Aufnahme angeboten wurde, die abgelehnt wurde. Die erste Unterbringung erfolgt durch den Arzt, innerhalb von 12–24 h muss eine richterliche Prüfung bezüglich der Rechtmäßigkeit stattfinden und eine möglicherweise weitere rechtliche Zwangsunterbringung geregelt werden.
Zuständig ist das Amtsgericht.

## Umgang mit Suizidalität

Suizidalität beschreibt den **Zustand konkreter und unkonkreter Suizidgedanken.** Während der Suizid die vollendete Selbsttötung beschreibt, beschreibt ein **Suizidversuch** die versuchte vollendete Selbsttötung. Abzugrenzen davon ist der **Parasuizid,** eine suizidale Handlung, bei der nicht die vollendete Selbsttötung, sondern die Dynamik der Selbstverletzung/des Versuchs im Vordergrund steht. Von **Bilanzsuizid** wird gesprochen, wenn sich eine psychisch gesunde Person aufgrund von rationaler Abwägung von negativen Lebensereignissen suizidiert. Ein Bilanzsuizid ist allerdings recht selten, meist werden Suizide im Rahmen von psychiatrischen (Anorexie, Depression) oder Suchterkrankungen begangen. Die Suizidrate steigt mit höherem Lebensalter. Eine wichtige Aufgabe des Allgemeinmediziners ist das Erkennen potenziell suizidaler Patienten. Zirka 9 000–10 000 Menschen nehmen sich in Deutschland jährlich das Leben, Männer sind häufiger von Suiziden betroffen als Frauen. Die Zahl der (Para)Suizidversuche ist etwa 10- bis 15-mal höher, sie werden häufiger von Frauen begangen. Bagatellisieren und Verleugnen aufseiten der Patienten erschweren das Erkennen von Suizidalität häufig.

### Klinik

#### Präsuizidales Syndrom

Theoretisch (nach Ringel) gehen einer Suizidhandlung drei Aspekte voraus:
***Einengung*** Subjektive und objektive Einengung der Möglichkeiten im Leben, bis nur noch ein Suizid als Wahlmöglichkeit bleibt. Die Betroffenen ziehen sich aus dem sozialen Leben zurück, zeigen einen verminderten Antrieb, eine Affektverflachung und depressive Symptome.
***Aggressionsumkehr*** Autoaggressives Verhalten, häufig durch eine verstärkte Aggression aber gleichzeitig gehemmte Fremdaggression ausgelöst.
***Suizidfantasien*** Neben der Realität wird eine Scheinwelt entworfen, in der die Suizidgedanken stets an Bedeutung zunehmen. Nachdem der Entschluss zum Suizid gefasst wurde, zeigen sich viele Patienten erleichtert, „blühen" noch einmal auf. Der Suizid kommt für Angehörige dann häufig sehr überraschend.

#### Suizidversuch

Hinweise auf einen Suizidversuch findet man bei bewusstlosen Patienten meist durch Fremdanamnese bzw. das Sicherstellen der Hilfsmittel (z. B. Medikamentenpackungen, Seile, Schusswaffen oder Giftverpackungen).

## Diagnostik und Therapie

### Präsuizidales Syndrom

Die Vorhersage eines Suizids, besonders bei psychiatrischen Patienten, ist letztlich nicht möglich. Dem Arzt bleibt seine Einschätzung der Situation, sein durch Erfahrung entstandenes „Gefühl". Wichtig sind eine intensive Zuwendung und ein „Ernstnehmen" des Patienten. **Die direkte Frage nach Suizidgedanken** ist v. a. für die Beurteilung der Suizidalität unerlässlich, hier kann der Allgemeinarzt die akute Belastungssituation ansprechen. Oft bringt ein solches Gesprächsangebot dem Patienten sichtliche Erleichterung und er öffnet sich in der für ihn scheinbar auswegslosen Situation. Neben der aktuellen Suizidalität/Symptomen des präsuizidalen Syndroms sollten ein bestehender Lebensüberdruss/Todeswünsche/Suizidabsichten oder -vorbereitungen erfragt werden. Ebenso sollten frühere Suizidgedanken und -versuche angesprochen werden und auch, ob in der Familie bereits Suizide verübt wurden.

Ist die Suizidgefahr als hoch einzuschätzen, muss ein Facharzt für Psychiatrie hinzugezogen werden, dann gibt es verschiedene Maßnahmen, die überlegt und ergriffen werden müssen: Zunächst muss der Patient unter engmaschiger Betreuung stehen. Entweder ist dies vom Arzt selbst zu übernehmen, oder eine Vertrauensperson wird damit beauftragt. Hier ist die **Schließung eines Pakts** zwischen Arzt und Patient ratsam. Des Weiteren besteht die Möglichkeit der **stationären Einweisung** in eine psychiatrische Akutklinik, die bei akuter Suizidalität stets zu erfolgen hat. Der Transport sollte unter ärztlicher Begleitung stattfinden. Bei fehlender Einsicht des Patienten und akuter Selbstgefährdung muss auch an eine **Zwangseinweisung** gedacht werden. Eine anschließende **psychotherapeutische Aufarbeitung** der zugrunde liegenden Störung unter Einbeziehung von Bezugspersonen sollte zur Erstellung eines Therapiekonzepts führen. Je nach zugrunde liegender Erkrankung ist eine medikamentöse Therapie indiziert. Der **Kontaktaufbau** zu Sozialarbeitern, Beratungsstellen und Psychologen im Interesse des Patienten wird hier zur Aufgabe des Allgemeinarztes. Ziel ist eine Minimierung der Suizidgefahr bzw. der Wiederholungsgefahr, die v. a. in den ersten Monaten nach einem Suizidversuch als hoch einzuschätzen ist.

Aufgrund der langjährigen Beziehung zum Patienten und der Kenntnis von dessen familiärem und sozialem Umfeld hat der Allgemeinarzt oft einen Vorteil gegenüber seinem fachärztlichen Kollegen und kann ggf. ein für den Patienten überschaubares Therapiekonzept erstellen.

### Suizidversuch

Wichtig ist die sofortige Nachalarmierung des Notarztes, das Einleiten lebensrettender Sofortmaßnahmen, ggf. Reanimation, Vitalzeichensicherung und -kontrolle und das Sicherstellen von Hilfsmitteln (Medikamente etc.). Es schließt sich immer eine stationäre, ggf. intensivmedizinische Therapie an.

### Betreuung von Angehörigen

Die Betreuung von Angehörigen nach Suizidversuchen oder nach erfolgtem Suizid zählt sicherlich zu den schwierigsten Aufgaben eines jeden Arztes und erfordert ein großes Maß an Einfühlungsvermögen, Mitgefühl, Geduld und Beistand.

## Zusammenfassung

- Die Lebenszeitprävalenz der Depression liegt bei 16–20 %, es besteht eine familiäre Häufung.
- Die Depression äußert sich in emotionalen und vegetativen Symptomen, die Diagnose wird rein klinisch gestellt.
- Therapeutisch kommen Antidepressiva und Psychotherapie zum Einsatz.
- Hauptsymptome der Schizophrenie sind Halluzinationen, Ich- und Wahnstörungen.
- Das Therapiekonzept ist eine Kombination aus stationärem Aufenthalt, medikamentöser Therapie und Psychotherapie.
- Angststörungen gehen mit emotionalen und vegetativen Symptomen einher, eine kognitive Verhaltenstherapie kann zielführend sein.
- Phobien sind zielgerichtete Ängste gegen unterschiedliche, spezifische Situationen bzw. Objekte.
- Die Hypochondrie zeichnet sich durch die übertriebene Selbstbeobachtung und Sorge um die eigene Gesundheit aus.
- Patienten mit einem Münchhausen-Syndrom täuschen Krankheiten bei sich selbst vor/verursachen diese.
- Beim Münchhausen-Stellvertreter-(by-proxy)Syndrom werden Krankheiten bei Dritten (meist durch Mütter bei ihren Kindern) vorgetäuscht.
- Psychiatrisch dekompensierte Patienten können sowohl maximal agitiert als auch extrem ruhig sein.
- Wichtig bei psychiatrischen Notfällen ist das Einschätzen der Suizidalität.
- Bei fremdaggressiven Patienten gilt: Eigenschutz geht vor.
- In Deutschland begehen jährlich ca. 10 000 Menschen einen Suizid, die Zahl der Suizidversuche liegt ca. 15-mal höher.
- Psychische Erkrankungen sind der Hauptgrund für suizidale Handlungen, Bilanzsuizide sind selten.
- Das präsuizidale Syndrom geht dem Suizid meist voraus.
- Die Frage nach Suizidalität muss dem Patienten gestellt werden, ggf. schon beim ersten Kontakt/„Kennenlernen".
- Die Therapie von suizidalen Patienten erfordert Zuwendung vonseiten des Arztes.
- Geäußerte suizidale Absichten müssen immer ernst genommen werden.

# → 32 Stoffgebundene Suchterkrankungen

Die Sucht beschreibt ein unabwehrbares Verlangen nach einem Erlebniszustand (bzw. Stoff), diesem werden die Kräfte des Verstands untergeordnet. Sie beeinträchtigt die freie Entfaltung der Persönlichkeit und zerstört die sozialen Bindungen und Chancen eines Individuums. Bei psychotropen Substanzen wird in verschiedene „Zustände" unterschieden: akute Intoxikation, schädlicher Gebrauch, Abhängigkeitssyndrom, Entzugssyndrom bis hin zu psychotischer Störung. Bei der Entwicklung einer Abhängigkeit spielen die Faktoren Genetik, Neurobiologie (insbesondere das endogene dopaminerge Belohnungssystem) sowie psychosoziale Faktoren und lernpsychologische Effekte eine Rolle. Eine Assoziation mit weiteren psychiatrischen Erkrankungen (wie Depressionen, Persönlichkeitsstörungen oder Angsterkrankungen) liegt vor. Die häufigsten stoffgebundenen Abhängigkeiten in Deutschland sind das Rauchen, gefolgt von Alkohol- und Medikamentenabhängigkeit (→ Tab. 32.1). Therapieziel ist die Abstinenz, falls diese aktuell nicht möglich ist, zumindest die Konsumreduktion.

Die **Dunkelziffer,** v. a. auch derjenigen, die von mehreren Substanzen abhängig sind (Polytoxikomanie), dürfte weit über den bekannten Zahlen liegen.

## Diagnostik der Abhängigkeit

Laut ICD-10 liegt ein **Abhängigkeitssyndrom** vor, wenn mindestens 3 der folgenden Kriterien innerhalb des letzten Jahres gleichzeitig erfüllt wurden:

- Substanzverlangen (Craving)
- Kontrollverlust
- Anhaltender Konsum trotz Nachweis schädlicher Folgen
- Körperliches Entzugssyndrom
- Toleranzentwicklung gegenüber der Substanz
- Vernachlässigung anderer Aktivitäten (zu Gunsten des Konsums)

## Suchttherapeutisches Vorgehen

Die Behandlung erfolgt in mehreren Schritten, Voraussetzung ist die Kooperation des Betroffenen:

- **Kontaktphase:** Motivation des Patienten für seine individuelle Behandlung
- **Entgiftung:** meist stationärer (manchmal teilstationärer) Entzug des Suchtmittels (Dauer: i. d. R. 3 Wochen), in interdisziplinären Sitzungen erfolgt bereits die Vorarbeit zur Rückfallprophylaxe.
- **Entwöhnung (Postakutbehandlung):** medizinische, psychologische und soziale Hilfestellung zum langfristigen Erhalten der Abstinenz in stationärer oder ambulanter Form (Dauer: bis 6 Monate)

**Tab. 32.1** Abhängigkeitsprofil der deutschen Bevölkerung

| Substanz | Bevölkerungsanteil der Abhängigen |
|---|---|
| Tabak/Nikotin | ca. 30 % |
| Alkohol | ca. 1,5 % |
| riskanter Alkoholkonsum | ♂: 25–45 %, ♀: 15–30 % |
| Medikamente | ca. 1,8 % |

**Tab. 32.2** Einteilung des Alkoholkonsums in Abhängigkeit der Trinkmenge und des Geschlechts

| Stadium | Trinkmenge reiner Alkohol/Tag | |
|---|---|---|
| | ♂ | ♀ |
| Risikoarmer Konsum | < 24 g (≅ 1 großes Standardgetränk: 0,5 l Bier, 250 ml Wein) | < 12 g (≅ 1 kleines Standardgetränk: 0,25 l Bier, 125 ml Wein) |
| Riskanter Konsum | ab 24 g | ab 12 g |

- **Nachsorge:** Zur langfristigen Stabilisierung eines suchtfreien Lebensstils und Wiedereingliederung in das Berufsleben mit Anbindung an Fachambulanzen, Selbsthilfegruppen, Beratungsstellen.

Der Hausarzt hat hier in seiner familienbetreuenden Funktion v. a. präventive (Gesundheitsberatung) und frühdiagnostische Aufgaben.

## Alkoholkrankheit

Alkohol gehört in Deutschland neben dem Tabak zu den legalisierten Suchtmitteln. Eine genaue Definition der Alkoholabhängigkeit fällt schwer (s. o.). Es wird daher, je nach Menge des Alkoholkonsums, in verschiedene Formen unterschieden (→ Tab. 32.2).

### Klinik

Symptome der **Alkoholabhängigkeit** sind neben den Diagnosekriterien (→ Abb. 32.1):

***Trinkverhalten*** Trinken zum Spannungsabbau und zwecks Erleichterung, heimliches Trinken, Sammeln von Alkoholvorräten.
***Sozial*** Sozialer Abstieg (Verlust des Arbeitsplatzes, Zerstörung des Familienlebens), Verkehrsdelikte, Autofahren unter Alkoholeinfluss (1/5 aller Verkehrstoten) sowie die Entwicklung von Folgeerkrankungen:
***Organisch*** Lebererkrankungen (Fettleber, Alkoholhepatitis, Leberzirrhose, Ösophagusvarizen), Magenerkrankungen (Ulkuskrankheit, Mallory-Weiss-Syndrom, gastrointestinale Blutungen, erosive Gastritis), Refluxösophagitis/Barret-Ösophagus, Pankreatitis, Krebserkrankungen (Hypopharynx-, Leberzell-, Ösophagus- und Pankreaskarzinom, Potenzstörung).
***Mangelernährung*** Besonders Vitamin $B_1$ (Thiamin → Wernicke-Korsakow-Syndrom), $B_6$ (→ periphere Polyneuropathie), $B_{12}$ (→ funikuläre Myelose, megaloblastäre Anämie), Folsäure (→ megaloblastäre Anämie).
***Neurologisch/psychiatrisch*** Persönlichkeitsveränderungen (emotionale Abstumpfung, oberflächliche Euphorie, Stimmungsschwankungen/depressive Stimmung/Reizbarkeit/Aggressivität, Verrohung, Enthemmung, Suizidalität), Schuldgefühle, Alkoholtremor (v. a. morgens), Polyneuropathie (wegen Vitamin-$B_6$-Mangel: Hypästhesien/Parästhesien an Unterschenkeln und Füßen), Korsakow-Syndrom (wegen Thiamin-Mangel: Desorientiertheit, Gedächtnisausfälle, Auffassungsstörung, Anpassungsschwierigkeiten), Alkoholhalluzinose (nach jahrelangem Konsum, v. a. akustische Pseudohalluzinosen und Wahnsymptome, i. d. R. wenige Tage oder Monate anhaltend).
***Entzugsdelir/Delirium tremens*** Bei abruptem Einstellen des Alkoholkonsums: Bewusstseinstrübung, optische Halluzinationen (typisch: weiße Mäuse), Nesteln, Suggestibilität, vegetative Symptome: Tremor, Übelkeit, Schlafstörungen, Schwitzen, generalisierte zerebrale Krampfanfälle, gesteigerte Eigen- und Fremdreflexe.

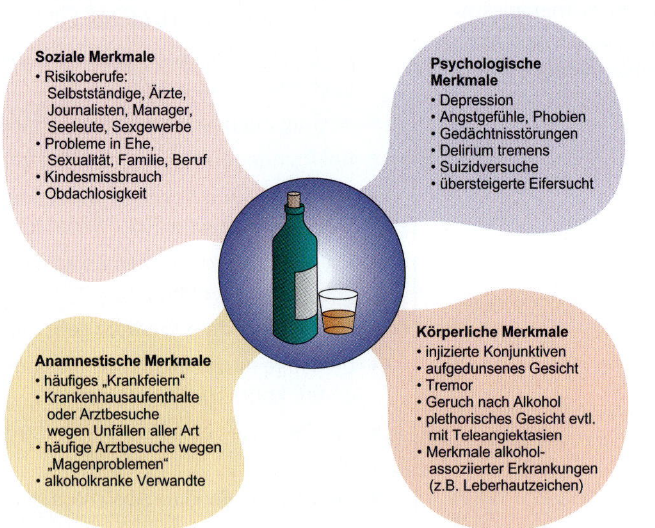


**Abb. 32.1** Typische Konstellation der Alkoholkrankheit [L157]

***Alkoholembryopathien*** Bei Alkoholabusus während der Schwangerschaft.

> Bei der **Alkoholhalluzinose** kommt es typischerweise zu akustischen Pseudohalluzinationen, beim Entzugssyndrom zu optischen Halluzinationen!

### Diagnostik

Bei der Anamnese werden Fragen nach Trinkgewohnheiten und der Suchtkarriere gestellt, z. B. in Form des **„CAGE-Tests"** (V. a. Alkoholismus besteht, wenn mindestens 2 Fragen positiv beantwortet werden):

- **C** (cut down): Haben Sie schon einmal versucht, Ihren Alkoholkonsum zu reduzieren?
- **A** (annoyed): Haben Sie sich schon einmal geärgert, weil Ihr Trinken kritisiert wurde?
- **G** (guilty): Haben Sie schon einmal Schuldgefühle wegen Ihres Trinkens gehabt?
- **E** (eye opener): Benötigen Sie manchmal Alkohol, um morgens in „Gang zu kommen"?

Wichtig sind während des ärztlichen Gesprächs außerdem Detailbeobachtungen. Auch die Fremdanamnese kann wertvolle Hinweise geben. Erhöhte Werte von **GOT, GPT, γ-GT** und **MCV** erhärten den Verdacht, erhöhtes **CDT** (carbohydrate deficient transferrin) beweist einen chronisch erhöhten Alkoholkonsum und kann ggf. auch noch 1 Monat nach Abstinenz den Alkoholkonsum spezifisch nachweisen (leider ist der Test nicht sehr sensibel). Weiterhin kann nach Manifestationen der Folgeerkrankungen (Leberzellverfettung, Leberzirrhose/Leberhautzeichen, Pankreatitis, Ösophagusvarizen) gefahndet werden.

### Therapie

Das suchttherapeutische Stufenschema (Kontakt, Entgiftung, Entwöhnung, Nachsorge) wurde bereits erwähnt. Ziele der Therapie sind eine Verhaltensänderung und die völlige Alkoholabstinenz.
Zudem sollte auf eine **Substitution** der Vitamine $B_1$, $B_6$, $B_{12}$ und Folsäure geachtet werden. Zur Reduktion des Rückfallrisikos können **Acamprosat** (→ Craving ↓) oder **Disulfiram** (→ Antabus-Effekt: Vergiftungssymptomatik beim Konsum geringer Alkoholmengen → Konditionierung; in Deutschland nicht mehr zugelassen) eingesetzt werden, zur Rückfallprophylaxe ist seit 2010 **Naltrexon** zugelassen.
Beim **Alkoholentzugssyndrom** können bei einem Blutalkoholspiegel < 1 ‰ Clomethiazol (Distraneurin®) oder Benzodiazepine stationär verabreicht werden, beide wirken antikonvulsiv. Ggf. können auch Antikonvulsiva, Neuroleptika (**Cave:** Senken die Krampfschwelle!), RR-Senker (z. B. Clonidin) oder β-Blocker zum Einsatz kommen.

## Medikamentenabhängigkeit

Darunter wird die medizinisch nicht indizierte Verwendung von Medikamenten definiert. Analgetika (Opioide), Hypnotika/Sedativa (Barbiturate, Benzodiazepine) und Antitussiva sind die führenden Substanzgruppen. Auch sei auf den mehrfach beschriebenen suchterzeugenden Charakter von Pregabalin (Lyrica®) hingewiesen. Frauen sind häufiger medikamentenabhängig als Männer.

### Klinik

Die Entzugssymptomatik entspricht oft dem Zustand vor der Medikation bzw. dem Gegensatz der Wirkung. Hier sind Angst, Schlaflosigkeit, Unruhe und psychotische Zustände führend.

> Bei Intoxikationen besteht **Lebensgefahr!** Eine sofortige stationäre Einweisung und intensivmedizinische Behandlung sind notwendig.

### Diagnostik

Beachtet werden der Allgemeinzustand (häufig eingeschränkt), Hinweise auf besondere psychische bzw. psychosomatische Episoden, eine lang bestehende medikamentöse Therapie mit potenziell suchterzeugenden Substanzen (mit fehlender Symptomlinderung). Bei Benzodiazepinen entwickelt sich häufig bereits nach 6–8 Wochen eine Abhängigkeit. Opiate, Barbiturate und Benzodiazepine können im Urin nachgewiesen werden.

### Therapie

Das erwähnte suchttherapeutische Stufenschema ist anzuwenden. Bei potenzieller Abhängigkeit empfiehlt es sich, nur kleine Packungen (N1) zu verschreiben und eine engmaschige Kontrolle durchzuführen. Das Ausstellen von Wiederholungsrezepten sollte an einen Arztbesuch gekoppelt sein.

## Rauchen

Deutschlandweit raucht ca. ein Drittel der Bevölkerung, die Tendenz ist glücklicherweise sinkend. Während das **Nikotin** für den suchterzeugenden Charakter verantwortlich ist, sind für die körperlichen Schäden in erster Linie die im **Tabakrauch** enthaltenen Schadstoffe zuständig. Die individuellen und gesellschaftlichen Folgen der Nikotinabhängigkeit sind verheerend: An den tabakassoziierten Krankheiten wie Arteriosklerose, KHK, PAVK, Karzinomerkrankungen und COPD sterben jährlich in Deutschland über 100 000 Menschen, 3 000 alleine durch Passivrauch.

> Rauchen ist die **häufigste vermeidbare Todesursache** weltweit. Die Kosten, die durch die gesundheitlichen Schäden entstehen, übersteigen die Einkünfte aus der Tabaksteuer um ein Vielfaches!

### Therapie

Mit gutem Beispiel vorangehen, Aufklärung und uneingeschränkte Motivation, das Rauchen aufzugeben. Wichtig ist die psychologische Begleitung während der Entwöhnung. Probate Mittel sind hier das Herausstellen der positiven Aspekte der Nikotinkarenz (visuell z. B. unter Zuhilfenahme des ARRIBA-Scores). **Kognitive Verhaltenstherapie,** Hypnose und Akupunktur können die Erfolgschancen erhöhen. An medikamentösen Mitteln stehen **Nikotinersatzmittel** an erster Stelle, z. B. Pflaster. Als Mittel der 2. Wahl können **Vareniclin** (partieller Agonist am Nikotin-Rezeptor) oder **Bupropion** (atypisches Antidepressivum, hemmt den Reuptake von Dopamin und Noradrenalin an den Synapsen des ZNS) eingesetzt werden. In beiden Fällen muss das Nebenwirkungsprofil beachtet werden! Der Stellenwert von E-Zigaretten in der Rauchentwöhnung ist aktuell noch sehr umstritten.

## Zusammenfassung

- Typische Symptome der Abhängigkeit sind Craving, Kontrollverlust, körperliche Entzugssymptome und Toleranzentwicklung.
- Im Rahmen des Checkups beim Hausarzt bietet es sich an, den Genussmittelkonsum (v. a. Rauchen und Alkohol) zu erfragen und zu gesundheitsförderndem Verhalten zu raten.
- Unter den suchterzeugenden Medikamenten sind Benzodiazepine häufig missbrauchte Substanzen, sie können innerhalb von Wochen zur Abhängigkeit führen.
- Die Alkoholabhängigkeit hat schwerwiegende körperliche, psychische und soziale Folgen. Als Screening kann der CAGE-Test dienen.
- Beim kalten Alkoholentzug in Eigenregie wird v. a. das Delirium tremens mit generalisiertem Krampfanfall gefürchtet.
- Die Suchttherapie beinhaltet die Kontaktphase, die Entgiftung, die Entwöhnung sowie die Nachbetreuung.

## Harnwegsinfekt

Harnwegsinfekte (HWI) sind in der allgemeinärztlichen Praxis eine häufige Erkrankung, v. a. Frauen sind aufgrund ihrer anatomisch sehr kurzen Urethra besonders gefährdet. Die Infektion kann Harnröhre, Blase (Zystitis, häufigste Lokalisation eines HWI), aber auch aufsteigend die Ureteren sowie die Nierenbeckenkelchsysteme (Pyelonephritis = oberer HWI) betreffen. Die häufigsten Erreger sind Bakterien aus der Darmflora: *E. coli* (ca. 80 %), *Proteus mirabilis,* Klebsiellen sowie Enterokokken. Eine Zystitis muss nicht immer infektiöser Genese sein, es kann sich z. B. um eine abakterielle, interstitielle Zystitis handeln. Es werden unkomplizierte, komplizierte HWI sowie eine asymptomatische (i. d. R. nicht behandlungsbedürftige) Bakteriurie unterschieden.

Ein komplizierter HWI liegt vor bei:
- Schwangeren, Männern, Kindern
- Harnabflussstörungen (funktionell/organisch), Z. n. OP an den ableitenden Harnwegen
- Liegendem Dauerkatheter
- Chronischer renaler Erkrankung
- Immunsuppression

### Klinik

Typische Symptome einer **Zystitis** sind: Dysurie (erschwertes, teils schmerzhaftes Wasserlassen), Pollakisurie (häufiges Miktionieren bei geringer Urinmenge), Algurie (schmerzhaftes Wasserlassen), Strangurie (permanentes schmerzhaftes Bedürfnis zu miktionieren ohne adäquate Miktion), Hämaturie, ungewollter Urinverlust durch Drangsymptomatik, suprapubische Schmerzen. Bei einem fortgeleiteten Infekt **(Pyelonephritis)** kommen Fieber, Schüttelfrost, Flankenschmerzen und Nierenklopfschmerz hinzu.

### Diagnostik

Die Anamnese reicht zur Diagnose eines HWI oftmals aus, eine körperliche Untersuchung, Urin-Stix oder eine U-Kultur sind bei offensichtlich unkompliziertem HWI mit nichtreduziertem Allgemeinzustand in der Hausarztpraxis nicht notwendig (s. Anhang, → Abb. 48.11). In der klinischen Untersuchung zeigt sich bei einer Nierenbeckenentzündung ein Druck- und Klopfschmerz im betroffenen Nierenlager. Weitere Untersuchungen sind, unter anderem bei unklarer Diagnose, Urintests (Uro-Stix typisch: Leukozyturie, Hämaturie, Nitrit positiv; Urinmikroskopie; Urinkultur: Keimnachweis mit Bakteriurie: Keimzahl > $10^5$/ml im Mittelstrahlurin). Die Erhebung der Entzündungswerte (BSG, CRP, Leukozyten) und Retentionswerte (Kreatinin, Harnstoff) im Blut sind bei Hinweisen auf eine Pyelonephritis indiziert, bei kompliziertem HWI kann eine zusätzliche apparative Diagnostik (Sonografie, Zystoskopie) erforderlich sein.

### Therapie

#### Akuter Harnwegsinfekt

Während früher stets antibiotisch behandelt wurde, wird bei unkompliziertem HWI von der DEGAM heute eine primär symptomatische Therapie mit Ibuprofen und erhöhter Trinkmenge empfohlen und dem Patienten ggf. zusätzlich eine Antibiose angeboten. M. d. W. sind dabei Fosfomycin, Pivmecillinam, Nitrofurantoin, Nitroloxin und Trimethoprim, wobei bei der Wahl des Antibiotikums die lokale Resistenzlage berücksichtigt werden sollte. Auch bei Pyelonephritis ist oftmals eine ambulante Therapie möglich, diese sollte mit Ciprofloxacin p. o. oder Cefpodoxim p. o. erfolgen. Die Empfehlungen der verschiedenen Fachgesellschaften unterscheiden sich hinsichtlich der Antibiotikawahl zum Teil.
Prophylaktisch können ausreichendes Trinken, hygienische sowie postkoitale Maßnahmen zur Reduktion eines Re-Infekts führen.

#### Chronischer Harnwegsinfekt

Bestehen die Symptome nach Antibiotikatherapie weiter oder treten rezidivierende Harnwegsinfekte auf, so muss ein **Antibiogramm** erstellt und danach behandelt werden. Komplizierte Harnwegsinfekte müssen auf eine mögliche Grunderkrankung hin abgeklärt werden.

Liegt ein nitritnegativer HWI mit ausgeprägter Symptomatik vor, ist eine Infektion mit Enterokokken oder Pseudomonaden wahrscheinlich und daher primär eine Resistenz gegenüber Cephalosporinen anzunehmen.

## Harninkontinenz

Die Diagnose der Harninkontinenz mit unkontrolliertem Abgang von Harn lässt sich meist schon über die Miktionsanamnese (Basisanamnese bei älteren Menschen) stellen, obwohl viele Patienten aus Schamgefühl diese Problematik verschweigen.
Grund für die Inkontinenz ist ein Harnblasendruck, der den Harnblasenverschlussdruck übersteigt und kann verschiedene Ursachen haben. Die häufigsten Formen der Harninkontinenz sind:
***Belastungsinkontinenz (früher Stressinkontinenz)*** Unwillkürlicher, oft unbemerkter Abgang von Urin ohne Harndrang beim Pressen, Husten, Niesen, Lachen (Grad 1), Gehen (Grad 2) oder Liegen (Grad 3). Sie wird klassischerweise ausgelöst bei Anstieg des **abdominalen Drucks** bei gleichzeitig geschwächter Beckenbodenmuskulatur z. B. nach Geburt oder bei Adipositas.
***Dranginkontinenz (früher Urgeinkontinenz)*** Durch unwillkürliche Kontraktion des **M. detrusor** kommt es zum Harnabgang mit imperativem Harndrang. Ursachen sind z. B. Infektionen, Medikamente, Altersvorgänge oder idiopathisch. Belastungs- und Dranginkontinenz treten häufig in Kombination auf.
***Inkontinenz bei chronischer Harnretention (früher Überlaufinkontinenz)*** Abgang von Urin bei **prall gefüllter Blase,** z. B. bei subvesikaler Obstruktion (z. B. bei Prostataadenom) oder bei anticholinerg wirkenden Arzneimitteln (z. B. Amitryptilin, Haloperidol).

### Therapie

Die Therapie erstreckt sich von der aktiven Mitarbeit des Patienten zur Kontinenzverbesserung (**Beckenbodengymnastik,** häufiges Miktionieren, Gewichtsreduktion) über die medikamentöse Therapie bis hin zur operativen Therapie. Bei Belastungsinkontinenz kann bei Frauen ein medikamentöser Therapieversuch mit SSNRI **(Duloxetin)** oder mit einer **Östrogentherapie** von Vulva und Vagina erfolgen, bei Dranginkontinenz kann der Einsatz von Anticholinergika (z. B. **Trospiumchlorid, Oxybutynin**) erwogen werden.

## Prostataerkrankungen

Hier sollte der Allgemeinmediziner sowohl eine präventive als auch verteilende Funktion übernehmen. Die Zusammenarbeit mit dem fachärztlichen Kollegen ist, wie in jedem anderen Fachgebiet, als Symbiose zu sehen, mit dem Patienten als Gewinner.

### Benignes Prostatasyndrom (BPS)

Bei vielen Männern über 60 Jahren ist im Rahmen der Vorsorgeuntersuchung palpatorisch eine Prostatavergrößerung (> 20–25 ml) nachweisbar. Diese imponiert im Falle einer benignen Prostatahyperplasie (histologische Diagnose) als prall-elastische, gut abgrenzbare, indolente Drüse. Physiologischerweise ist die Prostata ca. kastaniengroß. Beschwerden, die durch eine Prostatahyperplasie verursacht werden, werden zur Symptomgruppe des benignen Prostatasyndroms (BPS) gezählt. Ursächlich sind eine Blasenentleerungsstörung (Obstruktion) sowie eine Blasenspeicherstörung (Irritation).

### Klinik und Diagnostik

Leitsymptome sind Pollakisurie und Nykturie, eine erschwerte, verlängerte Miktion mit verzögertem Miktionsbeginn und abgeschwächtem Harnstrahl, ein Gefühl der unvollständigen Blasenentleerung sowie ein „Nachträufeln". Die Schwere des BPS wird symptomabhängig, im **IPSS** (Internationaler Prostata-Symptom-Score, Ergebnisintervall: 0–35) objektiviert. Ab einem IPSS > 7 sollte eine zeitnahe Behandlung erfolgen. Komplikationen des BPS sind HWI, Harnverhalt und Komplikationen der Restharnbildung (Nierenschädigung). Neben der digital-rektalen Untersuchung (DRU) sind die Sonografie von Prostata (am genauesten transrektal), Blase (Restharnbestimmung, Balkenblase? Blasensteine, Blasentumore?) und Nieren (Ausschluss eines Harnaufstaus) sowie die Bestimmung des PSA im Labor nach Aufklärung des Patienten über mögliche therapeutische Konsequenzen indiziert. Außerdem sollte eine Urinuntersuchung zum Ausschluss von HWI/Glukosurie/Hämaturie (U-Stix) sowie von Albuminurie/Proteinurie (U-Sediment) erfolgen.

> Die **Prostatahyperplasie** liegt i. d. R. in der Transitional-/Übergangszone der Prostata (eher paraurethral) und führt frühzeitig zu Beschwerden. Das Prostatakarzinom liegt meist peripher und beeinflusst die Miktion daher häufig nicht/erst spät. Das Prostatakarzinom ist der DRU jedoch i. d. R. gut zugängig!

### Therapie

Die Behandlung impliziert das Vermeiden diuretisch wirkender Lebensmittel (Alkohol, Kaffee), eine tägliche Trinkmenge < 1.500 ml sowie eine Reduktion/Normalisierung des Körpergewichts. Medikamentös kann, abhängig von IPSS, führender Symptomatik und Prostatavolumen, eine Therapie mit Phytotherapeutika erfolgen (symptomatisch, z. B. Sägepalmenextrakt), wobei aufgrund mangelnder Studienlage hierzu keine Empfehlung in den Leitlinien ausgesprochen wird. Bei führender Entleerungsstörung können α-Blocker (symptomatisch, z. B. Tamsulosin, Alfuzosin), 5-α-Reduktasehemmer (Hyperplasie-Reduktion, z. B. Finasterid) oder PDE-V-Inhibitoren (z. B. Tadalafil, Sildenafil) eingesetzt werden. Bei führender Speicherstörung kann die Therapie mit Anticholinergika (Fesoterodil, Trospiumchlorid) oder $\beta_3$-Adrenorezeptor-Agonisten (Mirabegron) erfolgen.

Als operative Maßnahmen stehen die transurethrale Resektion der Prostata (TUR-P) oder transurethrale Laser-OPs zur Verfügung, wobei sich das Spektrum hier stetig erweitert. Ab einem Prostatavolumen von > 75 ml ist i. d. R. ein offen-chirurgisches Verfahren indiziert. Absolute OP-Indikationen sind:

- Rezidivierender Harnverhalt, Dilatation des oberen Harntrakts
- Eingeschränkte Nierenfunktion/Niereninsuffizienz durch Obstruktion
- Konservativ nicht beherrschbare rezidivierende Makrohämaturien
- Balkenblase, Harnblasenkonkremente
- Rezidivierender HWI

Mögliche Differenzialdiagnosen des BPS sind Prostatakarzinom, neurogene Blasenentleerungsstörungen, Urethrastriktur, chronische Prostatitis und chronisches Beckenschmerzsyndrom.

## Prostatakarzinom

Das Prostatakarzinom ist der häufigste bösartige Tumor des Mannes, die Lebenszeitprävalenz für ein klinisch auffälliges Prosta-ta-Ca beträgt 15 %. Ein latentes (klinisch bis zum Tod nicht symptomatisches) Vorhandensein ist keine Seltenheit, > 50 % der > 80-jährigen verstorbenen Männer haben ein bioptisch gesichertes Prostatakarzinom, ohne dass dieses jemals klinisch auffällig wurde oder zum Tod geführt hat. Meist handelt es sich um Adenokarzinome.

### Klinik

In frühen Stadien ist das Prostatakarzinom meist asymptomatisch (wächst i. d. R. in der Peripherzone der Prostata), meist wird es bei Vorsorgeuntersuchungen als Zufallsbefund erhoben. In späteren Stadien können Harnverhalt, Hämaturie, Inkontinenz, Impotenz, Gewichtsverlust, bei ossären Metastasen auch Rückenschmerzen auftreten.

### Diagnostik

Die Diagnose stützt sich neben der klinischen Untersuchung (vergrößerte, höckerige, verhärtete Prostata bei der DRU) auf die Sonografie (z. B. transrektal) und den Tumormarker PSA, der i. d. R. im Blut erhöht ist. Die Sicherung der Diagnose erfolgt fachärztlich über die histologische Untersuchung einer transrektal gewonnenen Prostatastanzbiopsie. Dieser folgend wird das Prostatakarzinom je nach histologischer Drüsenmorphologie nach dem **Gleason-Score** eingeteilt, wobei sich die Berechnung des Scores in Abhängigkeit davon, ob das Präparat aus einer Prostatastanzbiopsie stammt oder intraoperativ entnommen wurde, unterscheidet.

> **PSA** ist spezifisch für die **Prostata,** aber nicht spezifisch für ein Prostatakarzinom. Die PSA-Messung muss **vor** transrektalen Manipulationen (z. B. DRU) erfolgen. Eine Therapie mit Finasterid reduziert den PSA-Wert, dieser muss daher vor Therapiebeginn bestimmt werden.

### Therapie

Die Therapie hängt ab vom Alter des Patienten, seinen Komorbiditäten, der Tumorausbreitung (TNM/UICC) sowie vom Gleason-Score. Möglichkeiten sind: Watchful Waiting (symptomatische Behandlung, palliatives Konzept), Active Surveillance (aktive Überwachung mit Re-Staging und ggf. Übergang zu kurativen Maßnahmen bei Tumorprogress), Prostatektomie, Strahlentherapie, antihormonelle Behandlung oder palliativ auch Chemotherapie.

## Zusammenfassung

- *E. coli* ist der häufigste Erreger des Harnweginfekts (HWI).
- Leitsymptom des HWI ist „Brennen beim Wasserlassen".
- Ein HWI wird meist symptomatisch mit NSAR, aber auch zusätzlich antibiotisch behandelt. Zu den M. d. W zählen Fosfomycin, Pivmecillinam und Nitroloxin.
- Viele Männer › 60 Jahre haben eine Prostatahyperplasie, diese ist meist früh symptomatisch.
- Die DRU mit Beurteilung der Prostatagröße bzw. -konsistenz ist wesentlicher Bestandteil der Vorsorgeuntersuchung, Männer › 45 J. sollten zur Krebsvorsorge angehalten werden.
- Das Prostatakarzinom hat meist keine Frühsymptome.
- Ein PSA-Screening bei asymptomatischen Patienten ist äußerst umstritten und senkt vermutlich die Mortalität bei Prostatakarzinom nicht.

# Fieber

Fieber ist ein Symptom, keine Erkrankung. Es ist Ausdruck einer systemischen Entzündungsreaktion. Es besteht keine wissenschaftliche Einigkeit darüber, welche Grenzwerte für Fieber gelten. Meist wird Fieber als eine rektal gemessene Körpertemperatur von > 38 °C definiert. Da die sublinguale oder axilläre Temperatur ca. 0,3–0,5 °C darunterliegt, gelten hier bereits Temperaturen von 37,5 °C bzw. 37,7 °C als Fieber. Der Begriff der **subfebrilen Temperatur** wird unterschiedlich definiert, meist ist jedoch eine rektal gemessene Temperatur von 37,5–37,99 °C gemeint. Fieber ohne erkennbare Ursache ist ein sehr häufiges Beratungsproblem in der Allgemeinmedizin. Das Fieber kann nach wenigen Stunden ohne wesentliche weitere Krankheitssymptome wieder abklingen oder es können charakteristische und durchaus schwere Symptome hinzukommen.

## Fieberbeurteilung

Die Unterscheidung zwischen einer banalen und gefährlichen Ursache für das präsentierte Fieber ist nicht leicht. Wichtige Hilfen hierfür sind:

***Höhe des Fiebers*** Pathologisch erhöhte Körpertemperaturen müssen von physiologischen Temperaturerhöhungen (zirkadiane Rhythmik, Schwangerschaft, zweite Hälfte des Menstruationszyklus) abgegrenzt werden.

***Subjektives und objektives Befinden*** Das subjektive Empfinden des Patienten ist meist ein entscheidender Hinweis auf das Vorliegen von Fieber. Patienten mit Fieber fühlen sich i. d. R. müde, klagen über Mattigkeit und Gliederschmerzen und legen sich deshalb meist ins Bett. Hier decken sich subjektives Fiebergefühl und objektiv erhobener Befund. Das ist allerdings nicht immer so – z. B. können Kinder innerhalb kurzer Zeit sehr hohe Temperaturen entwickeln, ohne dass sie ein ausgeprägtes Krankheitsgefühl empfinden. Ältere Menschen hingegen mit nur mäßig erhöhter Temperatur sind oft sehr anfällig für kardiale Probleme (z. B. Ausbilden einer Insuffizienz) und müssen deshalb konsequent antipyretisch behandelt werden.

***Dauer der Temperaturerhöhung*** Eine „normale" Temperaturerhöhung als Allgemeinreaktion des Körpers auf banale Infekte klingt meist nach 2–5 Tagen wieder ab. Länger anhaltende Temperaturerhöhungen (> 10 Tage) sind die Ausnahme und müssen konsequent abgeklärt werden.

***Verlauf der Temperaturerhöhung*** Oft kann der Verlauf des Fiebers Hinweise auf die Grunderkrankung geben. Da heute allerdings schon sehr früh antipyretisch und antibiotisch therapiert wird, kommt es zu iatrogenen Veränderungen des Fieberverlaufs, die Diagnostik ist somit erschwert. Verschiedene Fiebertypen sind in → Tab. 34.1 dargestellt.

**Tab. 34.1** Verschiedene Fiebertypen

| Fiebertyp | Formen des Fiebers | Mögliche Erkrankungen |
|---|---|---|
| **Kontinua-Fieber** | Temperatur stets > 38 °C, Tagesschwankungen < 1 °C | Masern, Dengue-Fieber, Leptospirose, Typhus |
| **Remittierendes Fieber** | Temperatur stets > 38 °C, Tagesschwankungen ≥ 1C | virale und bakterielle Infekte |
| **Intermittierendes Fieber** | Temperaturabfälle auf < 38 °C, Tagesschwankungen ≥ 1 °C | Abszesse, **bakterielle Sepsis,** Miliartuberkulose, Morbus Still |
| **Rekurrierendes Fieber** | Fieberschübe und fieberfreie Intervalle unterschiedlicher Dauer | Rückfallfieber, Schlafkrankheit |
| **Biphasisches Fieber** | initiales Fieber, nach kurzzeitiger Entfieberung zweiter Temperaturanstieg | **Masern,** Dengue-Fieber, Leptospirose |
| **Periodisches Fieber** | Fieber und fieberfreie Intervalle mit fester Dauer wechseln sich ab | Malaria (Ausnahme: Malaria tropica) |
| **Undulierendes Fieber** | wellenförmiger Fieberverlauf über Wochen bis Monate | Morbus Hodgkin (Pel-Ebstein-Fieber), Brucellose |

***Ursachen*** Häufige Ursachen von uncharakteristischem Fieber in der Hausarztpraxis sind akute oder chronische Infektionen (bakteriell oder viral), v. a. der oberen Luftwege (z. B. Bronchitis, Sinusitis, Tonsillitis, Otitis media), Enteritiden, Harnwegsinfekte. Seltenere Ursachen sind exanthemische Infektionskrankheiten (Masern, Röteln, Windpocken), infektiöse Mononukleose, Divertikulitis, Appendizitis, Cholezystitis, Meningitis, Enzephalitis, Abszesse, Endokarditis, Myokardinfarkt, Osteomyelitis, HIV, Tuberkulose, Autoimmunerkrankungen, Kawasaki-Syndrom, Kollagenosen oder Medikamenteneinnahmen.

***Auftreten weiterer Symptome*** Ein Hinzukommen weiterer Symptome lässt sich diagnostisch gut verwerten und erleichtert die Ursachenfindung. Über die klinische Untersuchung (Halsinspektion, Lungenauskultation, Otoskopie) und Anamnese lässt sich der Entzündungsherd (Tonsillen, Pharynx, Bronchien, Nasennebenhöhlen, Ohren, ableitende Harnwege) häufig näher eingrenzen. Besondere Patientengruppen bilden hierbei hochbetagte, multimorbide Patienten und Säuglinge < 3 Monaten. Bei ihnen sind Fieber und Symptome zugrunde liegender Erkrankungen oft nicht oder nur wenig ausgeprägt, außerdem sind sie in besonderem Maße von Exsikkose bedroht.

> Fieber, das > 10 Tage anhält, oder rezidivierende Fieberschübe sollten an AGVs denken lassen!

## Diagnostik

***Anamnese*** Da die Bandbreite der zugrunde liegenden Erkrankungen sehr groß ist, empfiehlt sich eine gründliche Anamnese mit Fragen nach:

- Fieberbeginn, -dauer, -verlauf und -schüben
- Subjektivem Befinden: Mattigkeit, Appetitlosigkeit, Schlafstörungen, Frösteln, Husten, Schnupfen, Hals-, Kopf-, Ohren-, Bauch-, Gliederschmerzen, Übelkeit/Erbrechen, Durchfall/Obstipation, Brennen beim Wasserlassen, Hautveränderungen
- Auslandsreisen
- Medikamenteneinnahme (z. B. Steroide, Zytostatika, Immunsuppressiva) mit bisheriger Selbstmedikation
- Vorerkrankungen (z. B. Tumorerkrankungen, Diabetes) und Infekthäufigkeit
- B-Symptomatik: Fieber, Nachtschweiß, Gewichtsverlust > 10 % des Körpergewichts in 6 Monaten

***Klinische Untersuchung*** Die klinische Untersuchung umfasst die Inspektion des Körpers, insbesondere von Armen und Beinen (z. B. Suche nach Erysipel) inkl. der Gelenke, Nase, Mund/Rachen, Parotis und Ohren. Lymphknoten, Nasennebenhöhlen, Nervenaustrittspunkte (NAP) und Abdomen werden palpiert, ein Meningismus überprüft, die Nierenlager „abgeklopft", Abdomen, Herz und Lunge auskultiert, ebenso Rücken und Wirbelsäule auf Klopf-/Druckschmerzhaftigkeit untersucht.

***Weitere Untersuchungen*** Bei häufig rezidivierenden fieberhaften Infekten ohne entsprechende Anamnese (z. B. Kind, das neu in den Kindergarten kam) oder stark fieberhaften Infekten können ein Differenzialblutbild (mit Entzündungszeichen BSG, CRP, Leukozyten), eine Blutkultur, der Urinstatus (v. a. bei Kindern mit rezidivierenden fieberhaften Infekten!) und ggf. eine Stuhlkultur bzw. Serologie (HIV-Testung!) differenzialdiagnostisch weiterhelfen. Die Sonografie des Abdomens erlaubt zudem das Erkennen einer vielleicht richtungweisenden Veränderung innerer Organe, bei Kindern ist insbesondere auf gestaute Nierenbecken i. R. eines vesikoureteralen Refluxes zu achten.

### Therapie

Primär sollten die Patienten aufgeklärt werden, dass Fieber eine physiologische Abwehrreaktion des Körpers darstellt. Als Basismaßnahmen bei leichten Fieberverläufen eignen sich Bettruhe und kalte Umschläge (Wadenwickel). Da von dem Fieber der Wasser- und Elektrolythaushalt betroffen ist, muss dieser durch eine genügende Trinkmenge ausgeglichen werden. Als symptomatische medikamentöse Therapie kommen Antipyretika (z. B. Ibuprofen, Paracetamol) in verträglichen Tagesdosen zum Einsatz. Eine sofortige Anwendung von Antibiotika bei uncharakteristischem Fieber kann gefährliche Verläufe verschleiern, die weitere Diagnostik erschweren und die allgemeine Resistenzlage verschlechtern. Sie sollten deshalb nur bei gut begründetem Verdacht auf eine bakterielle Infektion, z. B. Pneumonie, verwendet werden.

## Fever of Unknown Origin (FUO, Fieber unklaren Ursprungs)

Per Definition handelt es sich um ein FUO, wenn das Fieber

- ≥ 3 Wochen besteht,
- wiederholt Temperaturen ≥ 38,3 °C vorliegen und
- eine diagnostische Abklärung > 1 Woche lang keine Ursache erbringt.

FUO bedeutet nicht, dass die Ursache im Verlauf nicht geklärt werden kann. Zu bedenken sind jedoch insbesondere erschwert nachweisbare Infektionen und systemische Erkrankungen wie Osteomyelitis, Organabszesse, Kawasaki-Syndrom, Morbus Still, Sarkoidose oder Malignome (Lymphome, Leukämien). Ebenso müssen, insbesondere wenn das Fieber im Verlauf eines stationären Aufenthalts erstmals auftrat, rezidivierende Lungenembolien bedacht werden. Stets ist auch das Vorliegen eines medikamenteninduzierten Fiebers (Drug Fever) oder hereditärer Fiebersyndrome zu berücksichtigen.
Die Therapie richtet sich nach Komorbiditäten (in Neutropenie z. B. umgehende antibiotische Therapie) und weiteren diagnostischen Ergebnissen.

## Fieberkrampf

Ein Fieberkrampf ist die häufigste Ursache für einen zerebralen Krampfanfall bei Kindern, ca. 3–5 % der Kinder < 5 Jahre sind von einem Fieberkrampf betroffen, meist im 2. Lebensjahr. Fieberkrämpfe sind zerebrale Krampfanfälle bei Kindern jenseits des Neugeborenenalters (meist zwischen 6 Monaten und 5 Jahren) im Rahmen einer Fieberepisode, welcher keine ZNS-Infektion zugrunde liegt. Symptomatische Anfälle (z. B. bei zerebraler Neoplasie) oder Anfälle bei Neugeborenen werden nicht hinzugezählt. Die genaue Ätiologie ist noch ungeklärt. Man unterscheidet unkomplizierte von komplizierten Fieberkrämpfen (→ Tab. 34.2).

**Tab. 34.2** Differenzierung zwischen unkompliziertem und kompliziertem Fieberkrampf nach der ILAE (International League Against Epilepsy)

| Unkomplizierter Fieberkrampf | Komplizierter Fieberkrampf* |
|---|---|
| primär generalisiert, i. d. R. tonisch-klonisch | fokaler Beginn, evtl. mit postparoxysmaler Lähmung und Sprachstörung |
| symmetrisch | seitenbetont |
| 6. Lebensmonat (LM) – 6. Lebensjahr (LJ) | vor dem 6. Lebensmonat und ab dem 6. Lebensjahr |
| ‹ 15 min | › 15 min |
| ≤ 1 Anfall/24 h | › 1 Anfall/24 h |

* Ist eines der Kriterien erfüllt, gilt der Fieberkrampf als kompliziert.

### Klinik

Meist handelt es sich um einen primär generalisierten tonisch-klonischen Anfall im Fieberanstieg, sodass der Anfall das erste Symptom einer Infektion sein kann. Er dauert i. d. R. 2–3 min, kann aber auch protrahiert (20–30 min) verlaufen. Je nach Kriterien (→ Tab. 34.2) liegt ein unkomplizierter oder komplizierter Fieberkrampf vor. Der Krampf sistiert meist spontan mit einer anschließenden postiktalen Müdigkeit des Kindes und häufigem Einschlafen (**Cave:** Differenzialdiagnose Somnolenz bei Meningitis!)

### Diagnostik

Fieberursachen sollten gesucht werden, bei kompliziertem Fieberkrampf ist ein EEG und meist auch eine Lumbalpunktion indiziert, um ZNS-Infektionen wie eine HSV-Enzephalitis oder Meningitis nicht zu übersehen. Bei jedem ersten oder komplizierten Fieberkrampf muss eine stationäre Aufnahme erfolgen, ebenso bei Krampfanfällen anderer Ursache bzw. unklarer Genese.

### Therapie

Die Eltern müssen über die Gutartigkeit des Krampfes (zumindest bei unkompliziertem Krampf) aufgeklärt werden. Der Krampf sistiert meist spontan, bei einer Dauer > 5 min muss er medikamentös durchbrochen werden, mit **Diazepam**-Rektiole oder **Midazolam** bukkal oder nasal. Fieber wird i. d. R. mit Paracetamol-Zäpfchen (supp.) gesenkt. Bei einem Kind mit Fieberkrampf in der Anamnese sollten durch die Eltern nicht mehr ab einer bestimmten Körpertemperatur antipyretische Maßnahmen ergriffen werden. Dies hat sich zum einen als unwirksam herausgestellt, außerdem werden, im Falle eines neuerlichen Krampfes, oftmals Schuldgefühle bei den Eltern ausgelöst. Bei schlechtem Allgemeinzustand oder sonstigen Indikationen für eine antipyretische Therapie sollte diese natürlich erfolgen.
Die Rezeptierung eines Benzodiazepins zur Anfallsunterbrechung für den Fall eines protrahierten Krampfanfalls ist hingegen zu empfehlen.
Zirka 30 % der Kinder erleiden einen erneuten Fieberkrampf, das Epilepsierisiko ist gegenüber der Gesamtbevölkerung beim unkomplizierten Fieberkrampf leicht, beim komplizierten Fieberkrampf deutlich erhöht.

## Zusammenfassung

- Uncharakteristisches Fieber ist ein häufiges Symptom in der Hausarztpraxis.
- Fieberhöhe, -dauer und -verlauf sind wichtige Parameter, die richtungweisend sein können.
- Unkomplizierte Infekte des oberen Respirationstrakts sind die häufigsten Ursachen von Fieber in der Hausarztpraxis im Erwachsenenalter.
- Die Otitis media ist die häufigste Ursache für Fieber bei Kindern.
- Die Anamnese und klinische Untersuchung sind gründlich zu erheben. Insbesondere ist auf immunsupprimierende Medikamente zu achten!
- Länger bestehendes Fieber (› 10 Tage) oder rezidivierende Fieberschübe müssen abgeklärt werden.
- Ein Fieberkrampf ist die häufigste Ursache für einen zerebralen Krampfanfall beim Kind. Dabei werden komplizierte von unkomplizierten Anfällen unterschieden.

# Umgang mit MRSA

Der vermehrte Einsatz von Antibiotika im stationären Setting führt zu einer vermehrten Resistenzenbildung einiger Bakterienstämme. Bei einer manifesten Infektion stellt dies ein großes Problem dar, da gängige Breitbandantibiotika nicht greifen und Reservemedikamente verwendet werden müssen. In diesem Zusammenhang stellt z. B. die Infektion und Kolonialisierung mit MRSA (**Methicillin-resistenter** *Staphylococcus aureus*) die Behandler vor neue Herausforderungen. MRSA-Infektionen sind meist **nosokomial** erworben, ihr Resistenzmechanismus beruht auf der Bildung eines **modifizierten Penicillin-Bindeproteins.** Definitionsgemäß ist der MRSA **gegen alle Betalaktam-Antibiotika resistent:** gegen Penicilline, Cephalosporine und Carbapeneme, meist liegen weitere Resistenzen gegen Aminoglykoside, Makrolide, Lincosamide und Chinolone vor. Bei einer manifesten Infektion ist **Vancomycin i. v.** Mittel der 1. Wahl (→ Tab. 35.1). Um eine Infektion zu umgehen, wird einerseits Ausbreitungsprophylaxe betrieben, andererseits ggf. **auch die asymptomatische Trägerschaft behandelt.** Dies steht im Gegensatz zu anderen pathogenen Keimen, die nur bei manifester Infektion therapiert werden. In Deutschland ist der MRSA-Anteil bei Infektionen seit 1990 von 3 % auf 20 % gestiegen. Eine generelle Meldepflicht besteht für MRSA nicht, allerdings ist das gehäufte Auftreten nosokomialer Infektionen, bei denen ein epidemischer Zusammenhang wahrscheinlich scheint sowie ein Keimnachweis in Blutkulturen oder im Liquor, meldepflichtig. Während des Krankenhausaufenthalts kann eine begonnene MRSA-Sanierung meist nicht abgeschlossen werden. Die Fortführung der Therapie bzw. die Untersuchung auf Kolonialisierung/Infektion fällt dann in den Aufgabenbereich des Hausarztes.

## MRSA in der hausärztlichen Praxis

Seit 2013 bestehen DEGAM-Leitlinien zum hausärztlichen Umgang mit Patienten, die (evtl.) MRSA-Träger sind. Die Leitlinien sind zwischenzeitlich zwar nicht mehr gültig, liefern jedoch trotzdem eine gute Behandlungsgrundlage.

### Grundbegriffe

***Kolonisation*** Wachsen und Persistieren von MRSA nach Kontamination auf der Haut oder Schleimhaut eines Menschen. Mit MRSA kolonisierte Menschen haben ein erhöhtes Risiko, eine Infektion durch MRSA zu erleiden.

***Infektion*** Entzündliche Reaktionen mit weiteren Symptomen durch MRSA. Häufig entstehen dann schwere Infektionen wie Pneumonien und Weichteilinfekte.

> Zu den **Risikofaktoren** für eine MRSA-Kolonisation gehört die Antibiotikatherapie. Deshalb ist der sparsame und differenzierte Einsatz von Antibiotika von großer Bedeutung.

### Diagnostik

In Abhängigkeit des Risikos einer MRSA-Infektion/Kolonialisierung empfiehlt sich nach einer Krankenhausentlassung für den Hausarzt eine unterschiedliche Vorgehensweise. Dabei werden die Patienten verschiedenen **Risikogruppen (RG)** zugeteilt (→ Tab. 35.2).

Insbesondere die **Risikogruppe 2 verdient die Aufmerksamkeit** des Therapeuten: Trotz geringer Wahrscheinlichkeit sind in dieser Gruppe symptomfreie Träger zu finden, deren Behandlung entscheidend zur Eindämmung der MRSA-Verbreitung beitragen kann.

Zum Nachweis oder zum Ausschluss einer MRSA-Besiedelung werden bei Patienten der Risikogruppe 1 und 2 nach Entlassung aus dem Krankenhaus Abstriche entnommen (→ Tab. 35.2). Um falsch-negative Ergebnisse auszuschließen, erfolgt der Abstrich zur Kontrolle des Sanierungserfolgs **nach einer Behandlungspause von mindestens 48 h.** Nach negativem Ergebnis gilt der Patient als **vorläufig saniert** und die MRSA-spezifischen Hygienemaßnahmen können beendet werden. Nach Abschluss einer Sanierung werden noch zweimalig **Kontrollabstriche** entnommen: Nach **3–6 Monaten** und nach **12 Monaten.** Erst danach gilt der Patient (bei negativem Nachweis) als **endgültig saniert.**

### Therapie

Bei positivem MRSA-Nachweis sollte, wenn möglich, eine Sanierung begonnen werden. Dazu muss jedoch zunächst die **Sanierungseignung** geprüft werden: Offene Wunden, Hauterkrankungen oder liegende Zugänge wie z. B. Blasenkatheter oder PEG gefährden den Sanierungserfolg, daher sollten sie zuvor behandelt bzw. beseitigt werden. Falls die Beseitigung nicht möglich ist, muss die Indikation zur Sanierung infrage gestellt werden. Hier ist ein Sanierungsversuch nur unter bestimmten Umständen sinnvoll/angebracht, dazu zählt v. a. eine **erhöhte Gefahr einer Ausbreitung,** wie z. B. im Altenpflegeheim, vor geplanten weiteren stationären Aufenthalten oder bei Dialysepflichtigkeit. Scheint eine Sanierung nicht sinnvoll, müssen bei bekanntem Trägerstatus zumindest Hygienerichtlinien eingehalten werden, die eine Verbreitung unterbinden (s. u.). Maßnahmen zur Keimlastsenkung bedeuten **5 Tage lang Sanierungsmaßnahmen, dann 3 Tage nur Durchführung der begleitenden Hygienemaßnahmen.**

**Tab. 35.1** Antibiotische Therapie von „Problemkeimen"

| Keim | Antibiotikum – Mittel der 1. Wahl |
|---|---|
| MRSA | Vancomycin |
| ESBL-Keime (Extended Spectrum-Beta-Lactamase, häufig *E. coli* oder Klebsiellen) | nach Antibiogramm, Carbapeneme oft wirksam |
| VRE (Vancomycin-resistente Enterokokken) | Linezolid |
| MRGNE (multiresistente gram-negative Erreger, wie z. B. Enterobacteriaceae, *Pseudomonas aeroginosa, Acinetobacter baumannii*) | Piperacillin, Cephalosporine 3b (Ceftazidim), Carbapeneme, Ciprofloxacin, Gentamycin |

**Tab. 35.2** Screening auf MRSA-Besiedelung nach Klinikentlassung in Abhängigkeit von Risikogruppen

| RG | Kennzeichen | Abstrich/Screening | Therapie |
|---|---|---|---|
| 1 | nachgewiesener MRSA, belegt durch Abstriche | Mit einem sterilen Tupfer je ein Abstrich aus beiden Nasenvorhöfen, dem Rachen, ggf. aus Wunden oder Kathetereintrittsstellen. Bei Ekzemen oder zur Kontrolle eines Vorbefunds können Abstriche an weiteren Stellen notwendig sein. | Therapie/Sanierung |
| 2 | erhöhtes Risiko einer Besiedelung mit MRSA<br>Hierunter fallen Patienten, die in den letzten 6 Monaten im Krankenhaus waren (≥ 4 Tage) und gleichzeitig<br>• MRSA-kolonialisierung in der Vorgeschichte und/oder<br>• ≥ 2 der folgenden Risikofaktoren aufweisen: chronische Pflegebedürftigkeit, Antibiotikatherapie in den letzten 6 Monaten, Katheter (PEG, Blasenkatheter), Hauterkrankungen (Ulkus, Gangrän, chron. Wunden), tiefe Weichteilinfektionen, Dialysepflichtigkeit, Immunsuppression | | bei Kolonialisierung ggf. Sanierung (siehe Therapie) |
| 3 | geringes Risiko einer Besiedelung mit MRSA: stationärer Aufenthalt ohne direkten Kontakt zu MRSA-Patienten und keine weiteren Risikofaktoren | nein | keine |
| 4 | kein Risiko einer Besiedelung mit MRSA | | |

**Sanierungsmaßnahmen**

- 3-mal/Tag Applikation von antibakterieller **Nasensalbe** in beide Nasenvorhöfe (z. B. Mupirocin)
- 3-mal/Tag **Mundpflege** und Behandlung der Mundpflege- und Zahnputzutensilien bzw. der Zahnprothese mit einem Antiseptikum (z. B. Octenidol®-Lösung)
- 1-mal/Tag **Desinfektion der Haut und der Haare** durch Duschen oder durch Ganzkörperpflege inkl. einer Haarwäsche mit einer geeigneten desinfizierenden Waschlotion (z. B. Octenisan® Waschlotion)

Mehr als zwei Sanierungsversuche sind i. d. R. nicht sinnvoll!

**Begleitende Hygienemaßnahmen**

Diese sind die **Desinfektion** aller Gegenstände, die mit Haut oder Schleimhaut Kontakt haben, das **Wechseln von Handtüchern und Waschlappen** sofort nach ihrem Gebrauch durch den MRSA-kolonialisierten Patienten sowie der **tägliche Wechsel der Bett- und Leibwäsche.** Wäsche und alle Gebrauchsgegenstände sollten dabei desinfizierend gereinigt werden. Darüber hinaus sollte der Patient vor jedem Verlassen der Wohnung und vor sozialen Kontakten eine **Händedesinfektion** durchführen. Auch alle Kontaktpersonen sollten auf eine ausreichende Händedesinfektion achten.

Die Sanierung sowie die Hygienemaßnahmen bei positivem MRSA-Abstrich sind aufwendig!

Nach der Durchführung der begleitenden Hygienemaßnahmen wird ein erster **Kontrollabstrich** angefertigt. Ist dieser negativ, können begleitende Hygienemaßnahmen eingestellt werden, nach **3–6 Monaten** sowie nach **12 Monaten** werden weitere Kontrollabstriche angefertigt. **Falls diese negativ sind, ist die Sanierung erfolgreich abgeschlossen.** Falls der erste Kontrollabstrich positiv ist, muss erneut die Sanierungseignung überprüft werden sowie hernach ggf. saniert bzw. sich gegen eine Sanierung entschieden werden.

## MRSA im Altenpflegeheim

### Allgemeines

Wird ein Bewohner aus einem Krankenhaus in ein Altenpflegeheim verlegt, besteht meistens ein erhöhtes Risiko, dass dieser mit MRSA besiedelt ist (→ RG 2), daher sollte der Hausarzt einen Abstrich zum Ausschluss von MRSA veranlassen. Wie oben genannt, muss erwogen werden, ob ein Sanierungsversuch bei Keimnachweis als sinnvoll erscheint (fraglich z. B. bei chronischen Wunden, Hauterkrankungen, Blasenkatheter, Tracheostoma, PEG, nach mehreren erfolglosen Sanierungsversuchen). Ziel ist es, einen MRSA-besiedelten Bewohner **barrierearm** in die Heimgemeinschaft zu integrieren. Zwar ist die Übertragungsgefahr in Altenpflegeheimen höher als in einer häuslichen Umgebung, die notwendigen Hygienemaßnahmen dürfen aber **keinesfalls** zur **Stigmatisierung,** Isolierung oder Vereinsamung des Bewohners führen. Der Patient sollte optimalerweise im **Einzelzimmer** untergebracht werden, Mitbewohner im Mehrbettzimmer dürfen nicht immungeschwächt oder unter antibiotischer Therapie sein und sollten keine offenen Wunden, Katheter, Sonden oder ein Tracheostoma haben. **Besuche** sollen dem Patienten uneingeschränkt gestattet werden. Allerdings ist von jeder Person beim Verlassen des Zimmers eine hygienische **Händedesinfektion** durchzuführen. Die Teilnahme an gemeinsamen Mahlzeiten und sozialen Aktivitäten ist ebenfalls möglich, allerdings muss der MRSA-Träger davor immer die Hände desinfizieren, offene Wunden oder andere **Austrittsöffnungen müssen keimdicht verbunden werden.**

Das Zimmer des kolonialisierten Heimbewohners sollte **nicht** öffentlich interpretierbar gekennzeichnet werden!

Besuche sollten uneingeschränkt gestattet werden, Besucher müssen keine Schutzkleidung anlegen!

### Pflege

Der betroffene Bewohner darf nur von **geschultem und gesundem (nicht immunsupprimiertem) Personal** gepflegt oder betreut werden. Bei der Pflege oder sonstigen Maßnahmen mit Körperkontakt muss ein **Schutzkittel,** ggf. auch ein Mundschutz getragen werden.

### Transport

Bei Transporten von MRSA-Trägern in Taxen oder **öffentlichen Verkehrsmitteln** besteht für das Personal oder andere Personen **kein besonderes Risiko,** nach Abschluss des Transports sind daher keine besonderen Maßnahmen nötig. Bei **Krankentransporten** müssen das Transportpersonal und das Ziel-Krankenhaus rechtzeitig über die MRSA-Kolonisation **informiert** werden.

## Zusammenfassung

- Multiresistente Keime stellen auch in der hausärztlichen Praxis ein erhebliches Problem dar.
- Je nach Risikogruppeneinteilung erfolgt eine ambulante Therapie.
- Auf die Einhaltung von Sanierungs- bzw. Hygienemaßnahmen ist zu achten.
- Vor allem offene Wunden müssen durch geschultes Personal regelmäßig versorgt werden.

# → 36 Schwere akute Erkrankungen

Der Allgemeinarzt sieht in seiner primärärztlichen Funktion im Rahmen der Praxissprechstunde und der Hausbesuche mitunter schwere Krankheitsbilder und -verläufe. Hier ist neben dem diagnostisch-therapeutischen Denken die Beurteilung des schon so häufig erwähnten „abwendbar gefährlichen Verlaufs" (AGV) gefragt. Beispielhaft seien in der Folge einige bedrohliche Erkrankungen aufgeführt, die vom Allgemeinarzt rasches und zügiges Handeln fordern. Meist ist eine unverzügliche stationäre Einweisung geboten, um der Gefahr zu begegnen.

## Sepsis

Die Sepsis ist ein potenziell lebensbedrohlicher Zustand mit Organdysfunktion infolge einer (mutmaßlichen) Infektion mit dysregulierter Immunantwort. Eine Organdysfunktion liegt bei einem SOFA-Score (Sepsis-related Organ Failure Assessment) ≥ 2 Punkte vor, wobei dieser die Organsysteme Lungenfunktion, Kreislauf, Leber, Niere, zerebrale Auffälligkeiten und Blutbild (Thrombozytenzahl) berücksichtigt. Da für den SOFA-Score eine apparative Diagnostik erforderlich ist, hat sich zur schnellen Einschätzung im prästationären Setting der qSOFA (quick SOFA, → Tab. 36.1) etabliert. Der Hausarzt muss eine Sepsis erkennen und die Erstmaßnahmen ergreifen (PVK-Anlage, Volumengabe, Asservierung von Blutkulturen, ggf. bereits präklinische Einleitung einer antibiotischen Therapie). Die Therapie erfolgt bei kurativem Therapieziel stationär, häufig intensivmedizinisch. Dringlichster diagnostischer Schritt ist die Fokussuche mit körperlicher Untersuchung, je nach vermutetem Fokus werden Abdomen Sono/CT, U-Status und Röntgen der Lunge durchgeführt. Im Anschluss hat die Fokussanierung (konservativ/operativ) zu erfolgen, ein Organversagen muss stets mitbehandelt werden.
Anmerkung: Die Sepsiskriterien wurden 2016 überarbeitet, bis dahin war eine Sepsis definiert durch ein SIRS (→ Tab. 36.2) vermuteter infektiöser Genese. Das SIRS ist kein Kriterium der Sepsis mehr, da es jedoch zusätzlich auftreten kann, ist es in → Tab. 36.2 aufgeführt.

**Tab. 36.1** qSOFA: Bei ≥ 2 Kriterien (+ Infektion) ist eine Sepsis anzunehmen

| Kriterium | Erfüllt wenn |
|---|---|
| Atemfrequenz | ≥ 22/min |
| Bewusstsein | Vigilanzminderung/veränderter mentaler Status |
| Blutdruck systolisch | < 100 mmHg |

**Tab. 36.2** Kriterien für das Vorliegen eines SIRS nach der DSG & DIVI

| | |
|---|---|
| **Temperatur** | ≥ 38 °C oder ≤ 36 °C |
| **Tachykardie** | ≥ 90/min |
| **Tachypnoe** | ≥ 20/min oder Hypokapnie: $pCO_2$ ≤ 33 mmHg in BGA |
| **Leukozyten** | > 12 000/µl oder < 4 000/µl oder > 10 % unreife neutrophile Granulozyten im Differenzialblutbild |
| SIRS: ≥ 2 Kriterien erfüllt. | |

Die antibiotische Therapie muss schnellstmöglich und breit erfolgen: „Hit hard and early"!

## Meningitis

Die Meningitis ist eine meist infektiöse Entzündung der das Gehirn und das Rückenmark umgebenden Häute. Als Erreger kommen v. a. Viren und Bakterien in Betracht. Virale Meningitiden (nicht Enzephalitiden!) sind eher harmlos, während eine bakterielle Meningitis ein lebensgefährliches Krankheitsbild darstellt. Häufige Infektionswege sind Tröpfcheninfektion, per continuitatem (von Auge oder Ohr, bei offenem Schädelhirntrauma, perioperativ) oder hämatogen. Je nach Altersgruppe treten unterschiedliche Erreger der akuten bakteriellen Meningitis gehäuft auf:

- Neugeborene ≤ 6 Wo.: Streptokokken der Gruppe B, Listerien, *E. coli,* Staphylokokken
- Kinder/Babys > 6 Wo.: Pneumokokken *(Streptococcus pneumoniae),* Meningokokken *(Neisseria meningitidis), Haemophilus influenzae*
- Erwachsene: Pneumokokken, Meningokokken, Listerien, *Haemophilus influenzae*

### Klinik

Kopfschmerz, Fieber, Meningismus mit Photophobie und Phonophobie sowie Bewusstseinsstörungen sind Kardinalsymptome der Meningitis. Weiterhin können Rückenschmerzen, Übelkeit, Ebrechen, Unruhe, Hyperästhesie, Parästhesie, Krampfanfälle, Paresen sowie Myalgien oder ein Ophistotonus (Krampf der Streckmuskulatur von Hals und

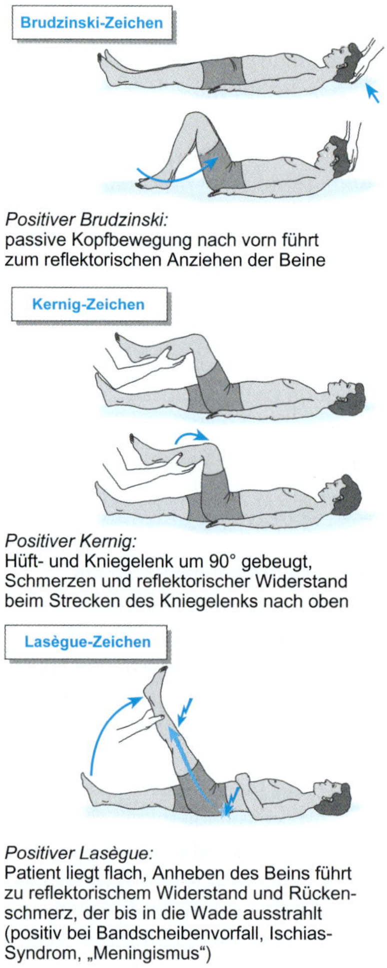


**Abb. 36.1** Meningismuszeichen [L106]

Rücken → „Brückenbildung") auftreten. Beim Säugling können sich ein schrilles Schreien sowie eine plötzliche Trinkschwäche als einzige Symptome zeigen, ggf. von Erbrechen begleitet. Ein Meningismus fehlt bei Neugeborenenmeningitis häufig.
Gefürchtet ist das **Waterhouse-Friderichsen-Syndrom** (WFS). Dies ist meist eine Komplikation einer Infektion mit Meningokokken. Die Freisetzung von Endotoxinen führt zu einer Verbrauchskoagulopathie/disseminierten intravasalen Gerinnung. Hämorrhagische Infarkte resultieren in einem Funktionsverlust von Organen, i. d. R. ist die Nebennierenrinde davon betroffen, es kommt zur **Nebenniereninsuffizienz.** Daneben kommen petechiale Blutungen vor. Das WFS verläuft unbehandelt stets letal, behandelt meist letal.

**Tab. 36.3** Typische Liquorbefunde bei Meningitis

| | Normalbefund | Viral | Bakteriell | Tuberkulös |
|---|---|---|---|---|
| **Aussehen** | klar | klar | eitrig-trübe | klar, mit Spinngewebsgerinnseln |
| **Zellzahl/µl** | < 5 | 10–500 | 1 000–6 000 | 30–500 |
| **Zellart** | | Lymphozyten | Granulozyten | buntes Bild |
| **Eiweiß** | 15–40 mg/dl | ↔ / ↑ | ↑ | ↑ |
| **Glukose** | 40–75 mg/dl (> 50 % des Blutwertes) | ↔ | ↓ | ↓ |
| **Laktat** | 1,2–2,1 mmol/l | ↔ / ↑ / ↓ | ↑↑ (> 3,5 mmol/l) | ↑ (> 2,5 mmol/l) |

Ein frühes Erkennen einer Meningitis und die sofortige Einleitung einer antibiotischen Therapie sind entscheidend!

### Diagnostik

***Anamnese*** Eine Infektionsanamnese mit Fragen nach Abgeschlagenheit, Kopf- und Gliederschmerzen oder Fieber ist Grundlage einer adäquaten diagnostischen Herangehensweise. Auch eine Abfrage des Impfstatus (Pneumokokken, Meningokokken, Haemophilus infl.) sowie eine Umgebungsanamnese muss unter der Annahme der Krankheitsübertragung durchgeführt werden.

***Klinische Untersuchung*** Neurologische Auffälligkeiten wie die positiven Nervendehnungszeichen nach Lasègue, Kernig, Brudzinski und der Meningismus (reflektorische Nackensteifigkeit) können selbst bei milden Verläufen der Meningitis beobachtet werden (Meningismuszeichen → Abb. 36.1). Bei jedem V. a. Meningitis muss stets das gesamte Integument auf Petechien untersucht werden.

***Weitere Untersuchungen*** Erfolgen stationär. Hierzu gehört neben der Laboruntersuchung (z. B. Leukozyten, Thrombozyten) die diagnostisch entscheidende Liquoruntersuchung (LP), vor welcher bei entsprechender Klinik zum Ausschluss eines erhöhten Hirndrucks ein cCT erfolgen muss. Die LP dient der Unterscheidung zwischen bakterieller, viraler und tuberkulöser Meningitis (→ Tab. 36.3).

### Therapie

Bei Verdacht auf Meningitis muss eine sofortige **Notfalleinweisung** in die Klinik zur Liquordiagnostik und Therapie erfolgen. Wichtig ist die schnelle Behandlung nach erfolgter Liquorpunktion, die ggf. nach Bestimmung des Erregers umgestellt wird. Bei entsprechendem klinischen Verdacht auf eine bakterielle Meningitis und Bewusstseinsstörung kann die Therapie vor der Liquordiagnostik begonnen werden, um keine Zeit zu verlieren. Eine Isolation des Patienten bei Meningokokkenmeningitis (Einzelzimmer, hygienische Schutzmaßnahmen) ist notwendig, Personen mit Kontakt zum Erkrankten müssen eine prophylaktische Antibiose erhalten, z. B. Rifampicin.
Die **medikamentöse Therapie** einer bakteriellen Meningitis erfolgt mit **Antibiotika** und beim Erwachsenen mit **Dexamethason** (einmalig vor der Antibiotikagabe, zum Senken des Hirndrucks). Die Wahl des Antibiotikums ist abhängig vom erwarteten Keimspektrum (kalkulierte Antibiose).

- Neugeborene: Cefotaxim i. v. (Cephalosporin der 3. Generation → gegen Meningokokken, Pneumokokken, *Haemophilus influenzae* wirksam) + Ampicillin (→ gegen Listerien wirksam), bei Listeriennachweis zusätzlich Gentamicin
- Kinder: Cephalosporin der 3. Generation i. v. (Ceftriaxon oder Cefotaxim), bei Herkunft aus bzw. Z. n. Reisen in Länder mit hoher Penicillinresistenz von Pneumokokken und Meningokokken: zusätzlich Vankomycin oder Rifampicin
- Erwachsene: Cephalospoirin der 3. Generation i. v. (Ceftriaxon, Cefotaxim) + Ampicillin; bei Herkunft aus bzw. Z. n. Reisen in Länder mit hoher Penicillinresistenz von Pneumokken und Meningokken: zusätzlich Vankomycin oder Rifampicin

Handelt es sich um eine nosokomial erworbene Meningitis, sind die Antibiotika Vancomycin + Meropenem oder Vankomycin + Ceftazidim angezeigt. Nach einer Cephalosporintherapie > 24 h gelten die Patienten nicht mehr als kontagiös.
Die Postexpositionsprophylaxe ist bei Personen indiziert, die im engen Kontakt zu den Betroffenen stehen. Sie erfolgt einmalig mit Rifampicin, bei Schwangeren mit Ceftriaxon. In manchen Fällen ist nach Kontakt zu Meningokokkenmeningitis-Erkrankten eine postexpositionelle Aktivimpfung möglich.
Bei einer viralen Meningitis sind neben der symptomatischen Therapie mit Analgetika, Antipyretika und Volumentherapie ggf. Virostatika indiziert (z. B. Aciclovir i. v. bei HSV und VZV). Bei V. a. HSV-Enzephalitis muss umgehend die intravenöse Aciclovirtherapie eingeleitet werden.

Unter anderem als **Meningitisprophylaxe** wird von der STIKO eine aktive Immunisierung gegen *Neisseria meningitidis* und *Haemophilus influenzae* empfohlen.

**Tab. 36.4** Schweregrade der anaphylaktischen Reaktion. AR = Allgemeinreaktion

| Grad | Symptome | Therapie |
|---|---|---|
| **0** | lokal begrenzte Reaktion | orale Antihistaminika, lokale Glukokortikoide (GC) |
| **I (leichte AR)** | Juckreiz, Urtikaria, Flush, Angioödem, Unruhe | $H_1$-Antagonisten (Clemastin, Dimetinden), Prednisolon i. v. (500–1 000 mg) |
| **II (ausgeprägte AR)** | wie I, zusätzlich: Kreislaufdysregulation (Blutdruckabfall, Tachykardie), gastrointestinale Symptome (Übelkeit, Bauchschmerz), Hypersalivation, Rhinorrhö, Dysphonie, leichte Dyspnoe | wie I, zusätzlich großzügige Volumensubstitution mit kristalloiden Lösungen, nach Reevaluation ggf. Eskalation um Spasmolytika (Butylscopolamin) und/oder Antiemetika (Dimenhydrinat) |
| **III (bedrohliche AR)** | wie II, zusätzlich: Erbrechen, Stuhlabgang, Schock mit schwerer Bronchospastik (Giemen) mit bedrohlicher Dyspnoe, schwerer Hypotonie, Larynxoödem (inspir. Stridor), Bewusstseinseintrübung | wie II, zusätzlich: Adrenalin initial i. m., bei Kindern 300 µg, bei Erwachsenen 500 µg, ggf. alle 5–20 min wiederholen, schnell wirksame β-Sympathomimetika (inhal.), $O_2$-Gabe, ggf. Therapieeskalation: Adrenalin i. v./ i. o., $\beta_2$-SM (Reproterol) s. c. oder i. v., ggf. Intensivmedizinische Überwachung; Sicherung der Atemwege, ggf. Intubation |
| **IV (vitales Organversagen)** | **Herz-Kreislauf-Stillstand** | **wie III,** zusätzlich **Reanimation**/Defibrillation |

## Anaphylaxie, anaphylaktischer Schock

Die anaphylaktische Reaktion stellt eine allergische Sofortreaktion auf bestimmte Allergene, aber auch auf Medikamente (z. B. Penicilline, Lokalanästhetika) dar, die in verschiedenen Schweregraden ablaufen kann (→ Tab. 36.4).

### Therapie

In der **Akutsituation** ist schnelles Handeln gefragt! Der Patient wird flach gelagert, die Allergenzufuhr wird gestoppt. Des Weiteren verschafft man sich zwei großlumige venöse Zugänge. Auf eine Reanimation muss man vorbereitet sein. Zur weiteren Therapie siehe → Tab. 36.4. **Cave:** Eine biphasische anaphylaktische Reaktion (6–24 h nach primär erfolgreicher Therapie) kann auftreten!

## Zusammenfassung

- Der Allgemeinarzt muss auch auf schwere, akute Krankheitsbilder vorbereitet sein.
- Die Sepsis ist ein lebensbedrohlicher Zustand und erfordert eine stationäre Therapie. In der Praxis dient der qSOFA-Score zur Einschätzung.
- Eine bakterielle Meningitis zeigt meist ein akuteres Krankheitsbild als eine virale.
- Der Allgemeinarzt sollte immer auf anaphylaktische Reaktionen des Patienten nach Medikamentengabe vorbereitet sein.
- Eine ausgeprägte Anaphylaxie ist eine absolute Notfallsituation.

## Atemwegserkrankungen/ Infekte

Kinder leiden häufig an Infektionen der oberen Atemwege. Besonders betroffen sind hier die Schleimhäute im Mund-, Nasen- und Rachenraum. Elterlicher Nikotinkonsum steigert das Risiko (v. a. bei Babys und Kleinkindern), an den Atemwegen zu erkranken, aber auch der Kontakt zu anderen Kindern (Kindergarten, Schule) fördert die Übertragung und Verbreitung von pathogenen Keimen. Kinder (und oft auch die Eltern) sind daher um die Zeit des Kindergarten – und/oder Schuleintritts – häufiger erkrankt. Bei sehr häufigen, rezidivierenden, schweren Infektionen mit Beteiligung atypischer Erreger sollte auch an einen primären Immundefekt gedacht werden. Ein Klassiker der pädiatrischen Notfallambulanz ist der sog. **Pseudokrupp-Anfall,** der von seiner wichtigsten Differenzialdiagnose, der lebensbedrohlichen Epiglottitis, unterschieden werden muss.

### Pseudokrupp

#### Klinik und Therapie

Der i. d. R. ungefährliche Pseudokrupp-Anfall tritt v. a. in den Wintermonaten auf, häufig sind die Symptome schon gebessert oder verschwunden, wenn die besorgten Eltern in der Notaufnahme ankommen. Ätiologisch ist eine viral, v. a. durch Parainfluenza-Viren, bedingte **subglottische Schwellung** für die Symptome verantwortlich. Diese sind ein **bellender Husten** (v. a. nachts) sowie **Heiserkeit.** Bei starker subglottischer Enge entsteht ein **inspiratorischer Stridor,** ggf. mit sub- und interkostalen Einziehungen. Therapeutisch wird stadienabhängig vorgegangen. Eltern und Kind müssen beruhigt werden. Eine Inhalation mit kühler, **feuchter Luft** kann die Symptome lindern (Kind vor das geöffnete Fenster oder vor den Kühlschrank setzen). Bei Stridor sind i. d. R. eine systemische Therapie mit **Cortison** (supp.), eine Inhalation von Adrenalin und ggf. die Sauerstofftherapie indiziert.

#### Differenzialdiagnosen

Wichtigste Differenzialdiagnose des Pseudokrupp-Anfalls ist die lebensgefährliche Epiglottitis (→ Tab. 37.1).

> Die wichtigsten Differenzialdiagnosen des akuten inspiratorischen Stridors bei Kindern sind **Fremdkörperaspiration, Pseudokrupp und Epiglottitis.** Während der Pseudokrupp i. d. R. ambulant behandelt werden kann, ist die akute Epiglottitis bei Kindern lebensgefährlich und muss unbedingt stationär behandelt werden.

**Tab. 37.1** Differenzialdiagnose von Pseudokrupp und Epiglottitis

| | Pseudokrupp | Akute Epiglottitis |
|---|---|---|
| **Erreger** | Viren (v. a. Parainfluenza) | Bakterien (*Haemophilus influenzae**) |
| **Allgemeinzustand** | befriedigend | stark reduziert |
| **Fieber** | in der Regel < 39 °C | in der Regel > 39 °C |
| **Inspiratorischer Stridor** | vorhanden | vorhanden |
| **Husten** | bellend | fehlt |
| **Stimme** | **Heiserkeit** | **kloßige Sprache** |
| **Dysphagie** | fehlt | **Pseudohypersalivation** (wegen Dysphagie) |
| **Beginn** | schleichend | plötzlich |

* Die Inzidenz von Epiglottitiden nimmt aufgrund der vorhandenen Impfung gegen *Haemophilus influenzae* glücklicherweise ab!

Der **„echte" Krupp** ist übrigens die Diphtherie – diese ist durch die vorhandene Impfung gegen Diphtherie jedoch nur noch sehr selten zu beobachten.

## Exanthematische Kinderkrankheiten

Es gibt eine Reihe exanthematischer Kinderkrankheiten, die i. d. R. nur einmal im Leben durchgemacht werden. Deren klassische klinische Präsentationen sollen im Folgenden kurz dargestellt werden.

### Masern (first disease)

Das auslösende Morbili-Virus ist hochansteckend. Charakteristisch geht ein **Prodromalstadium** voran, mit **Fieber,** Husten, Schnupfen, **Konjunktivitis,** Lichtscheu und bellendem Husten. Nach ca. 3 Tagen kommt es enoral zu sog. **Koplik-Flecken:** einem weißen, kalkspritzerertigen Enanthem der Wangenschleimhaut. Im darauf folgenden Exanthemstadium mit **hohem Fieber, deutlich reduziertem Allgemeinzustand** und generalisierter Lymphadenopathie sind die Koplik-Flecken nicht mehr zu sehen.

> Der Krankheitsverlauf ist **biphasisch!**

***Exanthem*** Das Exanthem ist tiefrot, **makulopapulös,** großfleckig, z. T. konfluierend, häufig mit **retroaurikulärem Beginn** und von dort aus erfolgt die Ausbreitung über das gesamte Integument (→ Abb. 37.1). Nach ca. 5 Tagen kommt es zur Abblassung, z. T. mit „kleieförmiger" Schuppung.
Lebensbedrohliche Komplikationen der Masern sind **Riesenzellpneumonie,** Masern-Enzephalitis, **subakut sklerosierende Panenzephalitis** (SSPE, mit Demenz, Epilepsie und Dezerebration, immer letal) sowie bakterielle Superinfektionen, die z. B. zu Otitis media und Pneumonien führen können. Nach einer Masernerkrankung besteht für ca. 6 Wochen eine **Immunschwäche.** In der Regel besteht im folgenden eine lebenslange Immunität.

#### Therapie/Prophylaxe

Die Therapie erfolgt rein symptomatisch. Prophylaktisch steht ab dem 12. Lebensmonat eine Lebendimpfung zur Verfügung.

### Scharlach (second disease)

Scharlach wird durch β-hämolysierende Streptokokken der Gruppe A (GAS) ausgelöst bzw. durch deren Exotoxine vermittelt. Primärer Infektionsfokus ist meist eine Streptokokken-Tonsillopharyngitis. Die Beschwerden beginnen plötzlich und bestehen in **hohem Fieber,** Erbrechen, Halsschmerzen **(Angina tonsillaris)** und Kopfschmerzen. Die Zunge ist zunächst weiß-grau belegt, ab dem 4. Tag entwickelt sich dann eine rote, sog. **Himbeerzunge**/Erdbeerzunge (→ Abb. 37.2). Es besteht ein hochrotes orales Enanthem. Passager können auch Gelenkbeschwerden auftreten. Innerhalb von 48 h nach Krankheitsbeginn entwickelt sich das Exanthem.
***Exanthem*** Es zeigt sich ein makulopapulöses, **feinfleckiges, sandartig anfühlendes** Exanthem, beginnend im Halsbereich. Wegen der stärksten Ausprägung in der **Leiste** und anderen Gelenkbeugen wird es dort jedoch häufig zuerst bemerkt. Typisch ist eine **perorale Blässe** bei Wangenrötung. Nach ca. 2 Wochen tritt eine **Hautschup-**

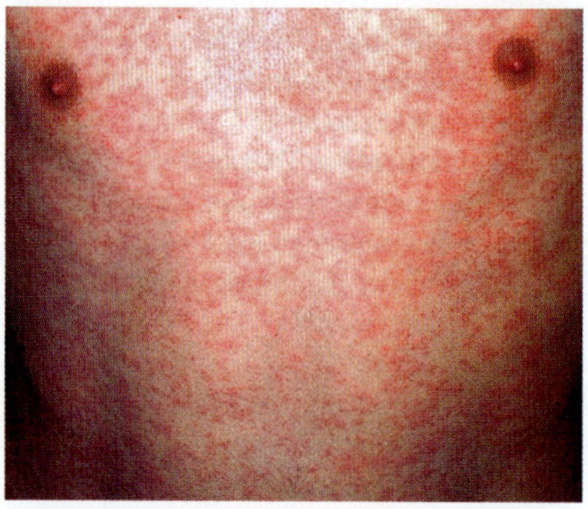

**Abb. 37.1** Masernvirusexanthem am Stamm mit leicht erhabenen, teilweise konfluierenden Effloreszenzen [M123]

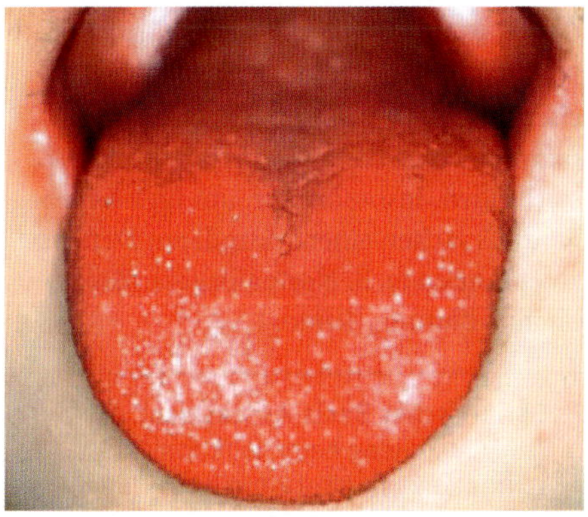

**Abb. 37.2** Himbeer-/Erdbeerzunge bei Scharlach [R356]

**pung** auf, die insbesondere an den Hand- und Fußsohlen deutlich ausgeprägt ist. Eine wichtige Differenzialdiagnose von Scharlach ist das Kawasaki-Syndrom.

### Therapie

Die Therapie besteht in der Gabe von **Penicillin V.** Die Kontagiosität mit Antibiotikatherapie beträgt einen Tag, ohne diese 21 Tage. Eine Impfung gegen GAS gibt es nicht. Da es etwa 80 verschiedene GAS-Toxine gibt, ist es möglich, mehrfach an Scharlach zu erkranken. Es gibt Erkrankungen, die immunvermittelt nach GAS-Infektionen auftreten können. Dazu gehören die z. B. die **Post-Streptokokken-Glomerulonephritis,** das **rheumatische Fieber** (→ Jones-Kriterien) oder die Chorea minor.

## Röteln (third disease)

Erreger ist das Rubella-Virus, die Infektion verläuft in 50 % der Fälle asymptomatisch. Charakteristisch sind eine **nuchale** und retroaurikuläre **Lymphadenopathie,** wenig eingeschränktes Allgemeinbefinden und ein Exanthem, das meist retroaurikular beginnt (→ Lokalisation zunächst wie bei Masern) und dann auf Rumpf und Extremitäten übergeht. Ein Prodromalstadium mit meist mildem grippalem Infekt kann vorausgehen.

***Exanthem*** Makulopapulös, **hellrot,** mittelgroß (→ im Unterschied zu Scharlach und Masern: Allgemeinzustand gut!). Innerhalb von 3 Tagen bildet sich das Exanthem i. d. R. zurück.

### Therapie/Prophylaxe

Es existiert keine spezifische Therapie. Röteln heilen meist folgenlos aus. Ggf. bestehen Gelenkbeschwerden für einige Wochen fort. Es gibt einen Lebendimpfstoff gegen Röteln. Insbesondere bei Frauen im gebärfähigen Alter ist auf einen ausreichenden Anti-Röteln-Titer zu achten, um die gefürchtete Röteln-Fetopathie oder **Röteln-Embryopathie** (Gregg-Trias: Innenohrtaubheit, Katarakt, Herzfehler), die bei Infektion in der Schwangerschaft auftreten können, zu verhindern.

## Ringelröteln/Exanthema infectiosum (fifth disease)

### Klinik und Therapie

Die Ringelröteln werden durch **Parvovirus B19** ausgelöst. Die meisten Infektionen verlaufen inapparent. Der Allgemeinzustand ist nicht oder nur gering beeinträchtigt.

***Exanthem*** Das charakteristische Exanthem ist makulopapulös, zunächst konfluierend. Eine zentrale Abblassung lässt es im Verlauf **girlandenförmg**/netzartig aussehen, in 50 % der Fälle juckt es gering. Die Wangen sind gerötet, der Mund jedoch meist ausgespart (wie beim Scharlach), man spricht vom **„Ohrfeigenexanthem".** Nach 5–8 Tagen blasst das Exanthem ab, kann aber über Monate **rekurrieren.**

Komplikation der Infektion ist eine **Arthritis** mit Befall der kleinen Gelenke der Hände, Knie- und Sprunggelenke. Durch eine passager gestörte Erythropoese kann es bei Patienten mit chronisch hämolytischen Anämien (z. B. Sichelzellanämie) zur **aplastischen Krise** kommen. Eine Infektion in der Schwangerschaft kann zum **Hydrops fetalis** führen. Die Erkrankung verläuft meist selbstlimitierend, es existiert keine kausale Therapie. Es gibt keine Impfung, nach der Infektion besteht lebenslange Immunität.

## Dreitagefieber/Exanthema subitum (sixth disease)

### Klinik und Therapie

Meist sind Säuglinge und Kleinkinder betroffen. Erreger des Dreitagefiebers sind die Viren **HSV 6** und seltener HSV 7. Initial kommt es zu einem **plötzlichen Temperaturanstieg,** während dem gehäuft Fieberkrämpfe auftreten. Die Temperaturerhöhung besteht für ca. 3–5 Tage, der Allgemeinzustand ist i. d. R. nur gering beeinträchtigt. Im Labor kann zu Beginn der Erkrankung eine Leukozytose vorkommen (die für virale Infekte untypisch ist). Die Temperatur fällt meist abrupt ab und wird von einem Stunden bis maximal 3 Tage bestehendem Exanthem begleitet.

***Exanthem*** Dieses ist makulös, feinfleckig und **stammbetont.** Oral ist z. T. ein papulöses Enanthem im Bereich von Uvula und des weichen Gaumens zu sehen, **„Nagayama-Spots".**

Die Therapie erfolgt symptomatisch mit Paracetamol/Ibuprofen.

Wichtigste Differenzialdiagnose im Falle eines Krampfgeschehens ist die Meningitis.

## Mumps

Mumps („Ziegenpeter", Parotitis epidemica) ist eine viral bedingte Entzündung der Speicheldrüsen mit gehäuftem Vorkommen in der kalten Jahreszeit. Der Erkrankungsgipfel liegt zwischen dem 4. und 15. Lebensjahr, die Übertragung erfolgt durch Tröpfcheninfektion, das Virus ist hochkontagiös. Etwa 50 % der Betroffenen sind asymptomatisch oder zeigen allenfalls Zeichen eines milden grippalen Infekts.

### Klinik und Therapie

Typisch ist die schmerzhafte, teigige Parotisschwellung mit regionaler Lymphknotenbeteiligung und starken Schmerzen beim Kauen. Häufig tritt sie beidseitig auf. Dazu kommen Allgemeinsymptome wie Mattigkeit, Kopf-, Hals- und Ohrenschmerzen bzw. Fieber. Gefürchtete Komplikation ist die **Mumps-Orchitis** beim Mann, die zu Sterilität führen kann. Seltener sind Meningitis, Meningoenzephalitis (mit z. B. Innenohrschwerhörigkeit als Folge) und Pankreatitis. Die Behandlung erfolgt symptomatisch, prophylaktisch steht ein Lebendimpfstoff zur Verfügung. Nach Infektion besteht lebenslange Immunität.

### Zusammenfassung

- Die Masernerkrankung verläuft biphasisch. Koplik-Flecken auf der Wangenschleimhaut sind pathognomonisch, der Allgemeinzustand ist schlecht.
- Pathognomonisch für Scharlach sind die Himbeer- bzw. Erdbeerzunge und eine perorale Blässe. Eine antibiotische Therapie mit Penicillin muss erfolgen.
- Eine Röteln- oder Parvovirus-B19-Infektion in der Schwangerschaft kann zu schweren Schäden beim ungeborenen Kind führen.
- Gegen Scharlach, Ringelröteln und das Dreitagefieber gibt es keinen Impfstoff.
- Die Prophylaxe gegen Mumps erfolgt in einer Kombinationsimpfung gegen Masern, Röteln und Varizellen. Gefürchtet ist die Mumps-Orchitis.

Der Begriff Demenz beschreibt ein ätiologisch heterogenes klinisches Syndrom, das durch erworbene Einbußen von intellektuellen Fähigkeiten und Gedächtnis imponiert. Neben der **Gedächtnisleistungsminderung** liegen außerdem Beeinträchtigungen der **Sprache,** des **Urteilsvermögens,** des **Denkvermögens** und/oder der **Orientierung** (räumlich und zeitlich) sowie der Motivation und emotionalen Kontrolle vor. Die Defizite sind dabei chronisch-progredient. Das Entstehen einer Demenz ist kein natürlicher Alterungsprozess. Durch das Älterwerden der Gesellschaft nimmt auch die Prävalenz der Demenz zu, über 30 % der über 90-Jährigen leiden daran. Die Ursachen sind vielfältig und hauptsächlich neurodegenerativer und vaskulärer Natur. Wichtige Differenzialdiagnosen sind die Pseudodemenz bei Depressionen, das Delir sowie Abhängigkeitserkrankungen.

## Ätiologie und Klinik

### Alzheimer-Demenz (AD)

Es handelt sich um die **häufigste Ursache** einer Demenz (50–70 %). Dabei wird unterschieden zwischen präseniler (Beginn < 65. Lj.) und seniler (> 65 Lj.) Demenz. Durch einen Neuronenuntergang kommt es zur Gehirnatrophie, v. a. im **Temporallappen und Hippocampus.** Bei der Alzheimer-Demenz liegen histopathologische Korrelate vor: **Amyloid-Plaques** (extrazellulär, aus Aβ-Protein) und **Alzheimer-Fibrillen** (intrazellulär, aus Tau-Protein).

### Vaskuläre Demenz

Die vaskuläre Demenz (15–25 % der Demenzformen) ist das Ergebnis einer Infarzierung des Gehirns als Folge der **arteriellen Hypertonie.** Diese kann auf zwei Wegen zum Bild der vaskulären Demenz führen:

***Mikroangiopathie*** Der chronische Druck führt zur fibrinoiden Nekrose der Arteriolen, zu deren Oklusion und dann zur Demyelinisierung v. a. des Marklagers (= **subkortikale vaskuläre Demenz/Morbus Binswanger**). Im Fall von multiplen subkortikalen Infarkten spricht man vom **Status lacunaris.** Im Gegensatz zur Alzheimer-Demenz, an die das klinische Bild erinnert, ist die **Hirnrinde gewöhnlich intakt.**

***Makroangiopathie*** Die arteriosklerotischen Prozesse betreffen ebenso die großen Gefäße und können zu Infarkten führen. Ist eine bestimmte, kritische Menge von Neuronen dadurch untergegangen, kommt es zum Bild der **Multi-Infarkt-Demenz.** Betreffen diese Infarkte bestimmte Organisationseinheiten, wie Thalamus, Basalganglien oder das frontale Marklager, werden die Infarkte als **„strategisch"** bezeichnet. Bei der Multiinfarkt-Demenz handelt es sich v. a. um eine **kortikale Demenz.**

> Die Prävalenz einer vaskulären Demenz liegt bei Überlebenden eines Apoplex bei ca. 30 %!

### Morbus Pick

Progrediente Demenz mit Beginn im mittleren Lebensalter (40–60 Lj.), führend sind dabei zunächst eine **Persönlichkeitsänderung** sowie der Verlust sozialer Fähigkeiten. In der Bildgebung zeigt sich eine frontotemporale Hirnatrophie → frontotemporale Demenz. Häufig treten gemischte Demenzen (AD und vaskuläre Demenz) auf.

### Weitere Demenzursachen

Sekundäre Demenz bei Creutzfeldt-Jakob-Krankheit, Chorea Huntington, Parkinson-Syndrom, zerebraler Raumforderung, Normaldruckhydrozephalus, Enzephalopathie, Epilepsie, Morbus Wilson, Hyperkalzämie, Hypothyreose, Intoxikationen, multipler Sklerose, Neurosyphilis, Panarteriitis nodosa, Schädel-Hirn-Trauma, Hypoxämie, systemischem Lupus erythematodes, Trypanosomiasis, zerebraler Lipidstoffwechselstörung, Vitamin-$B_{12}$-Mangel, Thiamin-Mangel (Wernicke-Korsakow-Syndrom), Pellagra, Medikamenteneinnahme.

## Diagnostik

Ein generelles Demenz-Screening bei älteren Personen wird für die Hausarztpraxis nicht empfohlen. Allerdings kann eine Demenz im Rahmen eines **geriatrischen Basis-Assessments** in der Hausarztpraxis miterfasst werden (s. Kasten). Eine **Eigen- und Fremdanamnese** sowie eine körperliche Untersuchung mit Fokus auf **neurologische Defizite** und **Schwerhörigkeit** sollen stattfinden, um Befunde nicht zu übersehen, welche auf eine sekundäre Demenzursache hindeuten. Dabei ist auf Verhaltens- und Persönlichkeitsveränderungen, Medikamenteneinnahme, Alkoholkonsum, Depression und Risikofaktoren für die Entwicklung einer Demenz zu achten. Diese sind Alter, weibliches Geschlecht, Hypertonus, Diabetes, Hypercholesterinämie, Rauchen sowie Trisomie 21. Ein **Assessment kardiovaskulärer Risikofaktoren** inkl. eines EKGs sollte durchgeführt werden. Liegt der Verdacht auf eine Demenz vor, sollte dieser durch **neuropsychologische Testverfahren** objektiviert werden. Zur Diagnosestellung einer Demenz müssen die Symptome **> 6 Monate** bestehen und es muss eine Störung höherer kortikaler Funktionen vorliegen ohne Störungen der Sinnesorgane oder des Bewusstseins. Bewährte Testverfahren sind insbesondere der Mini-Mental-Status-Test **(MMST)** und der **Uhrenzeichentest.** Bei bestimmten Patientengruppen sollte eine **Bildgebung** (cMRT/cCT) stattfinden, insbesondere, um (ggf. behebbare) Ursachen einer sekundären Demenz zu erkennen (z. B. Normaldruckhydrozephalus, Blutung, Tumor).

> **Geriatrisches Basis-Assessment**
> Zur Feststellung einer Funktionseinschränkung im Alter kann in der Hausarztpraxis ein geriatrisches Basis-Assessment stattfinden. Dazu gehören:
> - Beurteilung von **Hirnleistungsstörungen** (z. B. mittels MMST, DemTect)
> - Untersuchung von **Funktions- und Fähigkeitsstörungen** (z. B. mittels IADL, Barthel-Index)
> - Beurteilung der **Sturzgefahr** (z. B. mittels Timed-up-and-go-Test, Tandem-Stand, Esslinger Sturzrisiko-Assessment)

### Mini-Mental-Status-Test (MMST)

Der MMST eignet sich als orientierendes Screeninginstrument zur Schweregradmessung bei mittlerer bis schwerer Demenz. Er erfasst mit 30 Punkten kognitive Beeinträchtigungen und wurde als erster Test zur Erfassung von Hirnleistungsstörungen entwickelt. Dadurch erreichte er eine **weite Verbreitung.** Eine Demenz wird bei **≤ 26 Punkten** diagnostiziert, bei < 10 Punkten handelt es sich um eine schwere Demenz. Problematisch ist die **geringe Sensitivität** zur Erfassung früher Demenzstadien. Trotzdem muss zur Diagnosestellung der Demenz in der Hausarztpraxis der MMST durchgeführt werden, insbesondere, wenn ein pharmakologischer Therapieversuch erfolgen soll.

### Uhrzeit-Zeichnen-Test (UZT)

Dabei handelt es sich um einen alltagspraktischen Test, der sich besonders gut zur Erfassung **visuell-räumlicher und konstruktiver Defizite** eignet. Die Patienten werden dabei angewiesen, in einen vorgezeichneten Kreis eine Uhr mit einer bestimmten Uhrzeit (Ziffern und Zeiger) einzuzeichnen. Je nachdem, ob Ziffern und Zeiger richtig eingezeichnet sind, sind unterschiedliche Punktwerte (maximal 9) zu erreichen. Bei einer **Punktzahl < 6** liegt der Verdacht auf eine Störung vor. Er ist häufig schon in früheren Stadien einer Demenz auffällig.

### Demenz-Detektion-Test (DemTect)

Er ist ausführlicher als der MMST und bildet Leistungsbereiche ab, die schon im **Frühstadium** einer Demenz beeinträchtigt sein können.

#### Instrumental Activities of Daily Living Scale (IADL)

Diese eignet sich zur **Verlaufsuntersuchung** von Verhaltensauffälligkeiten im Bereich der Alltagsaktivitäten Demenzkranker, sie eruiert außerdem Verhaltensbereiche, die besonderer Interventionen bedürfen. Die Einschätzung erfolgt dabei anhand der Angaben der primären Bezugs- oder Betreuungsperson (Angehörige, Personal im Altenheim). Das Spektrum erfasster Symptome reicht von Schwierigkeiten bei der **Körperpflege** über Probleme, sich an einer **Unterhaltung** zu beteiligen bis hin zu der **Organisation des Haushalts** (Bedienen des Telefons, Einkaufen, Kochen, Putzen, Wäsche, Transportmittel, Arzneimittel und Geldhaushalt).

#### Differenzialdiagnose Pseudodemenz

Eine wichtige Differenzialdiagnose der Demenz ist die **Pseudodemenz,** die v. a. im Rahmen einer schweren **Depression** auftreten kann. Die mnestischen Störungen sind dabei auf eine **Denkhemmung,** die zu verminderter Merk- und Konzentrationsfähigkeit führt, zurückzuführen. Dabei können die Patienten häufig einen bestimmten **Zeitpunkt** des Symptombeginns angeben. Die Symptome werden außerdem typischerweise **aggraviert** (bei der Demenz eher bagatellisiert). Die Ergebnisse der kognitiven Tests fallen häufig sehr schlecht aus und weisen auf eine schwere Demenz hin, während Orientierungs- und Wortfindungsstörungen nur wenig ausgeprägt sind. Die Demenz-Symptome bessern sich typischerweise durch die Therapie der zugrunde liegenden Depression.

#### Differenzialdiagnose Delir

Das Delir ist eine Ausschlussdiagnose. Häufig liegt jedoch, insbesondere zu Beginn einer Demenz, eine Doppeldiagnose (Demenz mit Delir) vor.

### Therapie, Umgang mit der Erkrankung und Prognose

Eine frühzeitige Diagnosestellung kann für Patienten und Angehörige die Ungewissheit beim Umgang mit den bestehenden Symptomen beenden, rechtliche Regelungen können frühzeitig nach dem Willen des Patienten organisiert werden. Außerdem besteht die Möglichkeit, eine **multimodale und multidisziplinäre Therapie** frühzeitig zu beginnen, womit eine Verbesserung der **Lebensqualität** und eine **Entlastung von Angehörigen** erreicht werden kann. Wichtig sind die Einbeziehung von Angehörigen und die Aufklärung derer darüber, dass erhaltene Kompetenzen unterstützt werden können und sollen. Der Punkteverlust im MMST beträgt bei unbehandelten Patienten ca. 4 Punkte/Jahr.

> Wer an Demenz leidet, kann durchaus **geschäftsfähig** sein!

#### Nicht-medikamentöse Therapie

Angehörige sollten zur **Anpassung des familiären und häuslichen Umfelds** an die Fähigkeits- und Funktionsstörungen angeleitet werden. Nicht-medikamentöse Maßnahmen verfolgen das Ziel, bestehende Fähigkeiten zu erhalten. Dabei hat das individuelle **Training von alltäglichen Fertigkeiten** einen nachgewiesenen positiven Einfluss auf den Krankheitsverlauf. Außerdem trägt die Qualität der **Pflege** zum Verlauf der Erkrankung bei. **Physiotherapie** und **Ergotherapie** sollen Betroffene bei der Durchführung von Aufgaben in Bereichen der Selbstversorgung und Freizeitgestaltung stärken.

#### Medikamentöse Therapie

Bei der leichten bis mittelschweren Alzheimer-Demenz mit MMST > 10 Punkten ist der Einsatz von **Acetylcholinesterase-Hemmern (Donepezil, Galantamin, Rivastigmin)** zu erwägen. Bei der mittelschweren bis schweren Alzheimer-Demenz kann der Einsatz von **Memantine** (NMDA-Rezeptorantagonist) als individueller Behandlungsversuch erwogen werden. Andere Antidementiva (Ginkgo, Lezithin Piracetam, Nimodipin) können nach heutiger Studienlage nicht empfohlen werden. Grundsätzlich muss der Einsatz von Antidementiva aufgrund des Patientenkollektivs (geriatrische Patienten) und der potenziellen Wechselwirkungen mit weiteren Medikamenten stets kritisch abgewogen werden, dies sollte im Sinne des „Shared Decision Making“ erfolgen.

Bei der vaskulären Demenz sollten keine Antidementiva eingesetzt werden. Hier steht die Behandlung der auslösenden Pathologie im Vordergrund, z. B. adäquate RR-Einstellung, ASS bei Atherosklerose, Antikoagulation bei Vorhofflimmern.

Über 90 % der Demenzkranken entwickeln im Verlauf **psychische Begleitsymptome.** In der hausärztlichen Betreuung sollte besonders auf potenziell auslösende Faktoren geachtet werden. Die medikamentöse Therapie bei **Agitiertheit, Aggression oder Psychose** kann durch **Neuroleptika** erfolgen.

Liegt eine begleitende Depression vor, sind die M. d. W. Mirtazapin oder SSRI. TZA wie Amitriptylin sollten aufgrund ihrer anticholinergen Wirkung dringend gemieden werden, da sie die Demenz bzw. ein Delir zusätzlich verschlechtern können. Gegen Schlafstörungen können Melperon oder Pipamperon eingesetzt werden, Benzodiazepine sind unter anderem aufgrund ihrer sturz- und delirfördernden Wirkung, ihres Abhängigkeitspotenzials sowie ihrer kognitionsverschlechternden Wirkung unbedingt zu meiden.

> **Trizyklische Antidepressiva** sollten bei Demenz nicht eingesetzt werden, ihre anticholinerge Komponente kann zu einer Verschlechterung der Demenzsymptomatik beitragen.

### Zusammenfassung

- Die Alzheimer-Demenz ist die häufigste Demenzursache.
- In der Diagnostik kommen u. a. der MMST und der Uhrenzeichentest zum Einsatz.
- In der Therapie kommt nicht-medikamentösen Therapieformen eine große Bedeutung zu, der Erhalt von Alltagsfunktionen ist dabei ein wichtiges Ziel.
- Angehörige dementer Patienten sollten konsequent miteinbezogen werden.
- Medikamentös kann unter bestimmten Voraussetzungen der Einsatz von Acetylcholinesteraseinhibitoren oder Memantin erwogen werden.

# Schmerzen und Schmerztherapie

*„Schmerz ist ein unangenehmes Sinnes- und Gefühlserlebnis, das mit einer echten oder potenziellen Gewebeschädigung einhergeht oder als solche empfunden wird. Schmerz ist immer subjektiv.“*
*(Definition der International Association for the Study of Pain, IASP)*
Schmerzen sind ein häufiges Begleitsymptom ernsthafter, aber auch banaler Erkrankungen. In der Frühphase vieler Krankheiten tritt Schmerz als wichtiges Warnsignal auf und lässt auch Rückschlüsse auf die Art und Lokalisation der Schädigung zu. Der Umgang mit Schmerz in unterschiedlichster Ausprägung ist das „täglich Brot“ des Allgemeinmediziners. Das Entwickeln effizienter Behandlungsstrategien ist sowohl für das Gesundheitsgefühl der Patienten als auch für die Bestätigung des Behandelnden ungemein bedeutsam.

## Häufig behandelte Schmerzformen

### Akuter Schmerz

Der akute Schmerz ist meist Folge einer direkten Gewebeschädigung. Darüber hinaus hat er eine sehr wertvolle Funktion, nämlich die Erhaltung der körperlichen Unversehrtheit des Organismus. Somit liegt dem akuten Schmerz eine Warnfunktion inne. Beispiele sind viszerale Koliken, Distorsionen oder ein Myokardinfarkt.

### Chronischer Schmerz

Wenn Schmerzen ohne einen typischen Auslöser fortbestehen und sich verselbstständigen, verliert der Schmerz seine Warnfunktion; es kommt zur Entstehung einer Schmerzerkrankung, die chronifizieren kann. Eine zeitliche Definition der Chronifizierung spielt hier nur eine untergeordnete Rolle. Oft wird von der Entwicklung eines sog. Schmerzgedächtnisses gesprochen, wenn das schmerzinhibitorische System des Körpers funktionsunfähig wird. Diese Schädigung begünstigt die Entwicklung und Aufrechterhaltung chronischer Schmerzzustände. Die Therapie fokussiert sich auf eine Schmerzverhinderung und das Entwickeln von Coping-Strategien; die Dosisanpassung von Schmerzmitteln erfolgt individuell und nach einem erstellten Zeitplan.

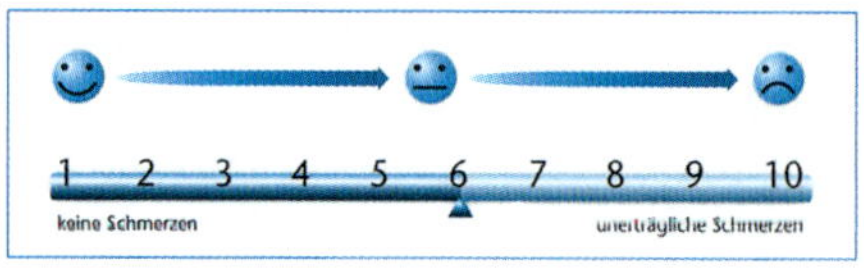


**Abb. 39.1** Numerische Analogskala (NRS, 0 bedeutet kein Schmerz, 10 ist der schlimmste vorstellbare Schmerz) [R355]

### Tumorschmerz

Tumorschmerzen treten meist im Terminalstadium zahlreicher Karzinome auf und sind aufgrund ihres nur schwer definierbaren Verlaufs und Charakters therapeutisch schwer beherrschbar. Grundsätzlich wird hier nach dem WHO-Stufenschema (s. u.) vorgegangen, mit dem Ziel, die Schmerzfreiheit des Patienten zu erreichen. Zusätzlich kommen unterstützende Maßnahmen wie Bestrahlung, palliative Operationen und Chemotherapie hinzu.

## Schmerzdiagnostik

Eine spezifische **Anamneseerhebung** und klinische **Untersuchung** sind die Grundlage einer effizienten Diagnostik. Die Dimension **Zeit** spielt dabei in der Unterscheidung zwischen akutem und chronischem Schmerz eine entscheidende Rolle. Weitere spezielle Fragen in einer fundierten Schmerzanalyse beinhalten:

- Lokalisation (Wo genau ist der Schmerz? Wo ist er nicht?)
- Entwicklung und Verlauf des Schmerzes (akut, chronisch, phasisch, rhythmisch)
- Charakter des Schmerzes (blitz-, anfall-, kolikartig, gleichmäßig, hell, dumpf)
- Bedingungen für das Auslösen, eine Verschlimmerung bzw. Besserung des Schmerzes
- Begleitphänomene (vegetativ, somatisch, sensibel)

Um die Schmerzintensität eines Patienten bei Erstuntersuchung und Therapiekontrollen zu messen, kann sich der Allgemeinmediziner relativ einfacher Verfahren bedienen. Die visuelle und die numerische Analogskala sind bewährte Messmethoden (→ Abb. 39.1), außerdem kann ein Schmerztagebuch geführt werden, um ggf. Schmerzspitzen oder Schmerzauslöser zu erkennen und dies in den Therapieplan zu integrieren.

## Schmerztherapie

Eine optimale Schmerztherapie verläuft kausaltherapeutisch, d. h., die Ursache des Schmerzes wird behandelt und bestenfalls beseitigt. Hierfür gibt es verschiedene Ansätze aus vielen Bereichen der Medizin. Wichtig sind das interdisziplinäre Auseinandersetzen mit dem Schmerzpatienten und die Zusammenarbeit auf verschiedenen therapeutischen Ebenen mit dem Ziel der Schmerzfreiheit. Hierbei müssen im **Arzt-Patienten-Verhältnis** einige Grundregeln eingehalten werden:

- Vertrauensvolle Zusammenarbeit zwischen Arzt und Patient
- Aktive Anteilnahme und Befolgen des gemeinsam erstellten Therapiekonzepts
- Beachten und Prophylaxe möglicher Nebenwirkungen der Therapie

Oberste **Ziele** in der Schmerztherapie sind ein rechtzeitiges Angehen gegen die Schmerzen und das **Verhindern einer Schmerzchronifizierung,** also der Ausbildung zur „Schmerzkrankheit“. Hier sollte man bei hartnäckigen Schmerzen auch keine Scheu vor der Verwendung von Opiaten haben.

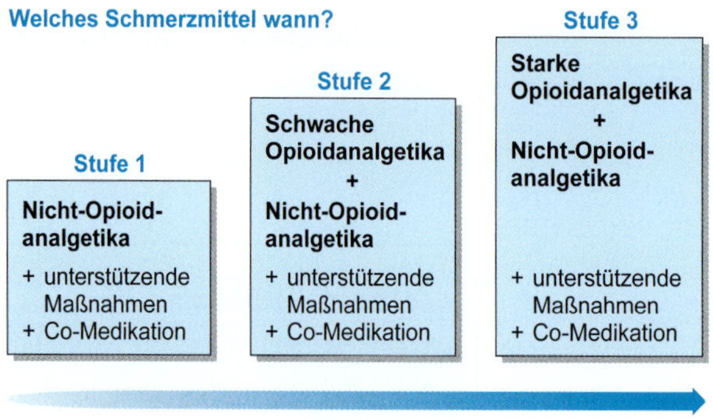


**Abb. 39.2** WHO-Stufenschema der Schmerztherapie [W798]

Im Folgenden sind verschiedene Ansätze zu einer umfassenden Schmerztherapie erläutert. Der behandelnde Arzt kann sich dieser Konzepte bei einer individuell abgestimmten Schmerztherapie bedienen.

## Medikamentöse Therapie

Die medikamentöse Schmerztherapie unterscheidet zunächst zwischen einer Behandlung akuter und chronischer Schmerzen. Während Erstere das Ziel der Schmerzlinderung über einen raschen Wirkungseintritt verfolgt, stehen bei der Therapie chronischer Schmerzen die Schmerzverhinderung und die Förderung schmerzinhibitorischer Systeme im Vordergrund, was meist eine deutlich größere Herausforderung darstellt. Aus der Therapie von Tumorschmerzen hat sich ein stufentherapeutisches Schema für die Schmerzbekämpfung entwickelt (→ Abb. 39.2). Detaillierte Informationen zu den jeweiligen Medikamentengruppen sind in → Kap. 7 zu finden.
Dabei werden, einem Stufenschema folgend, Nicht-Opioid-Analgetika mit Opioiden kombiniert. In allen Stufen ist eine additive Behandlung mit Koanalgetika und Adjuvantien möglich. Kann das Ziel Schmerzfreiheit auf einer Stufe nicht erreicht werden, erfolgt ein „Step-up“, die Analgetika der nächsthöheren Stufe werden eingesetzt.
Stets sollte eine Basistherapie mit Retardpräparaten sowie eine Bedarfsmedikation für den Fall von Schmerzspitzen (unretardierte Präparate) im Therapieplan enthalten sein. Bei bereits bestehender Opiattherapie der WHO-Stufe III sollte die unretardierte Bedarfsmedikation ⅙ der retardierten Tagesopiatdosis betragen (Bei der Umrechnung Äquivalenzdosen beachten!). Falls die Einnahme der Bedarfsmedikation mindestens dreimal täglich erfolgt, muss die Basismedikation überprüft/angepasst werden.
Beispiele für Koanalgetika, abhängig von der Schmerzentität, sind:

- Neuropathischer Schmerz: TZA (z. B. Amitriptylin bei Post-Zoster-Neuralgie), Neuroleptika (z. B. Carbamazepin bei Trigeminus-Neuralgie), Antikonvulsiva (Pregabalin, Gabapentin)
- Hirndruck und Nervenkompression: Glukokortikoide (Dexamathason)
- Knochenmetastasen/-schmerzen: Bisphosphanate (z. B. Pamidronat)

Die begleitende Gabe von **Adjuvantien** soll Nebenwirkungen verhindern bzw. lindern. Hier werden unter anderem Laxanzien, Antiemetika sowie Protonenpumpeninhibitoren eingesetzt.
Grundprinzipien der medikamentösen Schmerztherapie sind **„by the mouth, by the clock, by the ladder“:** Eine orale Medikation ist vorzuziehen, die Einnahme soll zu festgelegten, regelmäßigen Zeitpunkten erfolgen (Retardpräparate, Einnahme nicht erst, wenn der Schmerz unerträglich wird), dabei sollen die Wirkstoffe entsprechend dem WHO-Stufenschema ausgewählt werden.
Der Therapieerfolg sollte mittels VAS oder NRS und durch Befragung des Patienten kontrolliert werden.
Die **Lokalanästhesie** ist ein probates Mittel zur Bekämpfung lokaler Schmerzen. Die Schmerzempfindung wird hier durch eine Blockierung der sensiblen und/oder motorischen Nerven entweder in Form einer Infiltrationsanästhesie (Gewebe wird mit Anästhetikum infiltriert) oder durch Injektion an ein Nervenbündel, das sensible Fasern vereinigt (Leitungsanästhesie) herabgesetzt. Wichtige **Indikation** hierfür ist das myofasziale Schmerzsyndrom, wobei üblicherweise durch o. g. Maßnahme der Schmerzmittelgebrauch deutlich reduziert werden kann. In speziellen Zentren findet eine postoperative Schmerzbekämpfung über die Anwendung von Morphinpumpen statt. Der Patient kann das Schmerzmittel seinen aktuellen Schmerzen anpassen und so – bei verantwortungsvollem Umgang – individuell dosieren.

## Physikalische Maßnahmen

Hier stehen mit Krankengymnastik, Balneotherapie, Thermotherapie, Massagetherapie oder Elektrotherapie verschiedene Maßnahmen zur Verfügung.

## Psychologische Therapieformen

Da Schmerz als ein Produkt aus physiologischen und psychologischen Komponenten gesehen werden kann, lassen sich über eine psychologisch begleitete Therapie sowohl das eigene Schmerzempfinden als auch der individuelle Umgang mit Schmerz positiv beeinflussen. Neben Entspannungstechniken (z. B. autogenes Training, progressive Muskelrelaxation nach Jacobson, Biofeedback) helfen auch Stressbewältigungsverfahren in Form von verhaltenstherapeutischem Training, dem Schmerz schon im Vorfeld zu begegnen und auslösende Situationen zu vermeiden. Aber auch Akupunktur hat einen additiven Stellenwert zur herkömmlichen, medikamentösen Schmerztherapie, über den Placeboeffekt hinaus. Die Effektivität von Hypnose ist umstritten.

## Zusammenfassung

- Schmerzen sind häufige Symptome ernsthafter oder auch banaler Erkrankungen.
- Die Kenntnis verschiedener schmerztherapeutischer Verfahren eröffnet dem Allgemeinmediziner viele Behandlungsmöglichkeiten.
- Die Schmerztherapie stützt sich auf verschiedene Säulen: Neben der medikamentösen Behandlung können physikalische und psychologische Therapie eingesetzt werden.
- Die Therapie von chronischen Schmerzen sollte multimodal erfolgen.
- Die Therapie des Tumorschmerzes muss individuell abgestimmt werden.
- Medikamentös sollen chronische Schmerzen anhand des WHO-Stufenschemas therapiert werden.

# Palliative Versorgung

## Allgemeines

Palliativmedizin bedeutet **nicht,** dass eine Therapie beendet wird, sondern, dass eine **optimale Therapie, auf ein neues Therapieziel gerichtet, fortgesetzt wird.** Therapieziele sind dabei v. a. Lebensqualität, Vermeidung von Leiden (Schmerzen, Luftnot, Durst) und ein friedliches Sterben. Die Palliativmedizin ist daher nicht nur die Therapie **in** der letzten Lebensphase, sondern auch zuvor, also **für** die letzte Lebensphase. So werden z. B. Entscheidungen und Vorbereitungen getroffen, welche die Sterbephase dem Willen des Patienten entsprechend gestalten und ggf. vorbereiten lassen. Eine Änderung des Behandlungsziels ist dann geboten, wenn bei **unheilbar kranken Patienten** lebenserhaltende Maßnahmen Leiden nur verlängern würden bzw. wenn eine Änderung des Behandlungsziels vom Patienten gewünscht wird. An die Stelle von Lebensverlängerung und Lebenserhaltung tritt dann die palliativmedizinische Versorgung.

***Definition von Palliativmedizin (WHO, 2002)*** *Palliativmedizin dient der Verbesserung der Lebensqualität von Patienten und ihren Familien, die mit einer lebensbedrohlichen Erkrankung konfrontiert sind. Dies geschieht durch Vorbeugung und Linderung von Leiden mittels frühzeitiger Erkennung, hochqualifizierter Beurteilung und Behandlung von* ***Schmerzen*** *und anderen Problemen* ***physischer, psychosozialer*** *und* ***spiritueller*** *Natur.*

Bei der Palliativversorgung wird eine **allgemeine** von einer **spezialisierten** Versorgung unterschieden. Dabei wird die allgemeine Palliativversorgung v. a. von Hausärzten gewährleistet, während mit spezialisierter Palliativversorgung maßgeblich ambulante Hospiz- und Palliativdienste sowie stationäre Hospize und Palliativstationen gemeint sind. Die spezialisierte Palliativversorgung wird dabei besonders in der Finalphase in Anspruch genommen, wenn der Mensch im Sterben liegt.

> Palliativmedizin bedeutet nicht Maximaltherapie, Minimaltherapie, Therapieabbruch, Therapiereduktion oder Therapiedeeskalation, sondern eine **Änderung des Therapieziels.**

## Die Rolle des Hausarztes

Dem Hausarzt kommt bei der palliativen Versorgung eine wichtige Rolle mit vielen Aufgaben zu:

- **Medizinische Behandlung,** v. a. hinsichtlich optimaler Schmerztherapie und Symptomlinderung
- **Beenden** nicht-indizierter/nicht-gewünschter **Maßnahmen**
- **Psychische Unterstützung** von Patient und Angehörigen
- Organisation einer bedarfsgerechten **Pflege**
- **Koordination**/Mitwirkung in einem multidisziplinären Versorgungsteam
- **Soziale Hilfestellungen** (z. B. im Umgang mit Kassen)
- **Respektierung** von Autonomie und Selbstbestimmung des Patienten
- **Beistand** bei der Auseinandersetzung mit existenziellen Fragestellungen

## Sterbephasen

Nach **Kübler-Ross** werden verschiedene Sterbephasen beschrieben, in denen typische Verhaltensweisen vorliegen. Diese Phasen werden von sterbenden Menschen und deren Angehörigen häufig durchlaufen – allerdings nicht zwingend chronologisch. Den behandelnden Hausarzt sollten diese Phasen nicht „aus dem Konzept" bringen, wenn sich z. B. der Patient plötzlich aggressiv verhält, trotz bestem Bemühen seitens des Hausarztes. Die Phasen sind: Verneinung, **Leugnung** und Isolation → **Aggression,** Zorn, Wut, Auflehnung gegen das Schicksal → **Verhandeln** mit dem Schicksal → **Depression** → **Akzeptanz** des nahenden Todes.

## Therapie

Der Schwerpunkt der Therapie liegt auf **Symptomkontrolle.** Dabei ist ein **schnelles Handeln** mit nachfolgenden **kurzfristigen Verlaufskontrollen** zu beachten. Ein besonderes Augenmerk sollte außerdem auf Neben- und Wechselwirkungen von Medikamenten liegen, außerdem sollten Symptome regelmäßig re-evaluiert werden. Die unten genannten Substanzen werden von Experten bei den jeweiligen Beschwerden empfohlen, haben z. T. allerdings keine Zulassung für die angegebenen Symptome (→ **Off-Label-Use**).

> Die **orale Gabe** ist die bevorzugte Applikationsform in der Palliativmedizin!

### Schmerzen

Die **Schmerzprophylaxe** ist besser als die Schmerzbehandlung. Es sollte nach dem WHO-**Stufenschema** (→ Kap. 39) vorgegangen werden, wobei Stufen übersprungen werden können. In einem **festen Zeitschema** sollten retardierte Opioide verabreicht werden, zusätzlich soll ein schnell wirkendes Opioid als **Bedarfsmedikation** bei Schmerzspitzen verordnet werden. Ist eine orale Schmerztherapie mit Morphin nicht mehr möglich, muss bei der Umstellung von oral auf subkutan die Tagesdosis durch 3 dividiert und dann in 4- bis 6-stündlichem Abstand, über den Tag verteilt, appliziert werden. Beim Einsatz von Opioiden sollten routinemäßig **Laxantien** verabreicht werden.

> Die **Obstipation** ist die einzige Nebenwirkung von Opioiden, die sich im Verlauf einer längerfristigen Einnahme nicht bessert.

> **Grundsätze der Schmerztherapie**
> By the mouth, by the clock, by the ladder!

### Übelkeit und Erbrechen

Bei Übelkeit und Erbrechen kommen **Metoclopramid** (= Mittel der 1. Wahl, kann oral, rektal oder auch s. c. verabreicht werden), Haloperidol, Levomepromazin oder Dimenhydrinat zum Einsatz. MCP und Dimenhydrinat haben beim gemeinsamen Einsatz einen additiven Effekt. Bei unstillbarem Erbrechen kann eine **PEG-Anlage,** im Sinne einer Ablaufsonde, erwogen werden.

### Appetitlosigkeit

Appetitlosigkeit ist (ungleich dem Hunger!) ein häufiges Symptom palliativ betreuter Patienten. Hier können, zur Anregung des Appetits, **Kortikosteroide** zum Einsatz kommen.

### Hunger und Durst

In der letzten Lebensphase besteht eine katabole Stoffwechsellage. Der **Nahrungs- und Flüssigkeitsbedarf ist minimal,** sodass geringste Ess- und Trinkmengen genügen, um ein Hunger- und Durstgefühl zu stillen. Bei Zufuhr von hyperkalorischen Mengen an Flüssigkeit/Nahrung können diese häufig nicht verarbeitet werden. Eine geringe Flüssigkeitszufuhr am Lebensende hat verschiedene Vorteile, z. B. **weniger Erbrechen,** weniger Husten und Verschleimung, weniger Ödeme in Gewebe, Lunge und Bauch, **weniger Schmerzen** sowie eine erhöhte Endorphinausschüttung. In aller Regel reichen bei einem Sterbenden **500 ml Flüssigkeit pro Tag** aus. Die Flüssigkeitszufuhr kleinerer Mengen (bis ca. 1000 ml/Tag) kann dabei **subkutan** (via Butterfly-Nadeln, die z. T. mehrere Tage in situ verbleiben können) erfolgen, was sich für den Patienten in aller Regel als sehr schonend darstellt. Auch fast alle, in der terminalen Phase erforderlichen, Medikamente können s. c. verabreicht werden.

> Das Durstgefühl am Lebensende korreliert mit der **Trockenheit der Mundschleimhäute,** nicht mit der Menge zugeführter Flüssigkeit. Die Therapie der Mundtrockenheit besteht in konsequenter Mund- und Lippenpflege, in der Gabe von kleinen Eiswürfel bzw. kleinen Mengen Flüssigkeit (1–2 ml/30–60 min). Zitrone, Glyzerin sowie die Anwendung von Sauerstoff sollte vermieden werden (austrocknend!).

## Obstipation

Ein frühzeitiger, meist prophylaktischer Einsatz von Laxantien sollte erfolgen. Dabei kommen v. a. **Macrogol** oder **Natriumpicosulfat** (Laxoberal®) zum Einsatz. Lactulose wird in der Palliativmedizin eher ungern eingesetzt, da es vermehrt Blähungen verursacht, die ähnlich quälend sein können wie die Obstipation selbst.

## Dyspnoe

Atemnot wird von Angehörigen und Patienten besonders gefürchtet, sie geht i. d. R. mit Angst einher. Es gibt dazu einige **Verhaltensregeln** (Ruhe bewahren, Lockern enger Kleidungsstücke, Frischluftzufuhr, Motivation zu einem ruhigen Atemrhythmus) sowie medikamentöse Therapiemöglichkeiten. Dabei ist das Mittel der 1. Wahl ein **schnell wirkendes Morphinpräparat,** z. B. Morphintropfen. Gegebenenfalls können auch **Anxiolytika** indiziert sein.

## Husten

Je nach Art des Hustens können **Pro- oder Antitussiva** eingesetzt werden, bei therapierefraktärer Situation kann ein Therapieversuch mit **Kortikosteroiden** erfolgen.

## Psychische Symptome

Bei Angst und Depression können **Benzodiazepine, Antipsychotika** oder **Antidepressiva** zum Einsatz kommen. Bei Delir kann ebenfalls auf Antipsychotika oder Benzodiazepine zurückgegriffen werden.

## Terminale Rasselatmung

Diese ist Ausdruck einer zunehmenden Schwäche, ohne dass hierbei eine Erstickungsgefahr vorliegt. Sie ist für viele Angehörige jedoch sehr belastend. Neben einer adäquaten Lagerung kann das Anticholinergikum Butylscopolamin hilfreich sein, um die Speichelproduktion zu reduzieren.

> **Kortikosteroide** sind im Rahmen der Palliativmedizin häufig eingesetzte Medikamente. Dies ist auf ihre vielfältigen Funktionen zurückzuführen. Sie können antiödematös, stimmungsaufhellend, appetitanregend und ko-analgetisch wirken.

# Häufig begangene Fehler

***Gefühl des Erstickens → Gabe von Sauerstoff*** Sauerstoff trocknet die Schleimhäute aus und führt dadurch zu einem **Durstgefühl,** einem Zustand, der behoben werden muss.

***Durst → Flüssigkeitsgabe*** Der Flüssigkeitsbedarf in der Sterbephase ist minimal. Eine Überladung mit Flüssigkeit kann zu kardialer oder pulmonaler Überlastung und damit wieder zu subjektivem **Erstickungsgefühl** führen.

# Exkurs: Der Wille des Patienten

> Für jede Therapie muss eine Indikation vorliegen sowie der Patientenwille geachtet werden. Bei fehlender Indikation darf nicht behandelt werden.

***Patientenverfügung*** Die Patientenverfügung regelt **bestimmte medizinische Maßnahmen** für den Fall, dass der Patient nicht mehr in der Lage ist, sich für oder gegen diese zu entscheiden. Der in einer Patientenverfügung (PV) geäußerte Wille des Patienten ist **grundsätzlich verbindlich.** Ärzte dürfen sich daher nicht über die in einer PV enthaltenen Willensäußerungen eines Patienten hinwegsetzen. Falls ein einwilligungsfähiger Patient einen Willen angibt, der in seiner PV anders hinterlegt ist, hat der **aktuelle Wille** des einwilligungsfähigen Patienten **immer Vorrang.**

Von der Patientenverfügung abzugrenzen ist die **Vorsorgevollmacht** (VV). Dabei stellt der Patient einer Person eine Vollmacht **für einen bestimmten Bereich** aus (z. B. für medizinische Versorgung oder Vermögensangelegenheiten). Für den Fall, dass der Patient nicht mehr entscheidungsfähig ist, darf der Bevollmächtigte in bestimmten Grenzen **anstelle des Patienten entscheiden.** Freiheitsentziehende Maßnahmen dürfen vom Bevollmächtigten jedoch nicht veranlasst werden, dazu ist nur ein gerichtlich bestellter Betreuer ermächtigt. Häufig wird jedoch vom Gericht der Vorsorgebevollmächtige als Betreuer eingesetzt, dessen Bereitschaft vorausgesetzt.

> Patientenverfügung sowie Vorsorgevollmacht sind schriftlich festzuhalten und vom Patienten persönlich zu unterschreiben, eine juristische Prüfung ist allerdings nicht notwendig.

## Zusammenfassung

- Palliativmedizin bedeutet, dass eine optimale Therapie, auf ein neues Therapieziel gerichtet, fortgesetzt wird.
- Im Zentrum der palliativen Betreuung steht die Symptomkontrolle.
- Der Flüssigkeits- und Nahrungsbedarf ist am Ende des Lebens gering.
- Das Durstgefühl am Lebensende korreliert mit der Trockenheit der Mundschleimhäute, nicht mit der Menge zugeführter Flüssigkeit.
- Bei Atemnot sollte ein schnell wirksames Morphin eingesetzt werden, nicht Sauerstoff – dieser trocknet die Schleimhäute aus und führt zu Durstgefühl.
- Patientenverfügung und Vorsorgevollmacht sind vom einwilligungsfähigen Patienten schriftlich festzuhalten und zu unterschreiben, eine rechtliche Prüfung ist nicht notwendig.

# Fallbeispiele

BASICS

# Fall 1: Fieber

## Fallbeschreibung

Ein 22-jähriger Bankkaufmann kommt Ende November in die Praxissprechstunde. Er klagt über Müdigkeit, Abgeschlagenheit und mäßige Kopf- und Gliederschmerzen. Zudem glaubt er, Fieber zu haben, gemessen habe er jedoch noch nicht. Der Patient fühle sich seit 2 Tagen müde und schlecht. Die Krankheit habe mit Husten, Schnupfen, Heiserkeit begonnen. Zudem verspüre er ein Kratzen im Hals. Bei der Inspektion und Untersuchung fallen ein geröteter Nasen-Rachen-Raum ohne Beläge der Tonsillen und leicht vergrößerte zervikale Lymphknoten auf.

### Welche Fiebereinteilungen und welche Möglichkeiten der Fiebermessung kennen Sie?

- Normale Temperatur (< 37,5 °C rektal)
- Subfebrile Temperatur (< 37,5–38,0 °C rektal)
- Fieber (> 38,0 °C rektal)
- Formen der Fiebermessung sind rektal, axillär, bukkal, im Ohr

### Nennen Sie mindestens 6 häufige Differenzialdiagnosen von Fieber.

- Grippaler Infekt viraler Genese (z. B. obere Atemwege)
- Grippe (Influenza)
- Bakterielle Infektion (bakterielle Tonsillitis, Pneumonie, Harnwegsinfekt, Enteritiden)
- Infektiöse Mononukleose
- Urogenitale Infektion
- Erysipel, Thrombose, Appendizitis

### Welche Diagnosemöglichkeiten bestehen?

Die bereits stattgefundene Anamnese. Eine gründliche körperliche Untersuchung: Nach bereits erfolgter Mund-Rachen-Inspektion erfolgt die Auskultation der Lunge, die ein vesikuläres Atemgeräusch ohne Rasselgeräusche ergibt. Labor mit Differenzialblutbild: Die Leukozytenzahl ist leicht erniedrigt, das CRP liegt im Normbereich.

### Um welche Erkrankung handelt es sich hier wahrscheinlich?

Der akute Verlauf mit kurzer Inkubationszeit lässt zunächst an ein uncharakteristisches Fieber viraler oder bakterieller Genese denken. Da im Labor die Entzündungsparameter nicht erhöht sind und ein unauffälliger Auskultationsbefund vorliegt, kann man hier eher an eine virale Erkrankung denken.

### Wie ist die Therapie dieser Erkrankung?

In erster Linie symptomatisch durch Bettruhe, Anfeuchten des Raums, u. U. Kamillendampfinhalationen, reichlich Flüssigkeitszufuhr, abschwellende Nasentropfen bei Bedarf sowie ggf. NSAR/Paracetamol.

## Fallbeschreibung

Eine 17-jährige Patientin stellt sich auf Anraten ihrer Mutter in der allgemeinärztlichen Praxis vor. Sie berichtet von einer ständig quälenden Müdigkeit und Abgeschlagenheit schon seit 3–4 Wochen. Auf ein bereits verschriebenes Antibiotikum durch den Vertretungsarzt seien weder das wechselhaft auftretende hohe Fieber (ca. 39 °C), noch die Kopf- und Gliederschmerzen besser geworden. Bei der Inspektion des Rachens fallen gerötete Tonsillen mit grau-weißlichen Belägen auf. Zudem sind nuchal mehrere vergrößerte Lymphknoten bzw. halsseitig ein kirschkerngroß geschwollener Lymphknoten tastbar.

### Wie ist das Nichtansprechen des Antibiotikums zu erklären?

Das Nichtansprechen des Antibiotikums weist auf einen nicht bakteriell bedingten Infekt hin, sodass ein viraler Infekt oder andere Differenzialdiagnosen wahrscheinlicher werden.

### Was kommt als Arbeitsdiagnose infrage?

Der lange Krankheitsverlauf und die Klinik lassen an eine infektiöse Mononukleose denken.

### Welche Primärdiagnostik wird unternommen?

- Labor (Entzündungsparameter, Transaminasen) mit Differenzialblutbild: Es finden sich eine Leukozytose (BSG ↑, CRP ↑) mit einem Anstieg der Lymphozyten auf 40–90 % sowie eine große Zahl atypischer Lymphoidzellen. Des Weiteren zeigt sich ein Transaminasenanstieg (GOT, GGT).
- Oberbauchsonografie mit der Suche nach einer Hepatosplenomegalie: Sie zeigt eine deutlich vergrößerte Leber, die Milzgröße ist im oberen Normbereich.
- Röntgen-Thorax zum Ausschluss einer Pneumonie (meist nicht indiziert): zeigt einen unauffälligen Befund, keine Infiltrate, keine Verschattung, keine Lymphknotenpakete.

### Was zeigt die ebenfalls angeforderte mikroskopische Blutuntersuchung (→ Abb. 41.1)?

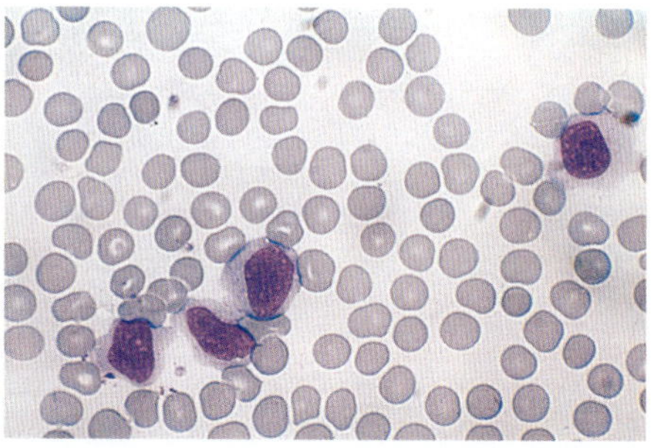

**Abb. 41.1** Mikroskopischer Befund [E554]

Abgebildet sind zwei Lymphozyten mit scholliger Chromatinstruktur, vergrößertem Kern und Zytoplasma. Dies sind sog. Pfeiffer-Zellen, die für die Diagnose einer infektiösen Mononukleose beweisend sind.

### Welche Therapiemöglichkeiten gibt es?

Die Therapie besteht in symptomatischen Maßnahmen wie Bettruhe und Antipyretika. Die Gabe von Antibiotika (Penicillin V, Erythromycin) ist nur bei bakterieller Superinfektion indiziert.

### Welches Antibiotikum sollte bei einer bakteriellen Superinfektion dennoch nicht eingesetzt werden und warum?

Amoxicillin sollte nicht eingesetzt werden, da viele Patienten auf dieses Antibiotikum ein Exanthem der Haut entwickeln.

## Fallbeschreibung

Ein 67-jähriger Rentner sucht Sie in Ihrer Praxis auf. Er berichtet, noch nie so krank gewesen zu sein und macht einen sehr erschöpften Eindruck. Das Krankheitsgefühl mit Fieber sei seit 5 Tagen von stechenden Schmerzen auf der rechten Thoraxseite begleitet. Seit einem Tag hätten die Schmerzen zugenommen, besonders bei tiefer Inspiration tue es sehr weh. In der vorherigen Nacht sei zu dem Fieber auch noch Schüttelfrost hinzugekommen. Bei der Untersuchung lässt sich über der rechten Lunge ein abgeschwächtes Atemgeräusch mit mittelblasigen, klingenden Rasselgeräuschen auskultieren. Die Atemfrequenz liegt bei 32/min.

### Wie schwer muss man die Erkrankung einschätzen?

Die Kombination aus subjektivem schwerem Krankheitsgefühl, Fieber und einer sehr hohen Atemfrequenz lässt an ein schweres Krankheitsbild denken. Die zusätzlichen Ergebnisse der körperlichen Untersuchung machen eine weitere stationäre Diagnostik notwendig.

### Welche Verdachtsdiagnosen ergeben sich?

Die klingenden Rasselgeräusche in Zusammenhang mit einem schlechten Allgemeinzustand lassen an eine Lungenentzündung denken, aufgrund der atemabhängigen Schmerzen scheint zudem eine Pleuritis vorzuliegen. Allerdings müssen auch eine Lungenembolie, kardiale Ursachen oder eine Tumorerkrankung (Bronchialkarzinom) als Ursache ausgeschlossen werden. Nicht selten entwickelt sich nach Lungenembolie eine sog. Infarktpneumonie.

### Wie kann man diese Verdachtsdiagnosen abklären?

- Genaue Inspektion der Beine, um eine Thrombose nicht zu übersehen.
- Laboruntersuchung: Das Labor ergibt: CRP ↑↑, BSG ↑, Leukozytose mit Linksverschiebung, sodass eine Pneumonie vorzuliegen scheint.
- Röntgen-Thorax (s. nächste Frage)
- EKG: unauffällig, insbesondere kein Hinweis auf Rechtsherzbelastung
- Duplexsonografie der tiefen Beinvenen: kein Hinweis auf eine Thrombose

### Wie ist die Röntgen-Thorax-Aufnahme zu interpretieren (→ Abb. 41.2)?

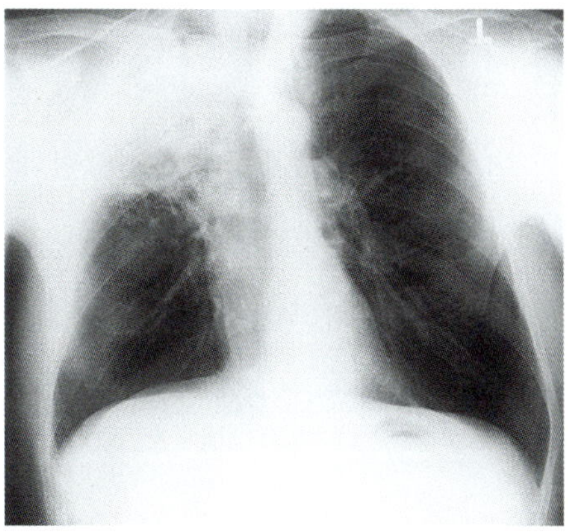

**Abb. 41.2** Röntgen-Thorax [R132]

Das Röntgenbild zeigt eine dichte, homogene, relativ scharf begrenzte, großflächige Verschattung im rechten Oberlappen. Anmerkung: Ergeben sich aus den anderen erhobenen Befunden bereits Anhaltspunkte für eine Lungenembolie (LE), sollte sofort ein CT mit Kontrastmittel und nicht zuvor ein Röntgen des Thorax erfolgen.

### Wie lautet die Diagnose?

Die Laboruntersuchungen und das Röntgen-Thorax-Bild beweisen das Vorliegen einer Lobärpneumonie mit Pleurabeteiligung. Man spricht hier – im Gegensatz zu einer im Krankenhaus erworbenen, also nosokomialen – von einer ambulant erworbenen Pneumonie. Die unauffällige Duplexsonografie der Beinvenen macht eine LE unwahrscheinlich.

### Ist hier eine ambulante oder stationäre Weiterbehandlung indiziert?

Die Therapie der Lobärpneumonie kann abhängig von Alter und Zustand (Vorerkrankungen) des Patienten ambulant oder stationär erfolgen. Bei diesem Patienten wird aufgrund des Alters und der erhöhten Atemfrequenz eine stationäre Therapie eingeleitet (siehe auch: CRB-65-Score).

### Wie wird die Erkrankung therapiert?

Die Auswahl des Antibiotikums richtet sich nach dem zu erwartenden Keimspektrum. Die hier infrage kommenden Keime der ambulant erworbenen Pneumonie (Pneumokokken, *Haemophilus influenzae* oder Enterobakterien) können in Form einer kalkulierten Antibiotikatherapie (Therapie ohne genauen Erregernachweis) mit Penicillinen und Makrolidantibiotika behandelt werden. In diesem Fall wird stationär eine intravenöse Therapie mit Ampicillin plus Betalactamase-Inhibitor (Sulbactam) über 7 Tage unter regelmäßiger klinischer Überwachung und unter atemtherapeutischer Begleitung eingeleitet. Zudem sollte beim Vorliegen einer rechts apikalen Pneumonie ein Quantiferron-Test (zum Ausschluss einer TBC) erfolgen.

## Fallbeschreibung

Eine 28-jährige Frau kommt zur Erstbehandlung in Ihre Sprechstunde und klagt über Kopfschmerzen. Auf Nachfragen berichtet die Patientin, dass sie derzeit privaten und beruflichen Stress habe. Sie fände kaum noch Zeit, einmal abzuschalten oder einem Hobby nachzugehen. Der beidseitig ausstrahlende Kopfschmerz träte besonders nach extremen Belastungssituationen auf und fühle sich dumpf, drückend an. Während körperlicher Belastung würde er nicht zunehmen. Ansonsten gehe es ihr körperlich ganz gut.

### Nach welchen Differenzierungsmerkmalen müssen Sie hier fragen?

Ist es ein akut aufgetretener oder ein bereits länger bestehender (chronischer) Kopfschmerz? Wie ist der Schmerzcharakter (hell, stechend, einschießend, anfallartig oder eher dumpf, drückend)? Man denke hier an die **W-Fragen:** Wo (Lokalisation)? Wie (Ausstrahlung)? Was noch (Begleitsymptome)? Seit wann (akut/chronisch)? Warum (eigenes Erklärungsmodell)?

### An welche Kopfschmerzform denken Sie nach der weiteren Anamnese?

Die beidseitig ausstrahlenden Kopfschmerzen in Kombination mit der derzeitigen Über- und Belastungssituation deuten auf einen Spannungskopfschmerz hin.

### Wie gehen Sie weiter vor?

Die Arbeitsdiagnose des Spannungskopfschmerzes kann eigentlich nur über den Ausschluss von schwerwiegenderen Erkrankungen (z. B. SAB, Tumor) bestätigt werden. Allerdings unterstreichen ein ausführliches diagnostisches Gespräch und eine gründliche körperliche Untersuchung mit zu tastendem Muskelhartspann und Myogelosen in der Nackenmuskulatur die These.

### Für welche Altersgruppe ist die bestätigte Kopfschmerzform typisch?

Der Spannungskopfschmerz ist die häufigste Kopfschmerzform und entwickelt sich hauptsächlich zwischen dem 25. und 30. Lebensjahr.

### Welche therapeutischen Möglichkeiten gibt es?

Im akuten Stadium wirkt eine medikamentöse Therapie i. d. R. sehr schnell. Hier finden z. B. NSAR (nicht-steroidale Antirheumatika) oder Paracetamol Anwendung. Additiv stehen im beschwerdefreien Intervall auch krankengymnastische und manualtherapeutische Maßnahmen bzw. Akupunktur zur Verfügung. Wenn der Spannungskopfschmerz chronifiziert, sollte eine Therapie mit Antidepressiva (Amitriptylin) erfolgen.

### Worauf ist bei der medikamentösen Therapie immer zu achten?

Bei jeglicher Therapie sind die Nebenwirkungen zu beachten. Hier müssen v. a. bei höheren Dosierungen und längerfristiger Einnahme regelmäßige Kontrollen (also Patiententermine) gemacht werden. **Cave:** medikamentenassoziierter Kopfschmerz!

### Wie ist die Prognose dieser Beschwerden?

Unter einer multimodalen Therapie mit verschiedenen Ansatzpunkten kann bei einem Großteil der Patienten langfristig eine Besserung der Symptomatik erzielt werden.

## Fallbeschreibung

Eine 41-jährige Patientin kommt zur Erstanamnese in Ihre Praxis. Sie erzählt, dass sie schon seit Jahren unter den immer gleichen, wiederkehrenden Kopfschmerzen leide. Sie schätze die Schmerzen als stark ein und beschreibt sie als pulsierend und einseitig auftretend. Zudem habe sie festgestellt, dass die Schmerzen gehäuft während ihrer Monatsblutung aufträten. Meist bemerke sie dann ein „Flimmersehen“ und Sehstörungen. Außerdem könne sie dann wegen hinzukommender Übelkeit und Erbrechen nicht zur Arbeit gehen und müsse sich den ganzen Tag ins Bett legen.

### Nach welcher Begleitsymptomatik, welchen Umständen fragen Sie?

Frage nach weiteren Symptomen einer Aura wie Parästhesien, Sprechstörungen, Schweißausbrüchen, Überempfindlichkeit auf Licht und erhöhter Reizbarkeit. Außerdem, ob die Beschwerden durch körperliche Anstrengung verschlimmert werden.

### Was ist die wahrscheinlichste Diagnose und wann manifestiert sich dieses Krankheitsbild typischerweise?

Die Patientin berichtet von einem klassischen Migränekopfschmerz. Der Erkrankungsbeginn liegt oft schon im Jugend- und frühen Erwachsenenalter.

### Wie gehen Sie zunächst therapeutisch vor?

Die Anfallstherapie erfolgt mit Nicht-Opioid-Analgetika wie z. B. ASS, NSAR oder Paracetamol plus ggf. Antiemetika, bei schwereren Verläufen mit Triptanpräparaten (z. B. Sumatriptan).

### Gibt es eine prophylaktische Therapie?

Ja, im anfallsfreien Intervall kann man bei häufiger Anfallsfrequenz sowohl medikamentös (z. B. Betablocker) als auch verhaltenstherapeutisch, mit Sport oder Akupunktur Erfolge erzielen. Viele Patienten kennen bestimmte auslösende Trigger, die Meidung derer hilft ebenso maßgeblich in der Anfallsreduktion weiter. Unter einer konsequenten Therapie sinkt bei den meisten Migräneerkrankten die Anfallsfrequenz erheblich.

## Fallbeschreibung

Ein 35-jähriger Patient klagt in Ihrer Sprechstunde über frontale Kopfschmerzen. Er erzählt, dass er vor 2 Tagen wegen Abgeschlagenheit, Fieber und leichten Fröstelns bereits bei einem Kollegen gewesen sei, der ihm unter der Annahme eines grippalen Infekts Bettruhe und Paracetamol verordnet habe. Die Kopfschmerzen seien in der Zwischenzeit allerdings immer stärker geworden, und auch das Fieber sei noch nicht weg. Außerdem tun dem Patienten beim Bücken die Augen weh.

### Welche klinischen Untersuchungen machen Sie?

Die Inspektion des Nasen-Rachen-Raums ergibt keine Rötung, keine Schwellung der Mund- und Rachenschleimhaut, auch die Untersuchung des Ohrs mittels Otoskop gibt keinen Hinweis auf eine Entzündung. Die nuchalen und zervikalen Lymphknoten sind nicht vergrößert, allerdings gibt der Patient Schmerzen bei Druck auf die supra- und infraorbitalen Nervenaustrittspunkte an (→ Abb. 42.1).

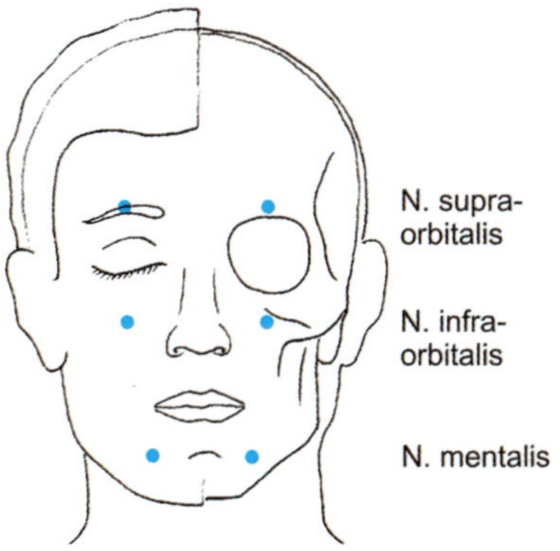


**Abb. 42.1** Lokalisation der Nervenaustrittspunkte [L190]

### Welche weiteren Untersuchungen leiten Sie ein?

Die Laboruntersuchung zur Differenzierung zwischen bakteriellem und viralem Infekt ergibt eine Leukozytose mit Linksverschiebung. Das C-reaktive Protein liegt bei 7,4 mg/l, die BSG bei 40 mm/h. In Zusammenhang mit der gebotenen Klinik lässt das vorliegende Labor die Annahme einer akuten bakteriellen Sinusitis zu.

### Ist der Einsatz bildgebender Verfahren hier gerechtfertigt?

Bei vorliegend klarem Befund und Labor kann man auf eine Bildgebung verzichten. Erst bei einer sich einstellenden Therapieresistenz oder bei Verdacht auf Komplikationen wäre eine bildgebende Diagnostik indiziert.

### Welche Erreger kann man bei der vorliegenden Erkrankung erwarten?

Neben Staphylokokken, Streptokokken und *Haemophilus influenzae* kommen auch Mischinfektionen mit anaeroben Keimen infrage.

### Wie gehen Sie therapeutisch vor?

Die Anwendung feuchter Wärme (z. B. Salzwasserinhalation) verflüssigt das zähe, eitrige Sekret und schafft eine Abflusshilfe, ebenso wie abschwellendes Nasenspray. Bei deutlicher Symptomatik und stark erhöhten Entzündungswerten sollte (ausnahmsweise) eine antibiotische, erregerorientierte Therapie, z. B. mit einem Aminopenicillin über 7 Tage, stattfinden. Nach 72 h sollte sich einer Besserung der Symptome einstellen, eine Wiedervorstellung sollte innerhalb von 48 h erfolgen.

### Mit welchem AGV müssen Sie rechnen?

Als potenziell gefährliche Verläufe bei Sinusitiden drohen aufgrund der Nähe zur Augenhöhle Periorbital- bzw. Orbitalphlegmonen. Es können sich jedoch auch je nach Erreger Abszesse oder Osteomyelitiden entwickeln.

# → 43 Fall 3: Rückenschmerzen

## Fallbeschreibung

Ein 38-jähriger Mann kommt im Dezember mit schmerzverzerrtem Gesicht in die Sprechstunde. An seiner Schonhaltung merkt man, dass er wohl an Rückenschmerzen leidet. Er berichtet, dass er seit dem Aufstehen starke, ziehende Schmerzen im Lendenwirbelbereich verspüre. Die Schmerzen würden stärker, wenn er sich bewege. Überhaupt leide der 38-Jährige schon seit geraumer Zeit an Verspannungen, die er sich durch seine erhöhte Arbeitsbelastung und den beruflichen Stress erklärt. Bei der Untersuchung fällt ein sehr druckschmerzhafter Bereich paravertebral rechts neben LWK 4/5 auf. Die Muskulatur ist hart und verquollen. Ansonsten fühlt sich der Patient gesund.

### An welche unterschiedlichen Arten von Kreuzschmerz müssen Sie hier denken und wie ist die Häufigkeitsverteilung?

- Unkomplizierte Rückenschmerzen, meist muskulärer Genese (> 80 %)
- Radikuläre Kreuzschmerzen neurologischer Genese (ca. 5 %)
- Komplizierte Kreuzschmerzen, z. B. Frakturen, Tumoren, Entzündungen (ca. 2 %)

### Welche AGVs haben Sie im Hinterkopf?

Neben komplizierten Bandscheibenvorfällen (mit neurologischen Ausfällen) sollte auch an kardiale Ursachen (Aortenaneurysma), Entzündungen der Oberbauchorgane (Pankreatitis, Hepatitis, Ulcus duodeni, Nephritis) bzw. an mögliche paraneoplastische Erkrankungen (Kolonkarzinom, Tumoren im kleinen Becken) sowie an eine Spondylodiszitis oder eine Gallen- oder Nierenkolik gedacht werden.

### Wie ist das weitere diagnostische Vorgehen?

Eine weitere, gründliche körperliche Untersuchung mit Erhebung des neurologischen Status muss sich anschließen.

Der Patient bietet hier neben dem angegebenen Schmerz und Muskelhartspann paravertebral keine neurologisch auffällige Symptomatik. Die Reflexe der unteren Extremität sind regelrecht auslösbar, keine Sensibilitätsstörungen, keine Krafteinschränkung, der Lasègue-Handgriff ist negativ.

### Ist die vorliegende Situation als Notfall zu werten?

Nein. Der Patient berichtet von akut aufgetretenen Schmerzen im LWS-Bereich, die nicht mit neurologischen Ausfällen einhergehen. Natürlich muss gegen die Schmerzen therapeutisch vorgegangen werden. Stellen sich aber weiterhin keine neurologischen Ausfälle ein, so kann der Patient ambulant behandelt werden.

### Wie gestaltet sich die Therapie?

In den meisten Fällen verschwinden die hier vorliegenden unkomplizierten Rückenschmerzen ohne spezielle Therapie wieder. Deshalb ist das primäre Ziel ein Vermeiden längerer Ruhephasen (insbesondere Bettruhe), um einer potenziellen Chronifizierung des Schmerzes vorzubeugen. Die Schmerzfreiheit des Patienten steht natürlich in vorderster Linie. Diese kann meist medikamentös durch periphere Analgetika (z. B. Paracetamol, NSAR) p. o. erreicht werden. Die manuelle Therapie und Akupunktur können ebenso zu einer Schmerzfreiheit beitragen. Wichtig ist es außerdem, den Patienten zu motivieren, durch körperliche Aktivität den Rücken zu stärken und somit weiteren Schmerzereignissen vorzubeugen.

## Fallbeschreibung

Eine 59-jährige Hausfrau stellt sich mit starken Rückenschmerzen in Ihrer Praxis vor. Die Beschwerden habe die Patientin schon häufiger gehabt, allerdings seien die Schmerzen diesmal wesentlich stärker und strahlten v. a. in das rechte Bein aus. Zudem gibt die Patientin ein Taubheitsgefühl an, das sich von der Knieaußenseite über den Vorfußbereich bis zur großen Zehe erstrecke.

### Welche klinischen Untersuchungen sind angezeigt?

Eine eingehende und gründliche körperliche und neurologische Untersuchung. Diese ergibt Schmerzen und Sensibilitätsstörungen im ventrolateralen Tibiabereich von der Außenseite des rechten Knies bis zur großen Zehe. Der Fersenstand ist möglich, der Patellarsehnenreflex ist nur schwach auslösbar, der Lasègue-Handgriff bei 60° positiv.
Dieser Befund wird sogleich bei einem Kollegen radiologisch abgeklärt. Die Patientin kommt mit folgendem MRT-Bild zu Ihnen in die Praxis zurück (→ Abb. 43.1).

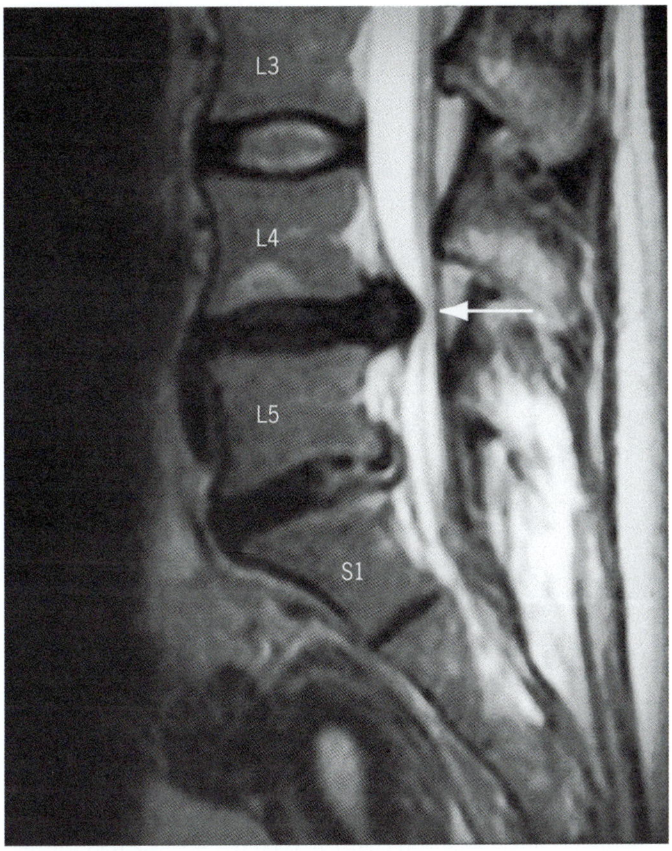


**Abb. 43.1** MRT der unteren Wirbelsäule (T2-Wichtung) [E325]

## Was sehen Sie auf dem MRT-Bild?

Besonders in der T2-gewichteten Abbildung (Liquor ist weiß) kann man zwischen L4/L5 und L5/S1 eine Vorwölbung in den Liquorraum erkennen. Dies bestätigt die Annahme einer Bandscheibenprotrusion bzw. eines Bandscheibenprolapses.

## Wie muss in diesem Fall weiter verfahren werden?

Zunächst kommt eine konservative Therapie infrage, d. h., die Patientin wird über den zu erwartenden Verlauf bzw. über mögliche Warnsymptome für eine OP-Indikation aufgeklärt. Zusätzlich stehen Ihnen medikamentös NSAR wie Diclofenac oder Ibuprofen zur Verfügung. Prophylaktisch ist der Patientin nach Erreichen von Beschwerdefreiheit ein aktives Rückentraining zur Stärkung der Bauch- und Rückenmuskulatur zu empfehlen. Treten motorische Paresen auf, ist eine operative Versorgung zu diskutieren.

## Welches Syndrom erfordert eine sofortige stationäre Einweisung und neurochirurgische Entlastung?

Bei Hinweisen auf ein Cauda-equina-Syndrom besteht eine absolute Operationsindikation. Die Patientin präsentiert dabei nicht nur eine Hypalgesie und Sensibilitätsstörungen, sondern sie entwickelt eine sog. Reithosenanästhesie im Oberschenkelbereich sowie Blasen- und Mastdarmstörungen.

## Fallbeschreibung

Ein 61-jähriger Patient kommt mit Unterarmgehstützen in Ihre Praxis. Der Patient berichtet, am Vortag auf einem schneebedeckten Gehweg ausgerutscht zu sein. Zwar habe er sich noch ein bisschen mit den Armen abfangen können, doch im Wesentlichen sei er ungebremst mit seinem Kreuz auf den Gehweg gefallen. Die Untersuchung ergibt eine äußerst druckschmerzhafte Stelle im Bereich von BWK 12, der Patient berichtet von noch nie erlebten Schmerzen. Der neurologische Status (Sensibilität, Kraft, Reflexe) ist jedoch unauffällig.

## An welche Ursache denken Sie bei dem stattgehabten Trauma?

Bei einem ungebremsten Sturz auf den Rücken muss eine knöcherne Wirbelsäulenverletzung in Betracht gezogen werden.

## Welche Untersuchung ist nach dieser Vorgeschichte obligat?

Dieser Zustand nach Trauma bedingt eine röntgenologische Untersuchung der BWS/LWS im a. p. und seitlichen Strahlengang. An ein CT der gesamten Wirbelsäule ist, je nach Röntgenbefund, zudem zu denken. Sie überweisen den 38-Jährigen zur radiologischen Abklärung ins Krankenhaus. Die durchgeführte Röntgenuntersuchung bestätigt die Vermutung der WS-Fraktur, der Radiologe berichtet Ihnen telefonisch über eine stabile Fraktur ohne Dislokation des BWK 12.

## Welche Konsequenz hat die Bestätigung einer Wirbelkörperfraktur?

Die Voraussetzung für eine konservative Behandlung ist, dass ein Wirbelkörperbruch ohne Dislokation und ohne neurologisches Defizit vorliegt. Dies ist hier der Fall – eine Indikation für eine Operation (neurologisches Defizit, grobe Dislokation, Instabilität) liegt nicht vor. Der Patient wird zunächst stationär nach primärer, kurzer Ruhigstellung mit einer funktionellen Therapie und Stützkorsett behandelt. In Absprache mit dem Fachkollegen wird er für mindestens 6 Wochen arbeitsunfähig geschrieben. Danach entscheidet der Heilungsverlauf über das weitere Vorgehen.

# → 44 Fall 4: Thoraxschmerzen

> **Fallbeschreibung**
> Ein 66-jähriger Rentner kommt in Ihre Terminsprechstunde und berichtet über immer wiederkehrende Schmerzen im Brustbereich. Sie kennen den 66-Jährigen gut. Er ist bei Ihnen Dauerpatient aufgrund eines schlecht einstellbaren, schon seit Jahren bestehenden Hypertonus mit Werten um 170/90 mmHg. Er berichtet, dass er seit gestern ein allgemeines Unwohlsein verspüre. Am Abend hätten sich diese ungewohnten, drückenden, beklemmenden Thoraxschmerzen entwickelt, das Atmen sei ihm schwergefallen, und er habe angefangen zu schwitzen. Als diese Schmerzen nach ca. 1 h nachgelassen hätten, habe er beschlossen, heute zum Arzt zu gehen. Die körperliche Untersuchung ergibt inspektorisch, palpatorisch und auskultatorisch einen weitgehend unauffälligen Befund, der Blutdruck liegt bei 165/80 mmHg, das Abdomen ist weich, die Schmerzen sind noch latent vorhanden.

### Welche Differenzialdiagnosen, welche abwendbar-gefährlichen Verläufe kommen Ihnen zu diesem Zeitpunkt in den Sinn?

Neben einer KHK mit einer sich manifestierenden Angina pectoris bzw. einem Herzinfarkt, muss auch an einen Spontanpneumothorax gedacht werden. Des Weiteren können entzündliche Erkrankungen, wie z. B. Lungenentzündung oder Perikarditis, die beschriebenen Symptome verursachen.

### Ist dieses Symptom als gefährlich oder banal einzustufen?

Da dieses Symptom bei einem älteren Menschen erstmalig auftritt und mit dem schlecht eingestellten Hypertonus mindestens ein kardiovaskulärer Risikofaktor vorliegt, ist in jedem Fall einer kardialen Ursache nachzugehen. Eine weitere Anamnese und Untersuchung grenzen die Ursache wesentlich ein.

### Welche Untersuchungen leiten Sie ein?

Differenzialdiagnostisch muss im Rahmen eines abwendbar-gefährlichen Verlaufs an eine kardiale Ursache, also an eine Ischämie oder an ein Infarktgeschehen gedacht werden. Hierfür wird zur Abklärung umgehend ein Ruhe-EKG durchgeführt und ggf. ein Labor mit einem Troponin-T-Schnelltest veranlasst (wenig sensibel, daher umstritten).

### Beurteilen Sie das vorliegende Ruhe-EKG (→ Abb. 44.1).

Es findet sich ein Sinusrhythmus mit einem Linkstyp. Die Ableitungen II, III und aVF zeigen ST-Strecken-Hebungen, Ableitungen I und aVL zeigen die spiegelbildlichen ST-Senkungen mit negativem T. Das vorliegende EKG bestätigt die Verdachtsdiagnose Herzinfarkt, in diesem Fall liegt ein STEMI der Hinterwand vor. Auch der Troponin-T-Schnelltest, der in diesem Fall bei entsprechendem EKG zur Diagnosestellung irrelevant ist, fällt positiv aus, sodass die Annahme nochmals bestätigt wird.

### Wie ist Ihr weiteres Vorgehen?

Für die weitere Diagnostik und Überwachung wird ein Transport mittels Notarztwagen in ein Krankenhaus mit adäquater Versorgungsstufe veranlasst. Der Patient muss über die Ernsthaftigkeit seiner Erkrankung und die Konsequenzen aufgeklärt werden. Dies muss leider alles unter Zeitdruck geschehen, denn „time is muscle", es muss also die schnellstmögliche Katheterintervention erfolgen. Ein dauerhaftes EKG-Monitoring ist obligat.
Es muss mindestens ein großlumiger i. v. Zugang gelegt werden (besser zwei, am besten mindestens einer davon am linken Arm), es er-

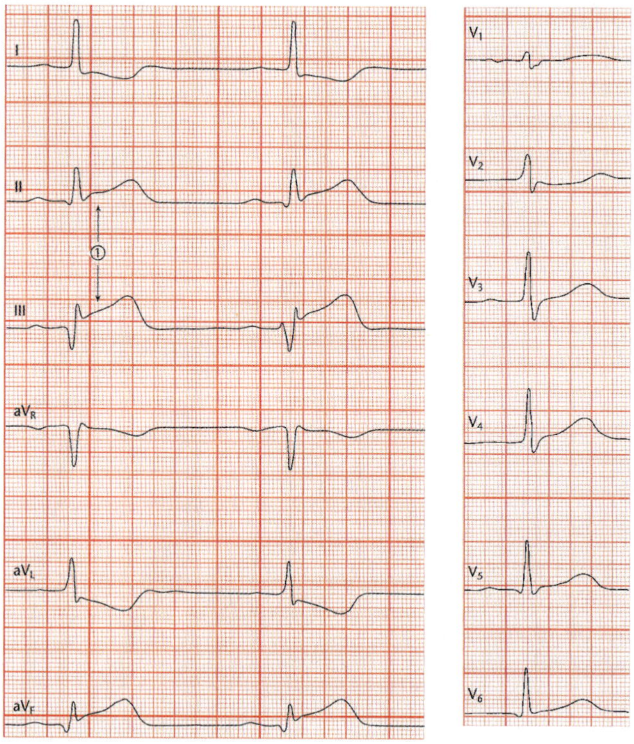


**Abb. 44.1** EKG bei Verdacht auf eine kardiale Erkrankung [R354]

folgt die Verabreichung von Heparin 5.000 IE i. v. sowie ASS 250 mg i. v. Auf die Heparingabe kann bei bestehender (und eingenommener) Antikoagulation verzichtet werden. Die Sauerstoffgabe ist bei $SO_2 < 90\,\%$ indiziert. Bei STEMI sollten zur Schmerzkontrolle primär Opiate (Morphin, plus Antiemetikum) verabreicht werden, bei ACS ohne ST-Hebungen können Nitrate s. l. zur Schmerzkontrolle eingesetzt werden.
Es muss der schnellstmögliche Transport ins nächstgelegene Herzkatheterlabor erfolgen, dabei wird die Revaskularisierung mit Stentversorgung meist über die Punktion der A. femoralis rechts oder die A. radialis rechts betrieben (daher ist eine liegende PVK linksseitig optimal).

> **Fallbeschreibung**
> Ein 71-jähriger Patient stellt sich bei Ihnen mit rechtsseitigen Brustschmerzen in der Praxis vor. Der ältere Herr erzählt von einer erhöhten Berührungsempfindlichkeit am rechten Thorax, die sich über die vergangene Woche entwickelt habe. Die Empfindlichkeit sei dann in Schmerz ausgeartet, der nun immer an der gleichen Stelle von hinten nach vorn ziehe. Als sich der Patient entkleidet, stellen Sie in dem schmerzhaften Bereich folgende Hauteffloreszenzen fest (→ Abb. 44.2).

### Beschreiben Sie die Effloreszenzen in → Abb. 44.2.

Man erkennt ein auf ein Dermatom beschränktes vesikuläres Exanthem am rechtsseitigen Thorax.

### An welche Erkrankung denken Sie zuallererst?

Die Anamnese und die sich jetzt präsentierende Klinik lassen eine Blickdiagnose zu. Die hier vorliegende Krankheit ist ein Herpes zoster.

### Wie gehen Sie therapeutisch vor?

Man versucht, über die systemische Gabe des Virostatikums Aciclovir (5 × 800 mg/Tag über 7 Tage), den Herpes Zoster einzudäm-

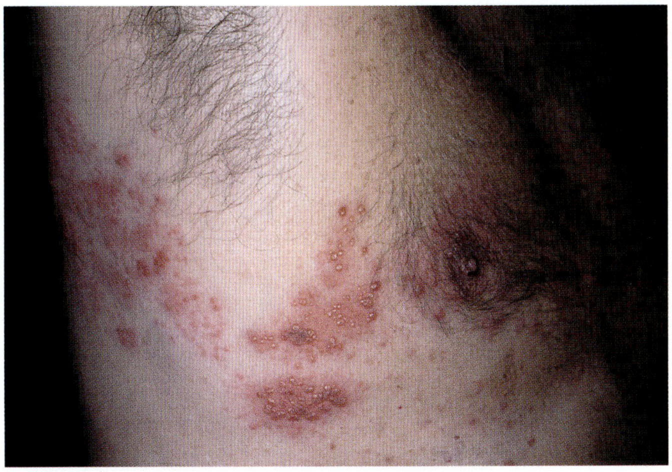

**Abb. 44.2** Hauteffloreszenzen am rechten Thorax [E385]

men und zum Abklingen zu bringen. Die Therapiekontrolle erfolgt im 3-tägigen Abstand. Außerdem ist eine suffiziente, frühzeitige und multimodale Schmerztherapie erstrebenswert, um einer Schmerzchronifizierung, der sog. Post-Zoster-Neuralgie, entgegenzuwirken.

## Fallbeschreibung

Ein 76-Jähriger berichtet von einem atemabhängigen Beklemmungsgefühl, das er zwischen den Schulterblättern lokalisiert. Diese Schmerzen seien in der letzten Woche insgesamt 3-mal aufgetreten, und zwar immer unter einer gewissen Belastung. Ihnen fällt der Unterschenkelgehgips des Patienten auf, und auf Ihre Nachfrage hin erzählt der Patient von einer vor 2 Wochen operativ versorgten Sprunggelenksfraktur. Im Lauf des Heilungsprozesses sei das Bein öfter geschwollen und gerötet gewesen

### Was erwarten Sie nach dieser Anamnese in der klinischen Untersuchung?

Diese Anamnese lässt sofort an eine Lungenembolie als Folge einer Beinvenenthrombose bei ruhig gestelltem Bein über längere Zeit denken. Auffällige Untersuchungsbefunde wären in diesem nichtakuten Stadium ein atemabhängiger Schmerz, eine bestehende Dyspnoe mit evtl. Zyanose bzw. eine Halsvenenstauung aufgrund der durch die Embolie entstehenden Rechtsherzbelastung. Die durchgeführte klinische Untersuchung ergibt hier eine leichte Tachykardie (Puls: 110/min) und leichte Tachypnoe (Atemfrequenz: 18/min), der Patient ist nicht zyanotisch.

### Welche weiteren Untersuchungen stehen Ihnen für eine weitere Abklärung zur Verfügung?

Folgende Untersuchungen müssen initial und zügig in der Praxis durchgeführt werden:

- Vitalzeichenkontrolle (Puls, Atemfrequenz, Blutdruck, Temperatur) und Pulsoxymetrie (Messung der peripheren $O_2$-Sättigung)
- EKG zur Abklärung einer Rechtsherzbelastung

Zu einer genauen Abklärung reichen die diagnostischen Möglichkeiten in der Allgemeinpraxis i. d. R. nicht aus. In diesem Fall sollten Fachkollegen hinzugezogen werden:

- Echokardiografie: Bestimmung der Druckverhältnisse im rechten Herzen
- Duplexsonografie bei Verdacht auf eine frische Beinvenenthrombose
- Computertomografie mit Kontrastmittel zur Diagnosesicherung und Beurteilung einer möglicherweise vorliegenden Infarktpneumonie
- Lungenventilationsperfusionsszintigrafie als Alternative zum CT (Kontrastmittel) bei eingeschränkter Nierenfunktion
- Bestimmung des D-Dimers; **Cave:** geringe Spezifität, aber hohe Sensitivität
- Troponinbestimmung (kardiale Beteiligung?)

### Beurteilen Sie das folgende EKG (→ Abb. 44.3).

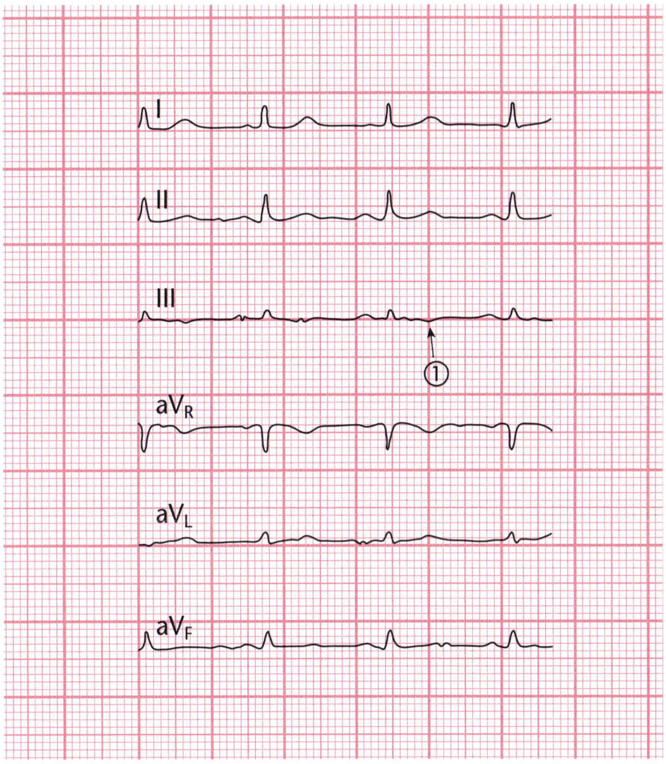


**Abb. 44.3** EKG [R354]

Es zeigt sich ein normofrequenter Sinusrhythmus, die HF liegt jetzt bei 88/min, Indifferenztyp, Zeitwerte im oberen Normbereich gelegen, terminal negatives T in III.

### Wie gefährlich ist dieser Verlauf einzuschätzen?

Das präsentierte klinische Bild zeigt eine aktuell stabile klinische Situation. Die Echokardiografie ergab keine Zeichen der Rechtsherzbelastung. Zeitnah muss jedoch neben einer qualifizierten Echokardiografie auch die Troponinbestimmung zur Risikoermittlung (sPESI) erfolgen, was aufgrund der zeitlichen Dringlichkeit i. d. R. nur stationär durchgeführt werden kann.

### Welche Therapie leiten Sie ein?

Es erfolgt die Antikoagulation, etwa durch UFH (Bolus, z. B. 5.000 IE, dann Perfusor), NMH in therapeutischer Dosierung oder DOAKs. Analgetisch kann in der Akutsituation mit Morphin i. v. behandelt werden, bei Bedarf sollte Sauerstoff verabreicht und eine halbsitzende Position eingenommen werden.
Eine Lysetherapie ist nur für den Fall der hämodynamischen Instabilität indiziert.

# Fall 5: Husten

## Fallbeschreibung

Ein 55-jähriger Arbeiter kommt in Ihre Terminsprechstunde und berichtet über schon länger bestehenden Husten. Auf genaue Nachfrage hin bestehe der Husten schon seit ca. 4 Monaten. Immer „mal besser, mal schlechter". Die meiste Zeit sei er eher trocken. Auswurf habe er auch gelegentlich, dann eher hell.

### Welche Differenzialdiagnosen, welche abwendbar-gefährlichen Verläufe kommen Ihnen zum diesem Zeitpunkt in den Sinn?

Bei der Anamnese eines chronischen Hustens (> 8 Wochen) sollte immer gedacht werden an:

- Chronische Bronchitis
- COPD/Asthma
- Bronchiale Hyperreagibilität
- Gastrointestinale Refluxkrankheit

Zu den abwendbar gefährlichen Verläufen zählen neben Neoplasien auch rezidivierende Lungenembolien und Fremdkörperaspiration (v. a. bei Kindern und alten Menschen).

### Was ist nach aktueller Leitlinie eine Grad-A-Empfehlung in der Anamnese?

Es sollte immer nach dem Rauchen gefragt werden und auch der Raucherstatus regelmäßig dokumentiert werden.

### Welche Untersuchungen leiten Sie ein?

Eine gründliche Anamnese inkl. Dauer und Art des Hustens sowie Begleitsymptome (u. a. B-Symptomatik?), Medikamentenanamnese, Umgebungsanamnese werden ergänzt mit einer gründlichen körperlichen Untersuchung. Hierzu zählen die Inspektion der Haut, Mund, Rachen, die Untersuchung des Thorax, Palpation des Abdomens und der Beine. Ist die Genese der Beschwerden nicht offensichtlich bzw. sehr naheliegend, sollten auch ein Röntgen des Thorax sowie eine Lungenfunktionsprüfung, ggf. mit Provokationstest, erfolgen.

### Der Patient berichtet außerdem von ständigem Sodbrennen/ Aufstoßen und auch schon von einem vor Jahren stattgehabten Magenulkus. Wie ist Ihr weiteres Vorgehen?

Infrage kommt hier eine probatorische Gabe eines Protonenpumpenhemmers wie z. B. Pantoprazol 40 mg über 30 Tage. Zudem sollten dem Patienten diätetische Verhaltensempfehlungen gegeben, bei einem Magenulkus in der medizinischen Vorgeschichte eine endoskopische Anschlussdiagnostik eingeleitet werden.

### Wie beurteilen Sie das endoskopisch erhobene Bild während der Magenspiegelung (→ Abb. 45.1)?

Zu sehen sind eine ulzerierende Entzündung der Magenschleimhaut sowie zahlreiche Rötungen um den Ulkusrand.

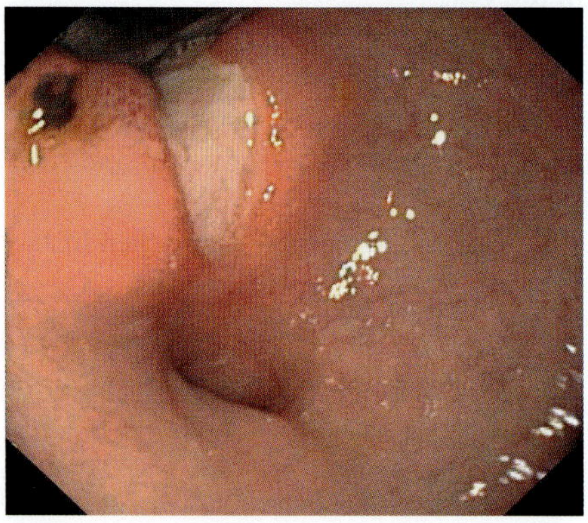

**Abb. 45.1** Endoskopie Magen [T383-001]

## Fallbeschreibung

Ein 63-jähriger Patient stellt sich bei Ihnen mit seit ca. 10 Tagen bestehendem Husten vor. Fieber hätte er in dieser Zeit wenig. Kopf- und Gliederschmerzen seien vorhanden, aber nicht sehr ausgeprägt. Er könne so nicht in die Arbeit gehen, da er als Feinmechaniker arbeite.

### Ist diese Erkrankung ein Notfall?

Zunächst erscheinen die vom Patienten beschriebenen Symptome nicht schwerwiegend zu sein. Allerdings wäre eine Diskrepanz zwischen Anamnese und klinischer Untersuchung nicht unüblich, eine Erhebung der folgenden Vitalparameter bringt hier diagnostische Klarheit und kann potenziell gefährliche Verläufe schnell detektieren:

- Herzfrequenz
- Blutdruck
- Atemfrequenz
- Temperatur
- Neurologische Orientierung

### An welche Erkrankung denken Sie zuallererst?

An die wohl häufigste Erkrankung der Allgemeinarztpraxis, die Common Cold, eine selbstlimitierende Erkältungserkrankung, die sich i. d. R. nach 2–3 Tagen bessert.

### Wie gehen Sie therapeutisch vor?

Die wichtigste Maßnahme ist der Verzicht auf ein Antibiotikum, da ca. 90 % der gewöhnlichen Grippeerkrankungen viral bedingt sind. Der Patient sollte zudem über die selbstlimitierenden Symptome aufgeklärt werden, eine Reevaluation sollte nach 2–3 Tagen stattfinden (es sei denn, die Symptome verschlechtern sich!). Zudem sollte der Patient auf eine ausreichende Trinkmenge achten. Inhalationen werden ebenfalls als effektiv beurteilt. Expektorantien sind i. d. R. nicht notwendig, da nicht wirksam. Zeigen sich in der körperlichen Untersuchung Hinweise auf eine Pneumonie (was anhand der Anamnese jedoch unwahrscheinlich ist), muss selbstverständlich eine antibiotische Therapie erfolgen und anhand des CRB-65-Scores abgeschätzt werden, ob eine ambulante Therapie möglich ist.

## Fallbeschreibung

Ein 71-jähriger Hypertoniker berichtet bei der Vorsorgeuntersuchung von einer Leistungsminderung seit ca. 8 Monaten. Er sei oft „einfach erschöpft" nach geringsten Belastungen. Außerdem sei er sehr schnell außer Atem, manchmal sogar wenn er nur „dasitze und nichts tue"! Nachts habe er immer anfallsweisen Husten und der Schlaf sei nicht mehr erholsam, v. a. weil er auch mindestens 2-mal auf die Toilette müsse.

### An welche Erkrankung denken Sie und wie würden Sie die angegebenen Beschwerden klassifizieren?

Diese Anamnese lässt an eine kardiale Ursache der Beschwerden denken. Alle Symptome passen zu einer ausgeprägten Herzinsuffizienz im Stadium NYHA III–IV. Weitere anamnestische Hinweise wären hier ein häufiger Schwindel, Palpitationen, evtl. auch Synkopen. Außerdem dicke Beine, Gewichtszunahme, Konzentrations- sowie Kognitionsstörungen.

### Was erwarten Sie in der klinischen Untersuchung?

- Herz-Kreislauf-System: ggf. brady- oder tachykarde Rhythmusstörungen, auskultatorisch Hinweise auf ein Vitium (am häufigsten sind Aortenklappenstenose oder Mitralklappeninsuffizienz), Ödeme (Knöchel, Unterschenkel, Stamm), hepatojugulärer Reflux
- Pulmo: Dyspnoe, Ortho-/Tachypnoe, Zyanose, reduzierte Sauerstoffsättigung, basale Rasselgeräusche oder basal abgeschwächte AG (bei Pleuraerguss)
- Gewichtszunahme

### Welche Untersuchungen stehen Ihnen für eine weitere Abklärung zur Verfügung und welche Ergebnisse antizipieren Sie?

- Labor: Differenzialblutbild, pathologische Nierenparameter (GFR, Kreatinin, Harnstoff), pathologische Leberparameter (GOT, GPt, Gesamteiweiß, Albumin), evtl. erhöhter Nüchtern-BZ, erhöhte Blutfette, Herzenzyme, Schilddrüsenparameter, ggf. pathologisches BNP. In der Regel kann die Ursache der Dekompensation nicht anhand des Labors ausgemacht werden (Ausnahme: terminale Niereninsuffizienz).
- EKG: ggf. Hinweise auf die Grunderkrankungen Hypertonie, KHK (H. a. stattgehabte Infarkte durch pathologische Q-Zacken), Linksherzhypertrophie, Rechtsherzbelastungszeichen, Herzrhythmusstörungen
- Ergometrie zur Objektivierung und Kontrolle der Leistungsfähigkeit; ist erwartungsgemäß sehr eingeschränkt (**Cave:** Dekompensation!)
- Röntgen-Thorax: Linksherzvergrößerung, evtl. gestaute Hilusgefäße, gestaute Lymphspalten (Kerley-B-Linien), evtl. Pleuraerguss
- Am zielführendsten in der Diagnostik ist meist die Echokardiografie zur Detektion von Hypertrophie, reduzierter LVEF, reduzierter RVEF (TAPSE), regionalen Wandbewegungsstörungen, diastolischen Relaxationsstörungen, Vitien oder sonstigen Pathologien (H. a. kardiale Amyloidose etc.).
- Sonografie von Pleura (Pleuraergüsse, Lungenödem?) und Vena cava inferior (Volumenstatus? Achtung, störanfällig!)

### Welche Allgemeinmaßnahmen in der Therapie dieser Erkrankung kennen Sie?

- Therapie/Kontrolle/Prävention der Grunderkrankungen Hypertonie, KHK, Arrhythmien, Schilddrüsenerkrankungen mit optimierter Herzinsuffizienztherapie
- Gewichtskontrolle: mediterrane Kost, kleine Mahlzeiten, Trinkmengenbegrenzung (< 1,5 l/d)
- Regelmäßige, individuell dosierte körperliche Bewegung
- Stuhlregulierung
- Gegebenenfalls Thromboseprophylaxe (v. a. bei immobilen Patienten)
- Medikamentenmonitoring: Weglassen von Herzinsuffizienz-verschlimmernden Medikamenten (z. B. NSAR)
- Impfungen: Influenza, Pneumokokken. Im Fall einer hochgradig eingeschränkten LVEF ICD-Indikation prüfen!

### Welche medikamentösen Therapieoptionen haben Sie?

Je nach Ätiologie der Herzinsuffizienz existieren unterschiedliche Therapieoptionen. Im Falle einer HFrEF (EF < 40 %) lautet die Grundregel „the big 4 in 4 weeks". Es sollten innerhalb von vier Wochen die vier Substanzklassen ACE-Hemmer (oder Neprilysin-Inhibitor + Sartan), Betablocker, Aldosteronantagonist und SGLT2-Inhibitor dem Medikamentenplan zugefügt werden (Klasse I A-Empfehlung). Bei der HFmrEF ist der Empfehlungsgrad für diese Substanzklassen in der ESC-Leitlinie von 2021 schwächer, insbesondere SGLT2-Inhibitoren werden dabei für Nichtdiabetiker nicht empfohlen.

Bei tachykarden Herzrhythmusstörungen wie Vorhofflimmern können darüber hinaus Digitalisglykoside symptomverbessernd sein. Eine medikamentöse Rhythmuskontrolle, z. B. mittels Amiodaron, kann nach sorgfältiger Abwägung diskutiert werden (Alternativen sind elektrische Kardioversion oder Pulmonalvenenisolation, die immer mehr an Bedeutung gewinnen). Unabhängig von der Ätiologie und LVEF können außerdem Diuretika zur symptomatischen Therapie indiziert sein.

**Tab. 45.1** Kriterien der New York Heart Association, basierend auf der Symptomatik und der körperlichen Aktivität der Patienten

| Klasse | Merkmale |
|---|---|
| **Klasse I** | • Keine Einschränkung der körperlichen Aktivität<br>• Normale körperliche Aktivität führt nicht zu Luftnot, Müdigkeit oder Palpitationen. |
| **Klasse II** | • Leichte Einschränkung der körperlichen Aktivität. Beschwerdefreiheit unter Ruhebedingungen<br>• Aber bei stärkerer körperlicher Aktivität kommt es zu Luftnot, Müdigkeit oder Palpitationen. |
| **Klasse III** | • Deutliche Einschränkung der körperlichen Aktivität.<br>• Beschwerdefreiheit unter Ruhebedingungen; aber bereits bei geringer körperlicher Aktivität Auftreten von Luftnot, Müdigkeit oder Palpitationen. |
| **Klasse IV** | • Unfähigkeit, körperliche Aktivität ohne Beschwerden auszuüben.<br>• Symptome unter Ruhebedingungen können vorhanden sein.<br>• Jegliche körperliche Aktivität führt zur Zunahme der Beschwerden. |

# Fall 6: Übelkeit, Erbrechen

## Fallbeschreibung

Eine 52-jährige Lehrerin kommt zum ersten Mal in die Praxissprechstunde und klagt über Übelkeit und Bauchkrämpfe. Zudem habe sie am Vortag 2-mal erbrochen. Durchfall habe sie nicht.

### Welche häufigen Differenzialdiagnosen kommen Ihnen bei dieser kurzen Anamnese in den Sinn?

Bei Übelkeit und Bauchkrämpfen kommen Beschwerden verschiedener Organsysteme infrage. Neben dem gastrointestinalen System (Ösophagus, Magen, Gallenblase, Pankreas, Dünndarm, Dickdarm) können auch kardiovaskuläre Beschwerden diese Symptome auslösen.

### Wie gehen Sie weiter vor?

Zunächst muss die Anamnese ausführlich weitergeführt werden. Hierbei sind neben spezifischen Angaben zu den aktuellen Beschwerden und zum Gastrointestinaltrakt auch ein Systemüberblick, Vorerkrankungen und die Medikamentenanamnese notwendig. Daran schließt sich eine klinische und apparative Untersuchung des Abdomens an.

Sie berichtet weiter, dass sie permanent ein Druckgefühl im Oberbauch verspüre. Vor einem halben Jahr habe sie dieses „flaue Gefühl" im Magen auch schon einmal gehabt. Damals sei sie wegen der Trennung von ihrem Ehemann psychisch stark belastet gewesen. Das Druckgefühl wäre auch nach einiger Zeit wieder abgeklungen. Derzeit sei die Arbeitsbelastung sehr hoch, sie komme auch nicht wirklich zum Essen, wobei sie sowieso meist keinen Appetit habe. Die Untersuchung ergibt einen epigastrischen Druckschmerz bei ansonsten weichem Abdomen, es ist keine Abwehrspannung feststellbar. Der weitere körperliche Befund ist unauffällig.

### Welche Arbeitsdiagnose stellen Sie?

Der epigastrische Druckschmerz lässt in Zusammenhang mit der Übelkeit und dem Erbrechen an eine akute Gastritis oder an ein Magenulkus denken. Allerdings können diese Beschwerden auch Ausdruck einer Pankreatitis oder einer psychogenen Ursache sein.

### An welche Begleiterkrankung müssten Sie bei zusätzlichem Sodbrennen denken?

Ein zusätzliches Sodbrennen wäre ein Anhaltspunkt für einen Reflux mit daraus resultierender Ösophagitis.

### Die durchgeführte Oberbauchsonografie ergab keine neuen Aspekte. Was veranlassen Sie nun?

Zunächst werden die Laborwerte auf Entzündungszeichen abgeklärt. Das Hb liegt mit 13,7 g/dl im Normbereich. Bis auf eine leichte Leukozytose mit 10,3/nl sind alle weiteren Werte (Transaminasen, Gerinnungsparameter, Pankreasenzyme) im Normbereich. Auch der durchgeführte Haemoccult® ist negativ.

Die Patientin wird für eine Ösophagogastroduodenoskopie zu einem Gastroenterologen überwiesen. Der Befund ergibt ein mittelgroßes Ulcus ventriculi in der kleinen Kurvatur, im gesamten Magenfundus imponiert eine diffuse Schleimhautrötung, der Urease-Schnelltest auf *Helicobacter pylori* fällt positiv aus.

### Welche Behandlung leiten Sie ein?

Die Therapie der Wahl ist hier die Gabe eines Protonenpumpenhemmers, z. B. Pantoprazol (2 × 40 mg/d). Für die Eradikationstherapie werden zwei weitere Antibiotika (z. B. Amoxicillin und Clarithromycin) über 7–14 Tage gegeben. Ggf. kommt zusätzlich Bismuth zum Einsatz, die Therapie dauert dann 10 Tage. Im Anschluss wird ein PPI in Standarddosierung verabreicht. Wesentlich ist allerdings auch die Umstellung der Lebensgewohnheiten der Patientin. Neben dem Verzicht auf Alkohol und Nikotin sollten auch keine magenschädigenden Medikamente (z. B. NSAR) eingenommen werden. Nach 4–6 Wochen sollte eine erneute Endoskopie zur Verlaufskontrolle des Ulkus sowie zur Prüfung des Eradikationserfolgs durchgeführt werden.

### Gibt es bei einem Ulcus ventriculi evtl. Komplikationen?

Bei der Ulkuskrankheit können akute Komplikationen auftreten. Neben Blutungen aus der Ulkuswunde kann es auch zu einer Perforation mit anschließender Begleitperitonitis kommen. Aber auch maligne Entartungen sind möglich.

## Fallbeschreibung

Eine 22-jährige Studentin kommt mit Bauchschmerzen und Diarrhö in Ihre Praxis. Auf die Frage, ob sie sich an den Genuss von leicht Verderblichem erinnern könne, erwähnt sie, dass sie vor 2 Tagen bei Freunden einen Nudelsalat mit reichlich Mayonnaise gegessen habe. Einige Zeit später hätten die Bauchbeschwerden angefangen, zudem sei ein wässriger Durchfall hinzugekommen. Sie fühle sich insgesamt krank und geschwächt. Bei der Untersuchung präsentiert die Patientin Fieber mit 38,3 °C, der Blutdruck liegt bei 110/70 mmHg, die Herzfrequenz beträgt 86/min. Das Abdomen ist weich. Ansonsten keinerlei Auffälligkeiten.

### Welche weiteren Untersuchungen führen Sie durch?

Neben einer Laboruntersuchung (Blut, Urin) sollte zum Ausschluss weiterer Differenzialdiagnosen (Appendizitis, Hepatitis) eine Sonografie des Abdomens durchgeführt werden.

### Welche Verdachtsdiagnose vermuten Sie?

Unter der Annahme, dass der verzehrte Nudelsalat „verdorben" gewesen ist, kann man das Vorliegen einer Gastroenteritis, möglicherweise bei Salmonellenerkrankung, annehmen.

### Was ist hier therapeutisch das dringlichste Ziel?

Die Salmonellenerkrankung ist normalerweise selbstlimitierend und klingt innerhalb von 3–4 Tagen ab. Die Patientin benötigt für den Erhalt eines ausgewogenen Elektrolythaushalts in erster Linie ausreichend Flüssigkeit. Hier sind die „Hausmittel" Tee, Cola und Salzstangen empfehlenswert. Eine sofortige parenterale Flüssigkeitssubstitution mit einer Vollelektrolytlösung kann überlegt werden, falls Zeichen der Exsikkose vorliegen. Der Gesundheitszustand muss engmaschig kontrolliert werden, nur in Ausnahmefällen (Immunsuppression, schwerer systemischer Verlauf) ist eine antibiotische Therapie (z. B. mit Fluorchinolonen) indiziert.

### Ist die vorliegende Erkrankung meldepflichtig?

Ja! Bei der Salmonellenerkrankung handelt es sich um eine meldepflichtige Krankheit.

### Welche hygienischen Maßnahmen muss die 22-Jährige besonders beachten?

Eine entscheidende Maßnahme zur Übertragungsprophylaxe ist das Waschen der Hände mit Desinfektion nach einem Toilettengang. Hier wird die Keimzahl zwar nicht eliminiert, aber doch beträchtlich reduziert. Grundsätzlich sind Salmonellen gegenüber dem Einfrieren unempfindlich, können jedoch durch Erhitzen auf 70 °C für 10 min sicher abgetötet werden.

## Fallbeschreibung

Eine 17-jährige Schülerin erscheint mit ihrer Mutter in der Praxis und berichtet über seit einem Tag bestehende, anfängliche diffuse Schmerzen im Oberbauch, begleitet von Übelkeit, Erbrechen und Durchfällen. Die Schmerzen hätten sich nun in den rechten Unterbauch verlagert. Sie seien dauerhaft und verstärkten sich beim Husten und Gehen.

### Wie beurteilen Sie die Verlagerung der Schmerzen in den rechten Unterbauch?

Die Schmerzanamnese passt gut zu einer Appendizitis. Hier beginnen die Schmerzen im Epigastrium oder paraumbilikal und verlagern sich nach mehreren Stunden in den rechten Unterbauch. Ist der Wurmfortsatz noch vorhanden, ist dies die vorrangige Arbeitsdiagnose.

### Wie verifizieren Sie Ihre Vermutung?

Zunächst prüft man die klassischen Zeichen für das Vorliegen einer Appendizitis (→ Abb. 46.1):

- Druckschmerz über McBurney- und Lanz-Punkt.
- Loslassschmerz (Blumberg): Lässt man plötzlich los, so gibt der Patient durch die Peritonealreizung Schmerzen im rechten (!) Unterbauch an.
- Ausstreichpunkt (Rovsing): Schmerzen beim Ausstreichen des Darms gegen das Zäkum.
- Psoas-Schmerz: Der Patient verspürt bei dem Versuch, sein rechtes, gestrecktes Bein anzuheben (in der Hüfte gegen Widerstand zu beugen), Schmerzen.

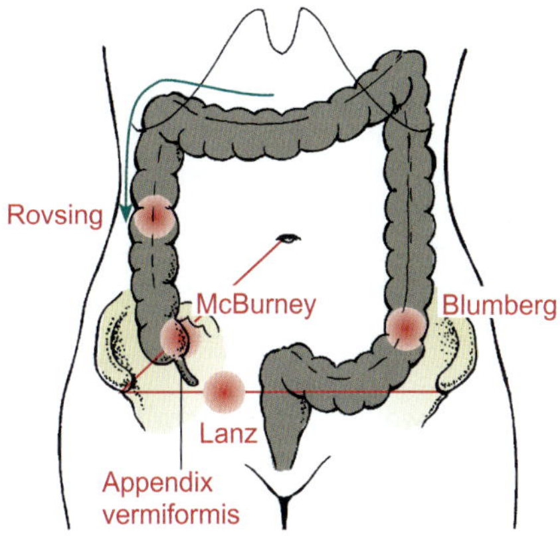


**Abb. 46.1** Schmerzpunkte und Schmerz auslösende Manöver bei der Appendizitis [L157]

Eine sofortige Sonografie des rechten Unterbauchs zeigt eine kleine, wandverdickte Darmschlinge mit echoarmen Randsaum und Kokardenphänomen (Target Sign). Die Diagnose Appendizitis scheint gesichert.

### Mit welchen Komplikationen müssen Sie rechnen?

Sie müssen mit einer Perforation (gedeckt oder frei) und nachfolgender Peritonitis rechnen. Anzeichen hierfür wären über 36 h anhaltende Schmerzen, hohes Fieber und Abwehrspannung.

### Wie verfahren Sie nun?

Es muss eine Appendektomie (laparoskopisch oder offen-chirurgisch) durchgeführt werden. Eine Einweisung in die Klinik ist obligat!

# Fall 7: das kranke Kind

## Fallbeschreibung

Eine Mutter kommt mit ihrem 8-jährigen Jungen, der seit 3 Tagen Fieber hat, in die Praxis. Der Junge wirkt allgemein krank, er ist verrotzt und im Gesicht verschwollen. Die Mutter hat ihm unter der Annahme einer Erkältung am Vortag ein Paracetamol-Zäpfchen gegeben. Ihr sei ein neu aufgetretener Ausschlag des Jungen aufgefallen, den sie jetzt abklären lassen wolle.

### An welche Erkrankungen mit aufgetretenem Exanthem muss man bei Kindern denken?

- Masern (Morbilli)
- Scharlach
- Windpocken (Varizellen)
- Ringelröteln (Erythema infectiosum)
- Dreitagefieber (Exanthema subitum)
- Röteln (Rubeola)

### Welche Aspekte dürfen in der Anamneseerhebung auf keinen Fall vergessen werden?

Abfragen des Impfstatus, mögliche Prodromi, allgemeine Anfälligkeit für Infekte/Immunsuppression, falls ein Ausschlag vorliegt: Entwicklung dessen über die Zeit? Allergien?

### Welche Aspekte des Ausschlags sind wichtig?

Zeitliches Auftreten, Ort der Erstmanifestation/des ersten Auffallens, feinfleckig/grobflächig/konfluierend, flach/erhaben, juckend/nicht juckend, Prodromi und das begleitende Allgemeinbefinden.

Die Mutter erzählt, dass der Junge schon seit 5 Tagen an Husten, Schnupfen und Halsweh leide. Der Ausschlag habe im Gesicht begonnen und sich dann auf den Körper ausgebreitet, zudem seien ihr an der Wangenschleimhaut des Jungen vor 2 Tagen weiße Flecken aufgefallen, die allerdings jetzt wieder weg wären. Die empfohlenen Impfungen des Kindesalters hat der Junge nicht erhalten.

### Wie nennt man diese weißen, oft kalkspritzerartigen Flecken, und für welche Krankheit sind sie pathognomonisch?

Koplik-Flecken. Diese treten am meist am 2.–3. Tag der Masernerkrankung auf und klingen i. d. R. mit der Entwicklung des Exanthems nach 5 Tagen wieder ab (→ Abb. 47.1). In der körperlichen Untersuchung zeigt sich bei dem Jungen am gesamten Integument ein tiefrotes, großfleckiges und z. T. konfluierendes, makulopapulöses Exanthem, wie es für die Masernerkrankung typisch ist.

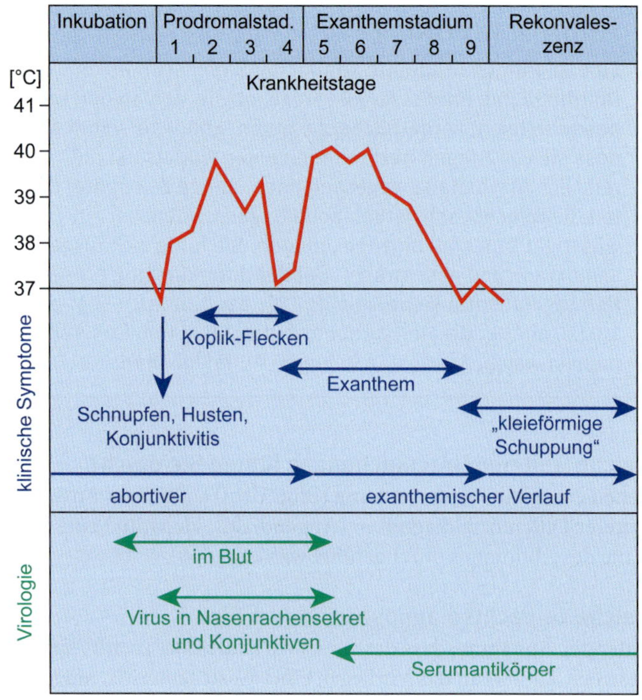


**Abb. 47.1** Stadien und Fieberkurvenverlauf bei Masern [L231]

### Welche Komplikationen kann diese Krankheit nach sich ziehen?

Häufig sind bakterielle Superinfektionen, die zu Otitis media, Bronchitis oder Pneumonie führen. Gefürchtet sind außerdem die Riesenzellpneumonie oder der Masernkrupp (schwere Laryngitis mit Ulzera der Stimmbänder), Masernenzephalitis und vor allem die subakut sklerosierende Panenzephalitis (100 % Letalität). Des Weiteren besteht noch Wochen nach der Infektion eine Immunsuppression.

### Wie geht man therapeutisch vor?

Die Behandlung erfolgt symptomatisch mit Bettruhe, evtl. Antipyretika zur Fiebersenkung und/oder Antitussiva gegen Husten. Bei Verdacht auf Komplikationen müssen frühzeitig Breitbandantibiotika gegeben werden. Prophylaktisch wird von der STIKO eine Lebendimpfung in Kombination mit Röteln, Mumps und Varizellen empfohlen. Auch postexpositionell kann eine aktive oder passive Immunsierung erfolgen.

## Fallbeschreibung

Ein 5-jähriger Bub kommt zusammen mit seiner Mutter wegen Fieber und Ausschlag in die Allgemeinarztpraxis. Seine Mutter erzählt, das Fieber habe sich plötzlich innerhalb eines Tages bis auf 40 °C entwickelt. Nach ca. einem Tag bildete sich der Ausschlag in den Gelenkbeugen und am Oberkörper.

### Für welche Erkrankung spricht der zeitliche Verlauf?

Scharlach (Scarlatina). Die Inkubationszeit liegt zwischen 2 und 5 Tagen.

### Welcher Befund im Mundbereich findet sich in einem späteren Stadium der Krankheit?

Nach initial belegter Zunge finden sich im Verlauf eine Himbeer- bzw. Erdbeerzunge sowie eine periorale Blässe (→ Abb. 47.2).

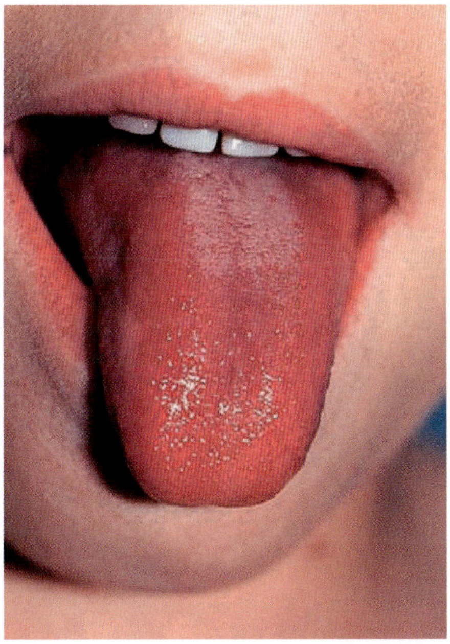

**Abb. 47.2** Himbeer-/Erdbeerzunge [E397]

### Beschreiben Sie die Form des entwickelten Exanthems.

Das Scharlachexanthem ist kleinfleckig, makulös, oft dicht stehend bis konfluierend, sandpapierartig, und breitet sich vom oberen Thorax und Hals über die Schenkelbeugen bis zum Gesäß aus. Im Verlauf wird es teilweise hochrot, es juckt jedoch nicht. Ist das Exanthem abgeblasst, kommt es nach 2–4 Wochen zu einer unterschiedlich ausgeprägten Hautschuppung, die insbesondere an den Händen und Füßen typisch ist (handschuhartige Ablösungen).

### Welche Untersuchung unterstreicht die Verdachtsdiagnose?

Ein Rachenabstrich in Form eines Schnelltests mit bakterieller Untersuchung und dem Nachweis β-hämolysierender Streptokokken der Gruppe A. Allerdings kann das Ergebnis der bakteriologischen Kultur nicht abgewartet werden, auch wenn der Schnelltest negativ ist, wäre hier bei dem klaren klinischen Befund eine Therapie mit Penicillin über 10 Tage anzusetzen.

### Gibt es gegen diese Erkrankung eine Impfung?

Nein, eine Impfung gibt es nicht. Mehrfacherkrankungen sind aufgrund der vielen unterschiedlichen auslösenden Toxine möglich.

## Fallbeschreibung

Eine Mutter kommt mit ihrer 3-jährigen Tochter in die Sprechstunde. Sie berichtet von einem juckenden Ausschlag ihres Kindes. Bei der körperlichen Untersuchung zeigt sich ein stark juckendes Exanthem mit zartrötlichen Papeln bzw. einigen kleinen, teilweise aufgekratzten Bläschen. Die Befunde sind über den gesamten Körper einschließlich Kopf- und Mundschleimhaut verteilt. Die Körpertemperatur ist mit 37,8 °C mäßig hoch.

### Wie sind die unterschiedlichen Effloreszenzen zu beurteilen (→ Abb. 47.3), und auf welcher Erkrankung weisen sie hin?

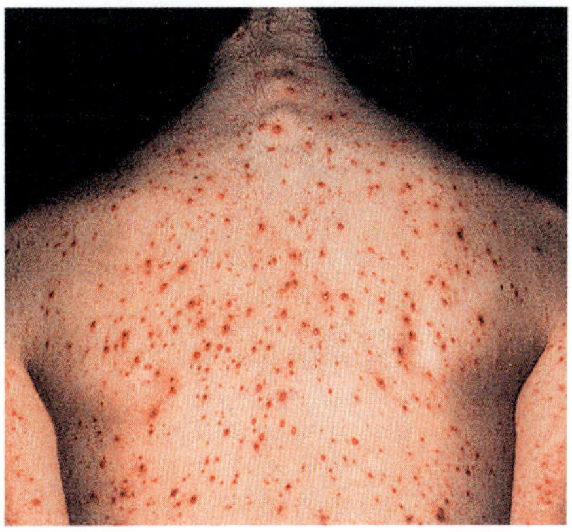

**Abb. 47.3** Effloreszenzen [E988]

Es zeigt sich ein „Sternenhimmel“ mit Maculae, Papulae, Vesiculae und Crustae, der typisch für Windpocken ist und durch deren schubweisen Verlauf verursacht wird. Neben neu aufgetretenen, stark juckenden Papeln finden sich bereits aufgeplatzte und vernarbte Bläschen. Dieses Phänomen nennt sich auch Heubner-Sternenkarte.

### Wie ist das therapeutische Vorgehen?

Symptomatisch (s. Masern) mit antiviraler Behandlung (Aciclovir) bei schweren, stationär zu behandelnden Verläufen. Der Juckreiz kann mit Dimetinden (Fenistil®) behandelt werden, die Fingernägel sollten prophylaktisch gegen das Kratzen gekürzt werden. Hauptkomplikation ist die bakterielle Superinfektion. Zur Prävention werden synthetische Gerbstoffe empfohlen (Schüttelmixturen werden nicht mehr empfohlen, sie lindern zwar den Juckreiz, fördern jedoch Superinfektionen).

**CAVE:** ASS ist wegen der Gefahr des Reye-Syndroms kontraindiziert!

### Welche Prognose lässt sich über eine evtl. Zweiterkrankung treffen?

In der Regel besteht nach durchgemachter Windpockenerkrankung bei Immunkompetenten eine lebenslange Immunität gegen diese Erkrankung. Allerdings setzt sich das Virus in den Spinalganglien fest und kann bei schwachem Immunstatus zu einer Reinfektion mit der Ausprägung einer Gürtelrose (Herpes zoster) führen. Bei Erstinfektion in der Schwangerschaft kann es beim Fötus/Embryo/Neugeborenen zum konnatalen Varizellensyndrom oder der perinatalen Varizellenerkrankung kommen, wobei die Letalitätsraten jeweils bei bis zu 30 % liegen.

Von der STIKO wird die Lebendimpfung gegen Varizellen empfohlen.

# Anhang

BASICS

## → 48 Flussdiagramme

Die folgenden Flussdiagramme sind leitlinienorientiert und stellen einen kurzen grafischen Überblick über die bereits beschriebenen Krankheitsbilder und -symptome dar. Somit wollen wir auch dem visuell-grafischem Lernen „Rechnung tragen“.

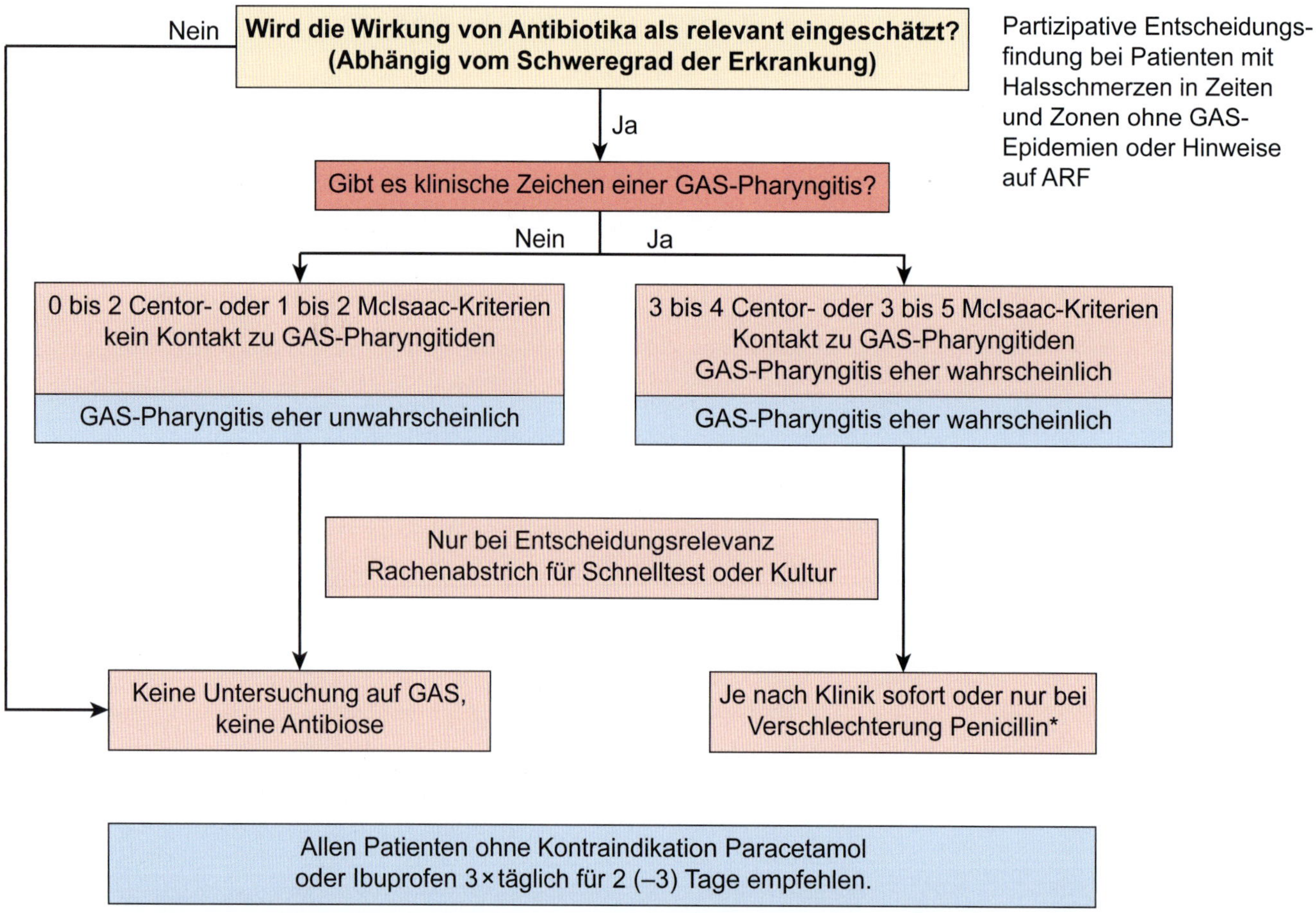


*Penicillin V über 7 Tage (> 12 J.: 3 × 0,8–1 Million I.E./Tag). Bei Penicillinunverträglichkeit Erythromycin über 7 Tage

**Rekurrierende GAS-Pharyngitis:** evtl. Behandlung über 10 Tage mit z.B.

- Penicillin V oder einem Cephalosporin der 1. Generation wie Cefadroxil oder Cefalexin
- Erythromycin bei β-Lactamunverträglichkeit
- Clindamycin bei multiplen Episoden, Verdacht auf Beteiligung anderer Bakterien oder β-Lactamunverträglichkeit und Erythromycin-resistenten GAS
- Amoxicillin/Clavulansäure bei multiplen Episoden

**Abb. 48.1** Diagnostisches Vorgehen bei Halsschmerzen [F430-005/L231]

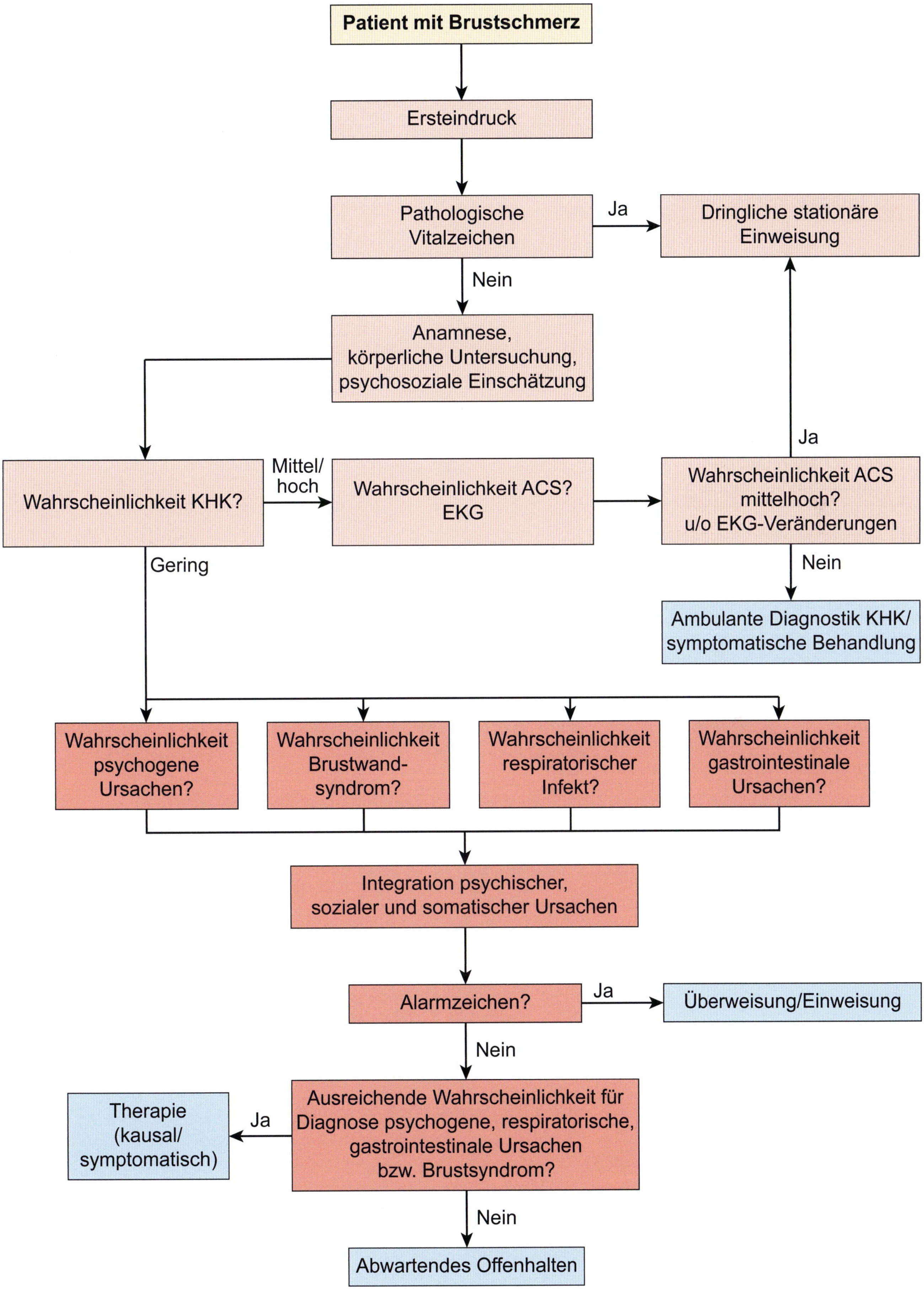


**Abb. 48.2** Algorithmus bei Brustschmerz [F430-006/L231]

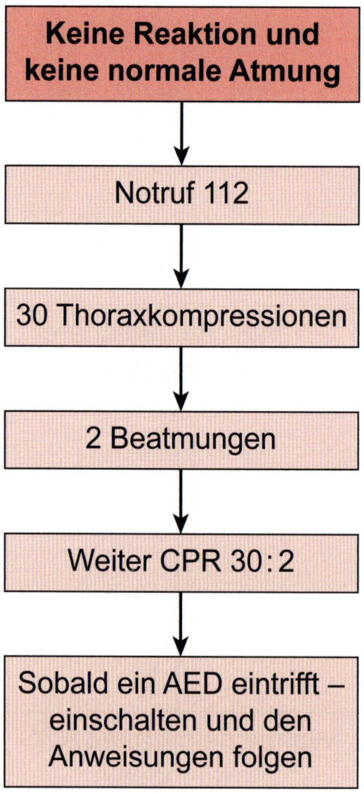


**Abb. 48.3** Algorithmus Basisreanimation und AED-Anwendung [F781-034/L231]

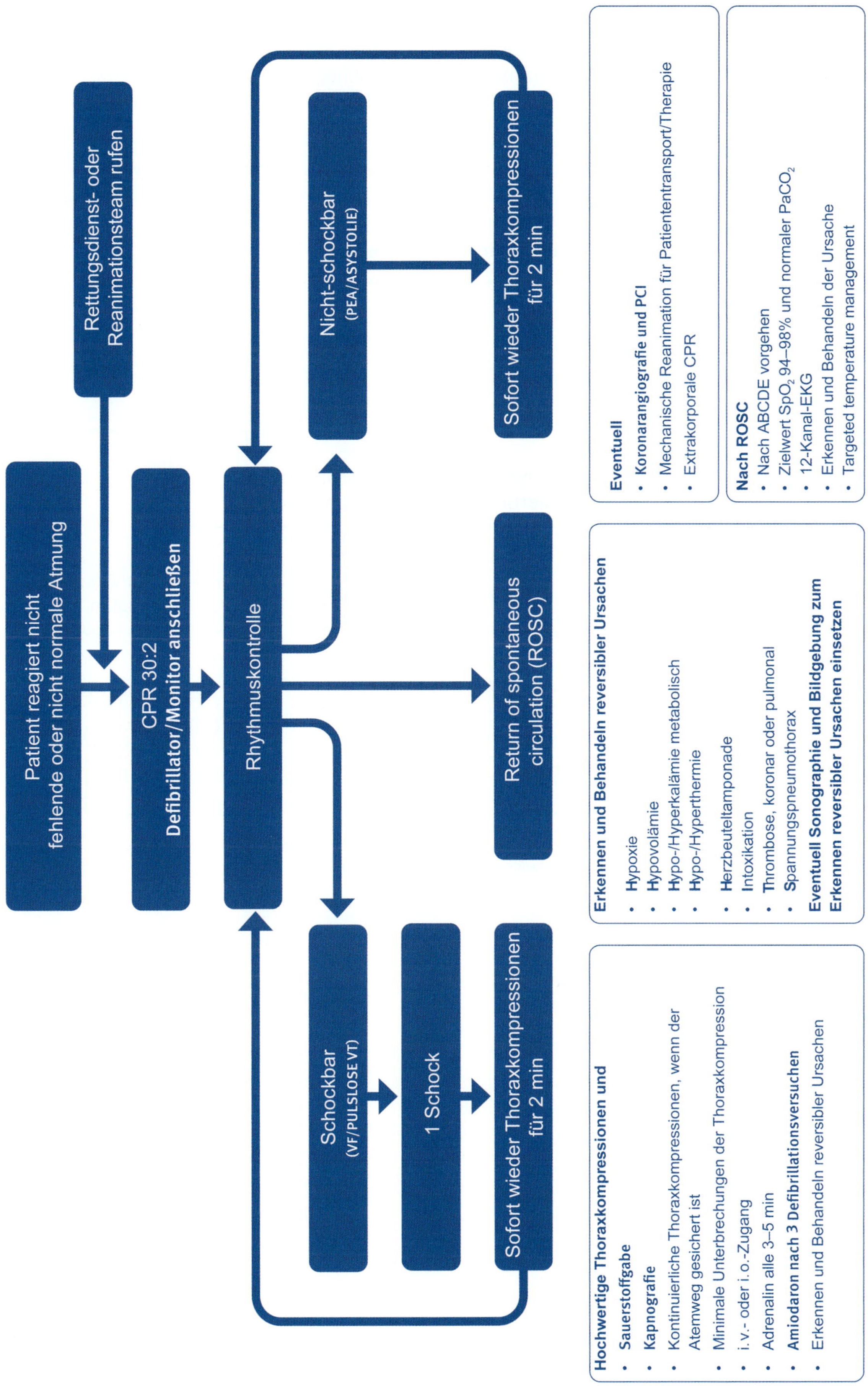


**Abb. 48.4** Reanimationsalgorithmus für medizinisches Fachpersonal © German Resuscitation Council (GRC) und Austrian Resuscitation Council (ARC) 2021 [F781-035]

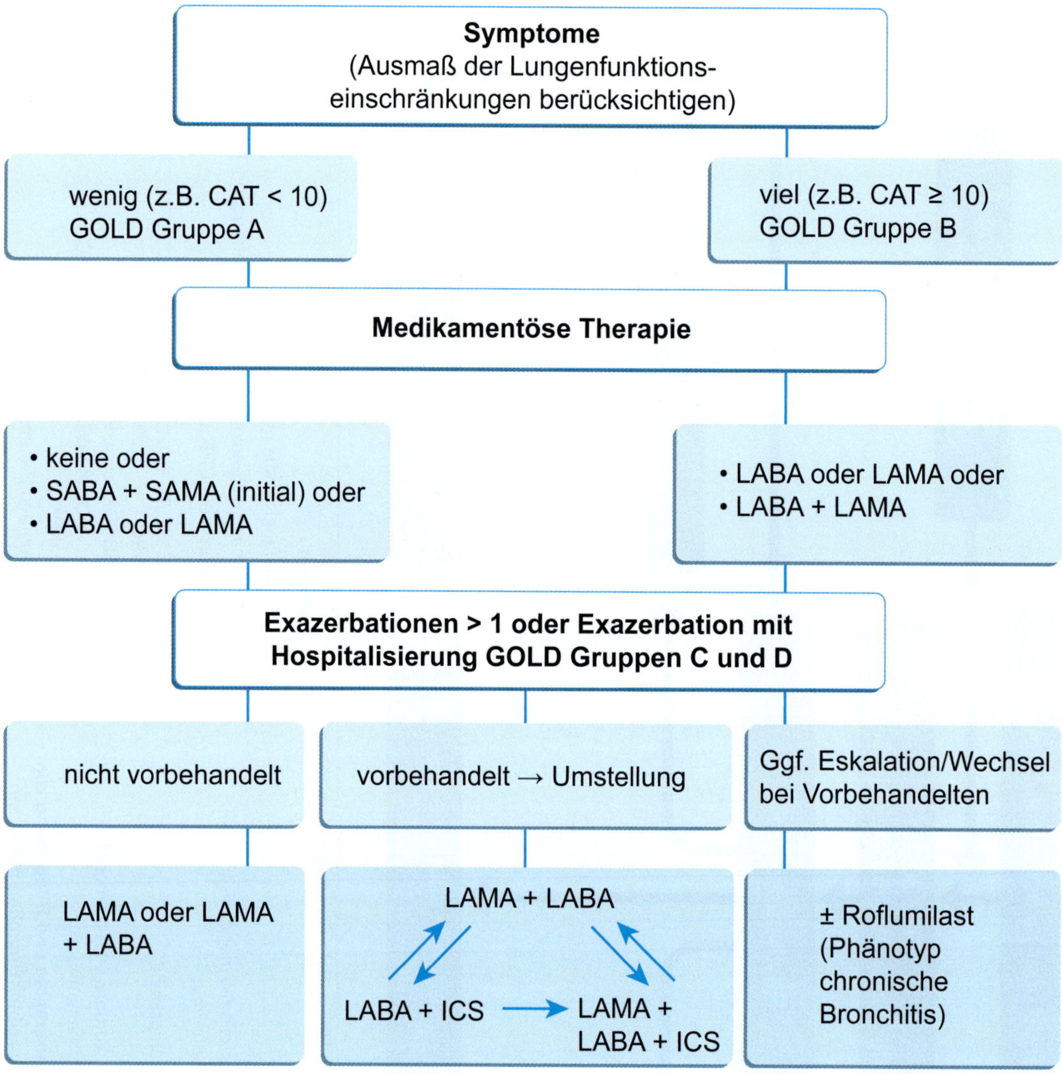


**Abb. 48.5** Stufentherapie bei COPD gemäß Leitlinie zur Diagnostik und Therapie von Patienten mit chronisch obstruktiver Bronchitis und Lungenemphysem (COPD); Deutsche Gesellschaft für Pneumologie und Beatmungsmedizin e. V. und Deutsche Atemwegsliga e. V., 2018 [L157]

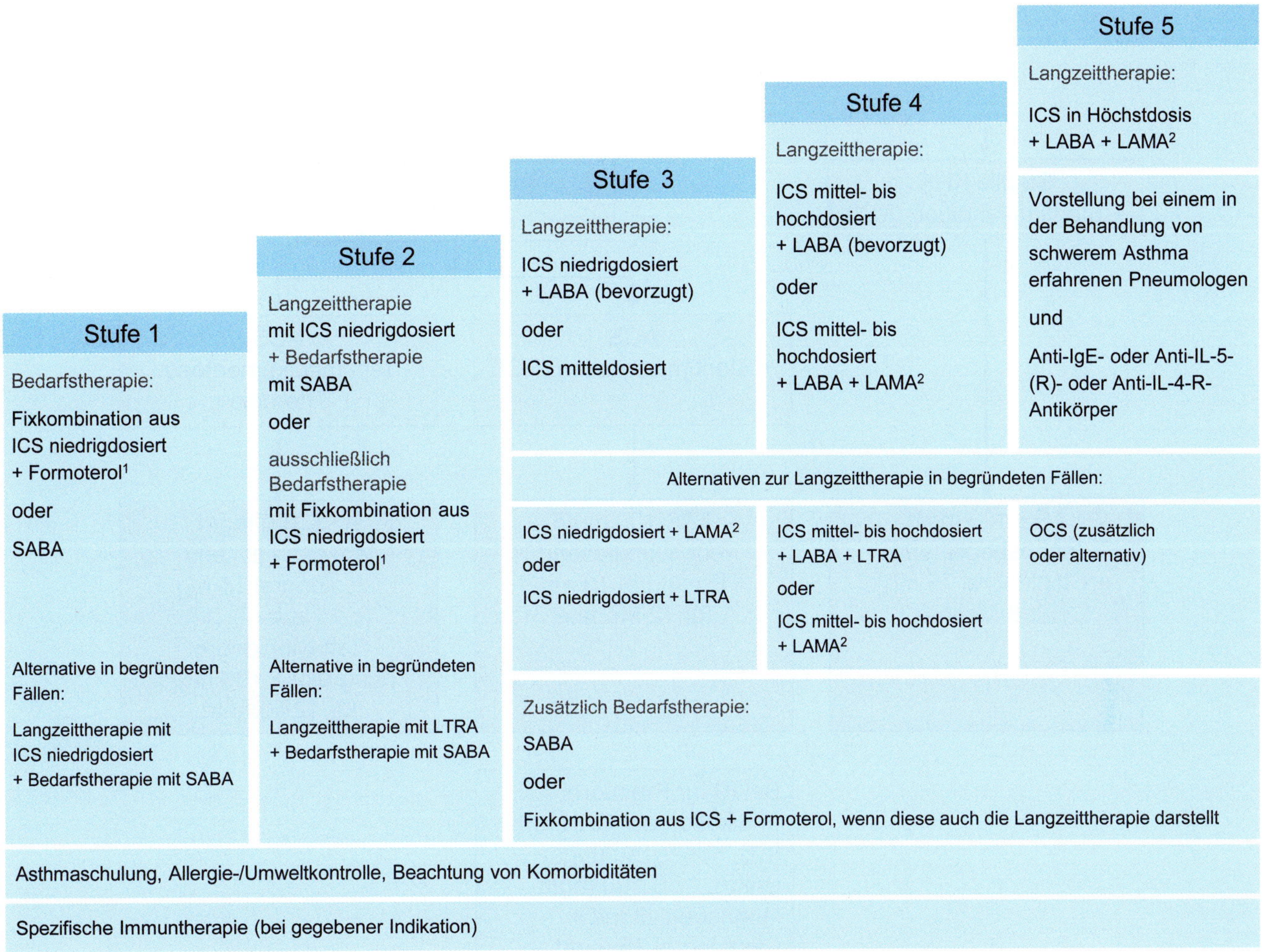


[1] Fixkombination (ICS niedrigdosiert + Formoterol) bedarfsorientiert in Stufe 1 und 2 nicht zugelassen (Stand: August 2020).

[2] Aus der Gruppe der LAMA ist Tiotropium für die Behandlung des Asthmas zugelassen (Stand: August 2020).

ICS: inhalative Kortikosteroide, IgE: Immunglobulin E, IL: Interleukin, LABA: langwirksame Beta-2-Sympathomimetika, LAMA: langwirksame Anticholinergika, LTRA: Leukotrienrezeptorantagonisten, OCS: orale Kortikosteroide, R: Rezeptor, SA BA: kurzwirksame Beta-2-Sympathomimetika

**Abb. 48.6** Medikamentöse Stufentherapie bei Asthma bei Erwachsenen nach der Nationalen Versorgungsleitlinie Asthma [W988-004]

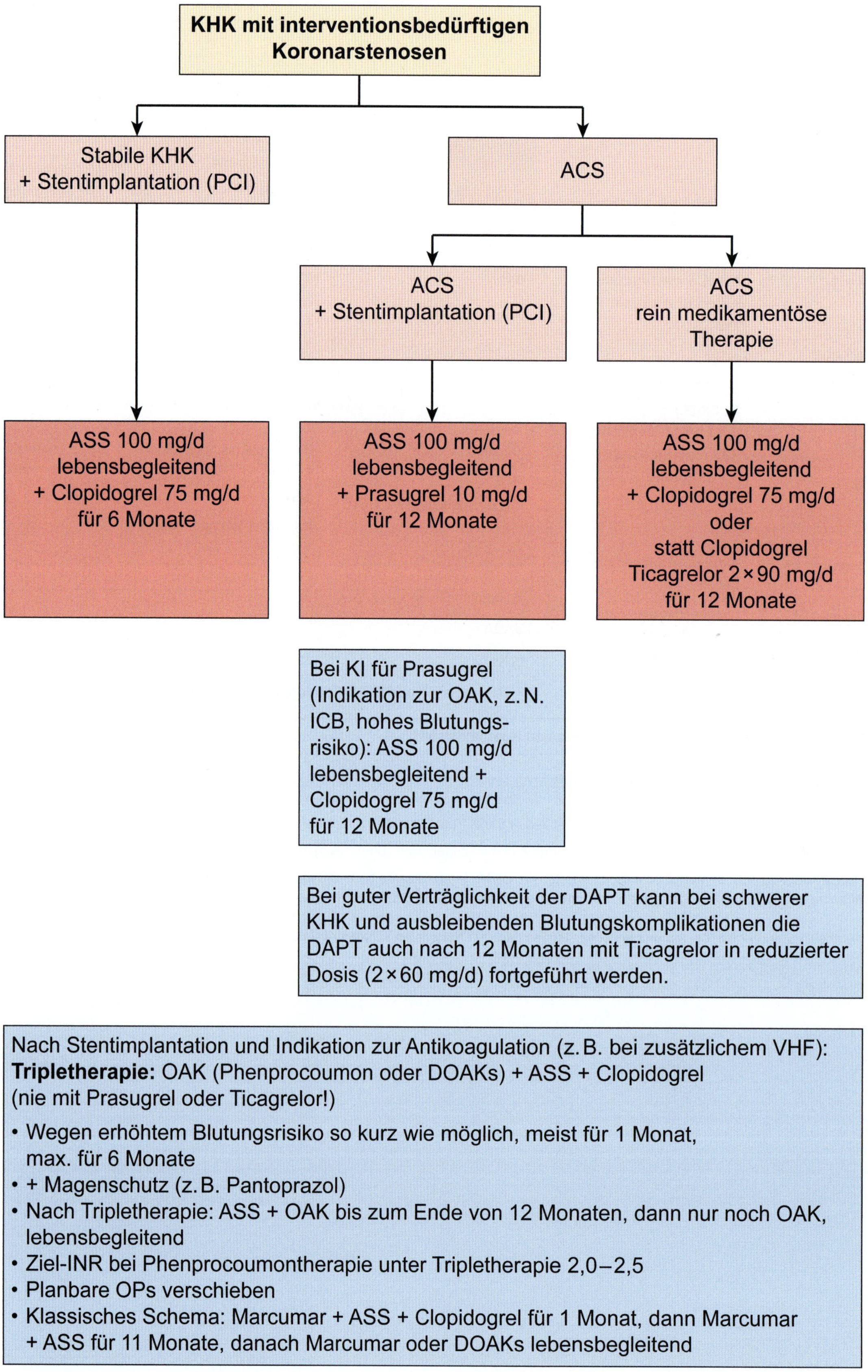


**Abb. 48.7** Thrombozytenaggregationshemmung und Tripletherapie nach koronarer Stentimplantation oder konservativ behandeltem ACS [F430-022]

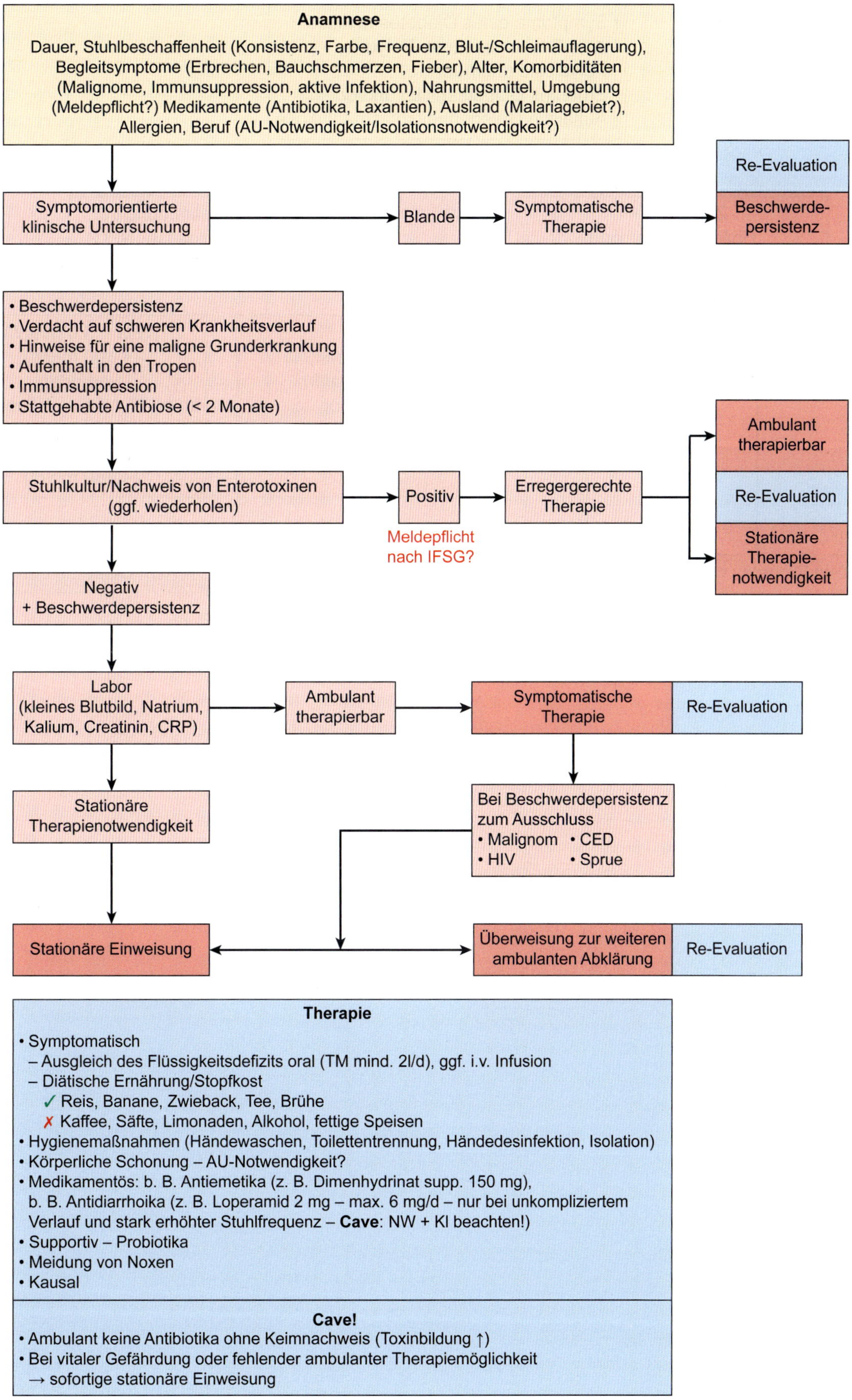


**Abb. 48.8** Algorithmus bei akutem Durchfall [F430-009/L231]

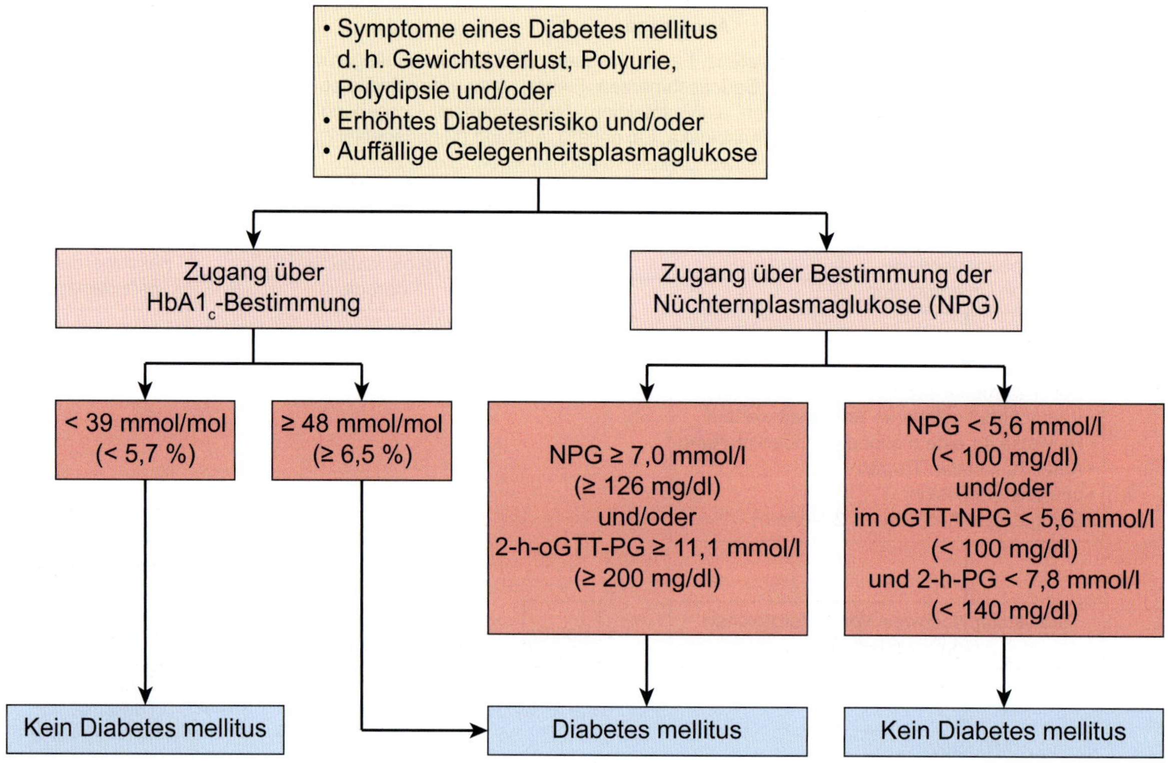


a

**Abb. 48.9a** Diagnostik des Diabetes mellitus. Eine gestörte Glukosetoleranz liegt vor, wenn die Kriterien des Diabetes nicht erfüllt sind, jedoch auch nicht „kein Diabetes" vorliegt. [F430-010/L231]

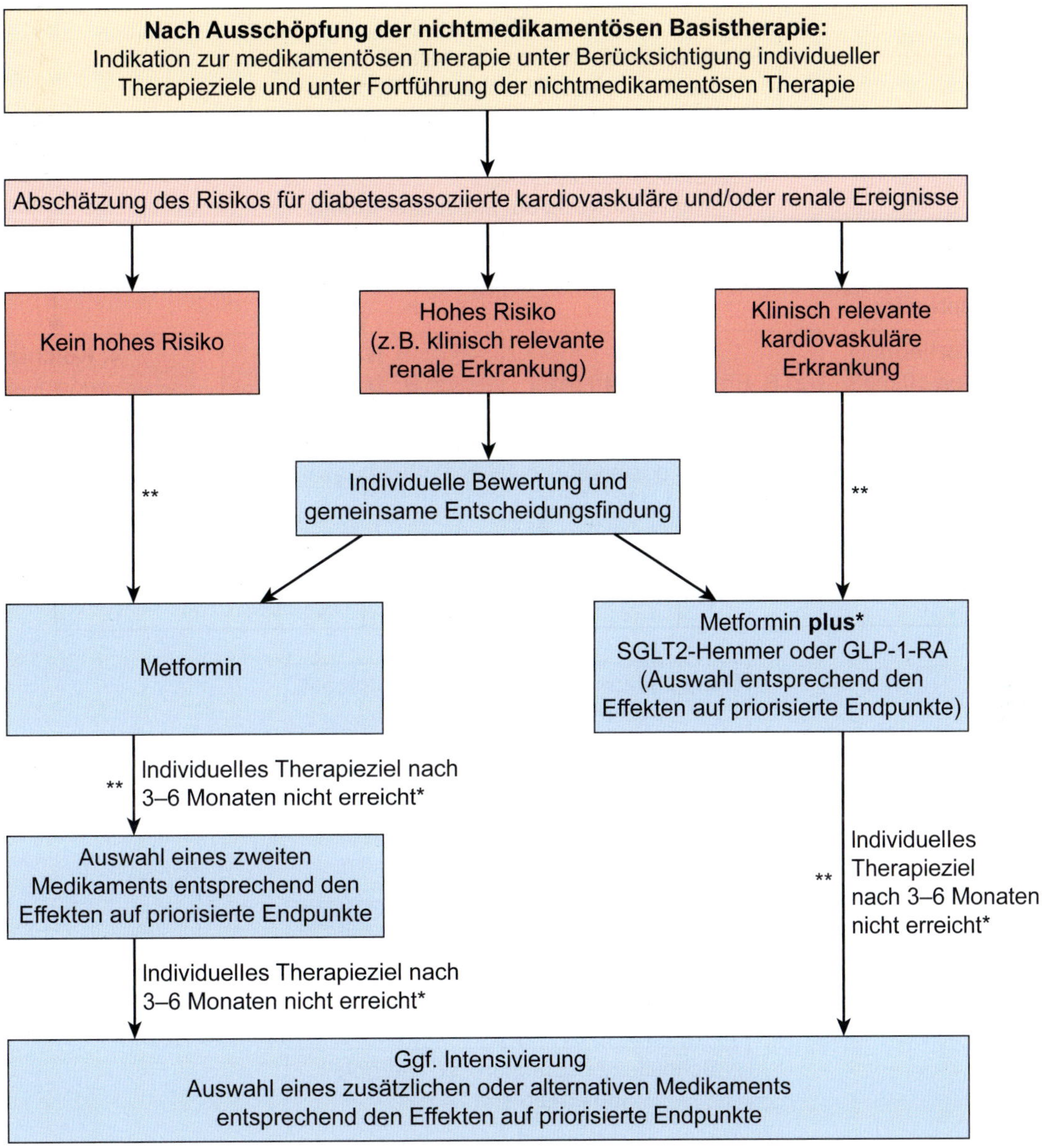


* Bei einem HbA1c von ≤ 7 % liegen keine Daten für die Wirksamkeit einer Kombinationstherapie von Menschen mit Typ-2-Diabetes ohne Herzinsuffizienz vor.

** Überprüfung der Therapiestrategie und des Therapieziels in partizipativer Entscheidungsfindung

Der Algorithmus bezieht sich nicht auf Patient*innen mit schwerer Stoffwechseldekompensation bzw. Notfallsituationen. Aktuelle Fachinformationen sind zu berücksichtigen.

b

**Abb. 48.9b** Therapie des Diabetes mellitus gemäß der Nationalen Versorgungsleitlinie Typ-2-Diabetes [F430-010/L231]

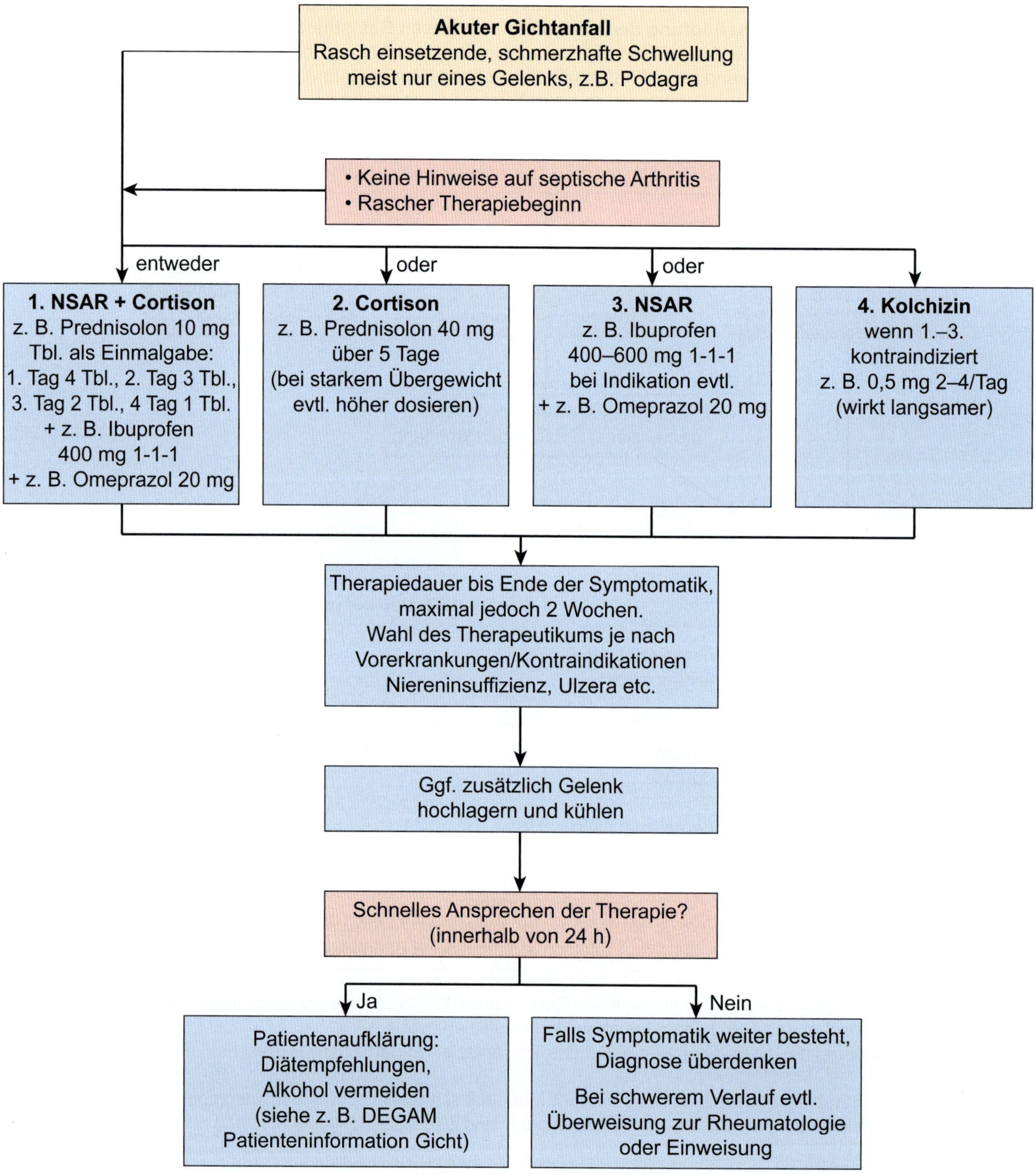


**Abb. 48.10** Therapie des akuten Gichtanfalls [F430-011/L231]

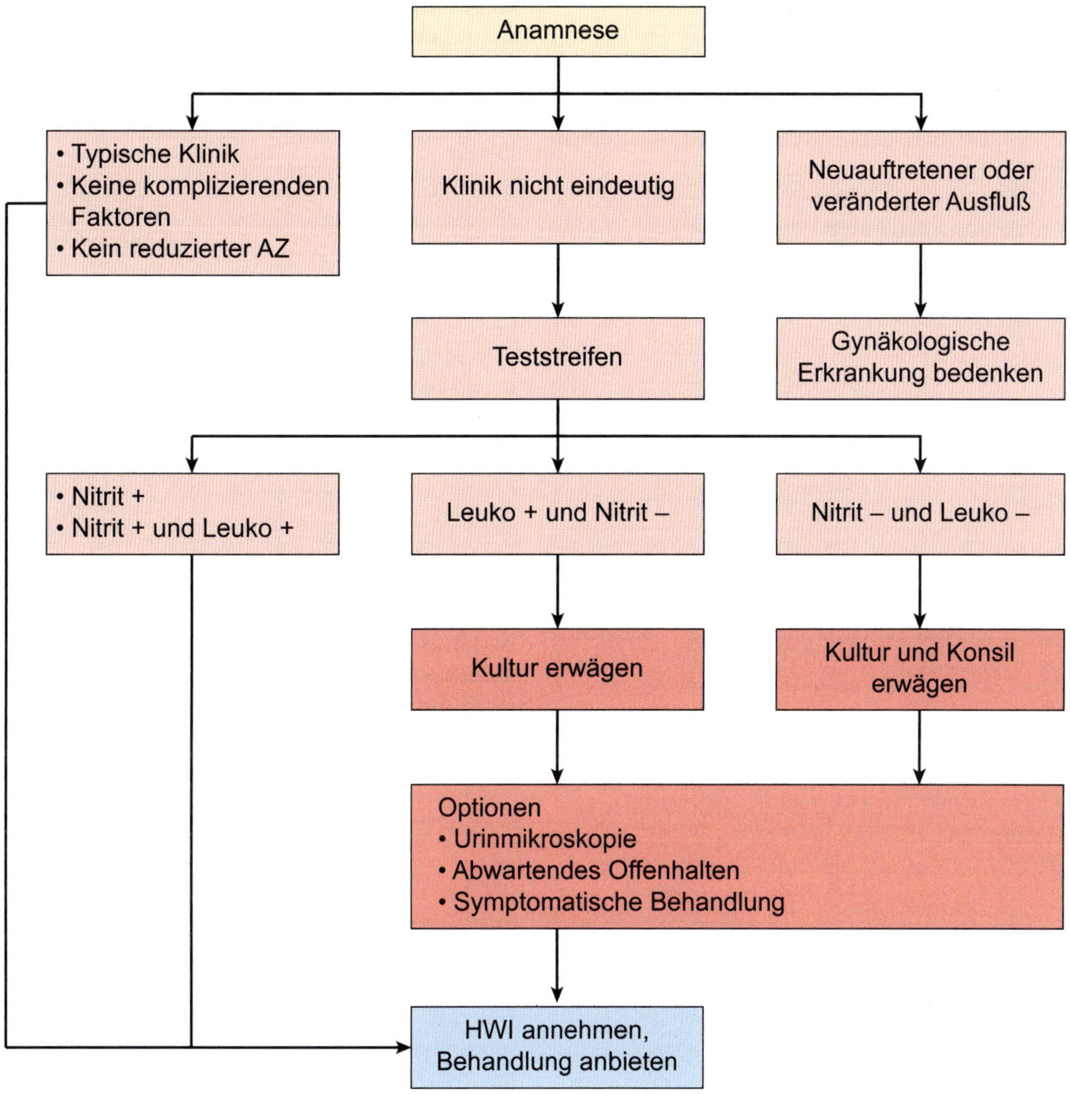


**Abb. 48.11** Algorithmus Harnwegsinfekt [F430-023/L231]

# Normwerte

**Tab. 49.1** Referenzbereiche wichtiger Laborparameter für Erwachsene [R357] ([B] = Blut, [E] = EDTA-Blut, [P] = Plasma, [S] = Serum, [U] = Urin, [L] = Liquor). Falls keine Angaben zur SI-Einheit gemacht wurden, entspricht die SI-Einheit der konventionellen Benennung. [R357]

| Parameter | | SI-Einheit | Konventionelle Benennung |
|---|---|---|---|
| **Enzyme/Messtemperatur 37 °C** | | | |
| Aspartataminotransferase (ASAT/GOT)[1] | Männer | < 0,85 µkat/l | < 50 U/l |
| | Frauen | < 0,60 µkat/l | < 35 U/l |
| Alaninaminotransferase (ALAT/GPT)[1] | Männer | < 0,85 µkat/l | < 50 U/l |
| | Frauen | < 0,60 µkat/l | < 35 U/l |
| Kreatinkinase (CK)[1] | Männer | < 3,20 µkat/l | < 190 U/l |
| | Frauen | < 2,85 µkat/l | < 170 U/l |
| γ-Glutamyl-Transferase (γ-GT)[1] | Männer | < 1,00 µkat/l | < 60 U/l |
| | Frauen | < 0,65 µkat/l | < 40 U/l |
| Alkalische Phosphatase (AP)[1] | Männer | 0,65–2,2 µkat/l | 40–105 U/l |
| | Frauen | 0,60–1,75 µkat/l | 35–105 U/l |
| Glutamatdehydrogenase (GLDH) | Männer | ≤ 0,12 µkat/l | ≤ 7 U/l |
| | Frauen | ≤ 0,08 µkat/l | ≤ 5 U/l |
| Lactatdehydrogenase (LDH)[1] | | < 4,2 µkat/l | < 250 U/l |
| Cholinesterase (CHE) | Männer | 76,9–190 µkat/l | 4.620–11.500 U/l |
| | Frauen | 65,7–180 µkat/l | 3.920–10.800 U/l |
| α-Amylase[2] | | < 1,85 µkat/l | < 110 U/l |
| CK-MB | | < 0,42 µkat/l | < 25 U/l |
| **Stoffwechsel** | | | |
| Blutglukose [B] | | 3,89–5,55 mmol/l | 70–100 mg/dl |
| Plasmaglukose [P] | | 3,89–6,38 mmol/l | 70–115 mg/dl |
| Gesamtcholesterin | Wünschenswert | < 5,16 mmol/l | < 200 mg/dl |
| | Grenzwertig erhöht | 5,16–6,16 mmol/l | 200–239 mg/dl |
| | Hoch | ≥ 6,16 mmol/l | ≥ 240 mg/dl |
| LDL-Cholesterin | Bei KHK und/oder Diabetes mellitus | < 2,58 mmol/l | < 100 mg/dl |
| | Bei 2 oder mehr Risikofaktoren | < 3,35 mmol/l | < 130 mg/dl |
| | 0–1 Risikofaktor | < 4,13 mmol/l | < 160 mg/dl |
| HDL-Cholesterin | Niedrig | < 1,03 mmol/l | < 40 mg/dl |
| | Normal | ≥ 1,03 mmol/l | ≥ 40 mg/dl |
| LDL-/HDL-Quotient | Hohes KHK-Risiko | | > 5 |
| | Ansteigendes KHK-Risiko | | 3–5 |
| | Niedriges KHK-Risiko | | < 3 |
| Triglyzeride | Normal | < 1,69 mmol/l | < 150 mg/dl |
| | Grenzwertig erhöht | 1,69–2,25 mmol/l | 150–199 mg/dl |
| | Hoch | ≥ 2,26 mmol/l | ≥ 200 mg/dl |
| | Frauen | 1,05–2,05 g/l | 105–205 mg/dl |
| | Frauen | 0,55–1,3 g/l | 55–130 mg/dl |
| | Frauen | | 0,35–1,05 |
| Bilirubin, gesamt | | < 18,8 µmol/l | < 1,1 mg/dl |
| Bilirubin, direkt | | < 5,1 µmol/l | < 0,3 mg/dl |
| Harnsäure | Männer | < 420 µmol/l | < 7,0 mg/dl |
| | Frauen | < 340 µmol/l | < 5,7 mg/dl |
| Eisen | Männer | 10,6–28,3 µmol/l | 59–158 µg/dl |
| | Frauen | 6,6–26 µmol/l | 37–145 µg/dl |
| Transferrinsättigung | | 0,16–0,45 | 16–45 % |
| Ferritin[3] | | 30–200 µg/l | 30–200 ng/ml |
| **$HbA_{1c}$** | | | |
| DCCT/NGSP-Standardisierung[6] | | | 4,8–6,0 % |
| Interventionsgrenze | DCCT/NGSP | | 7,0 % |
| | IFCC | | 53 mmol/mol |
| Therapieziel Diabetes Typ 1 | DCCT/NGSP | | < 7,0–7,5 % |
| | IFCC | | < 53–58 mmol/mol |
| | Mittlere Blutglukose | 9,3 mmol/l | 169 mg/dl |
| Diabetes Typ 2 | DCCT/NGSP | | < 6,5 % |
| | IFCC | | < 48 mmol/mol |
| | Mittlere Blutglukose | 7,7 mmol/l | 140 mg/dl |
| **Niere und Elektrolythaushalt** | | | |
| Kalzium, gesamt [S] | | 2,15–2,55 mmol/l | 8,6–10,2 mg/dl |
| Kalzium [U] | | 2,5–8,0 mmol/24 h | 100–320 mg/24 h |
| Chlorid [S] | | 98–106 mmol/l | 98–106 mval/l |
| Chlorid [U] | | 85–170 mmol/24 h | 85–170 mval/24 h |
| Harnstoff | | 1,8–9,2 mmol/l | 11–55 mg/dl |
| Harnstoff-N | | 1,7–8,6 mmol/l | 4,7–24 mg/dl |
| Kalium [S] | | 3,5–5,1 mmol/l | 3,5–5,1 mval/l |
| Kalium [U] | | 35–80 mmol/24 h | 35–80 mval/24 h |
| Kreatinin (S) | | < 97 µmol/l | < 1,1 mg/dl |
| Kreatinin-Clearance[3] | | 1,3–2,8 ml/s | 80–170 ml/min |
| Natrium [S] | | 134–150 mmol/l | 134–150 mval/l |
| Natrium [U] | | 100–200 mmol/24 h | 100–200 mval/24 h |
| **Blutgase und Säure-Basen-Haushalt [B]** | | | |
| pH | | 7,35–7,45 | 7,35–7,45 |
| $pCO_2$ | | 4,67–6,00 kPa | 35–45 mmHg |
| $pO_2$ | | 8,66–13,3 kPa | 65–100 mmHg |
| Basenüberschuss (BE) | | −3 bis +3 mmol/l | −3 bis +3 mmol/l |
| Standardbikarbonat | | 22–26 mmol/l | 22–26 mmol/l |
| $O_2$-Sättigung | | 0,9–0,96 | 90–96 % |
| COHb (Nichtraucher) | | < 0,022 | < 2,2 % |
| COHb (Raucher) | | < 0,105 | < 10,5 % |
| **Hämatologie [E]** | | | |
| Blutsenkungsgeschwindigkeit (BSG) [Zitrat-B] 1. h | Männer | | |
| | < 50 J. | | < 15 mm |
| | > 50 J. | | < 20 mm |
| | Frauen | | |
| | < 50 J. | | < 25 mm |
| | > 50 J. | | < 30 mm |
| Hämoglobin (Hb) | Männer | 8,1–11,2 mmol/l | 13–18 g/dl |
| | Frauen | 7,4–9,9 mmol/l | 12–16 g/dl |
| Erythrozytenzahl | Männer | 4,5–5,9 × $10^{12}$/l | 4,5–5,9 × $10^6$/µl |
| | Frauen | 4,0–5,2 × $10^{12}$/l | 4,0–5,2 × $10^6$/µl |
| Hypochrome Erythrozyten | | < 0,05 | < 5 % |
| Hämatokrit (Hkt) | Männer | 0,41–0,53 [l/l] | 41–53 Vol.% |
| | Frauen | 0,36–0,46 [l/l] | 36–46 Vol.% |
| Mittlerer Hämoglobingehalt der Erythrozyten (MCH) | | 0,4–0,53 fmol | 26–34 pg |
| Mittlere Hämoglobinkonzentration des Einzelerythrozyten (MCHC) | | 4,81–5,74 mmol Hb/l Erythrozyten | 31–37 g Hb/dl Erythrozyten |
| Mittleres Erythrozytenvolumen (MCV) | | 80–94 fl | 80–94 µm$^3$ |
| Erythrozytenverteilungsbreite (EVB/RDW) | | | 11,6–14,6 |
| Retikulozyten[3] | | 0,008–0,022 | 8–22 ‰ |
| Mittlere Hämoglobinkonzentration der Retikulozyten (CHr/RetHE) | | | 25–30 pg |
| Leukozytenzahl[3] | | 4,3–10,0 Gpt/l | 4,3–10,0×$10^3$/µl |
| Thrombozytenzahl | | 150–350 Gpt/l | 150–350×$10^3$/µl |
| **Gerinnung [Zitrat-Plasma]** | | | |
| Thromboplastinzeit (Quick) | | 0,7–1,2 | 70–120 %<br>0,9–1,1 INR |
| Partielle Thromboplastinzeit (PTT) | | | < 40 s[2] |
| Plasmathrombinzeit (PTZ) | | | < 20 s[2] |
| Fibrinogen | | 2–4 g/l | 200–400 mg/dl |
| Antithrombin III (AT III) | | 0,8–1,2 | 80–120 % |
| Protein C | | 0,7–1,4 | 70–140 % |
| Protein S | | 0,7–1,4 | 70–140 % |
| D-Dimer | | < 0,5 mg/l | < 0,5 µg/ml |

**Tab. 49.1** Referenzbereiche wichtiger Laborparameter für Erwachsene [R357] ([B] = Blut, [E] = EDTA-Blut, [P] = Plasma, [S] = Serum, [U] = Urin, [L] = Liquor). Falls keine Angaben zur SI-Einheit gemacht wurden, entspricht die SI-Einheit der konventionellen Benennung. [R357] *(Forts.)*

| Parameter | | SI-Einheit | Konventionelle Benennung |
|---|---|---|---|
| **Serumproteine** | | | |
| Albumin[4] | | 35–52 g/l | 3,5–5,2 g/dl |
| $\alpha_1$-Antitrypsin[4] | | 0,9–2,0 g/l | 90–200 mg/dl |
| $\beta_2$-Mikroglobulin | | < 0,002 g/l | < 2,0 mg/l |
| C3[4] | | 0,9–1,8 g/l | 90–180 mg/dl |
| C4[4] | | 0,1–0,4 g/l | 10–40 mg/dl |
| CDT (Carbohydrate deficient Transferrin) | | < 0,06 | < 6 % |
| Coeruloplasmin[5] | | 0,2–0,6 g/l | 20–60 mg/dl |
| Haptoglobin[4] | | 0,3–2,0 g/l | 30–200 mg/dl |
| IgA[4] | | 0,7–4,0 g/l | 70–400 mg/dl |
| IgG[4] | | 7–16 g/l | 700–1.600 mg/dl |
| IgM[4] | | 0,4–2,3 g/l | 40–230 mg/dl |
| IgE[3] | | < 240 µg/l | < 100 U/ml |
| Eiweiß, gesamt [S] | | 62–80 g/l | 6,2–8,0 g/dl |
| Eiweiß, gesamt [L] | | < 0,45 g/l | < 45 mg/dl |
| C-reaktives Protein (CRP)[4] | | < 5 mg/l | < 0,5 mg/dl |
| Prokalzitonin (PCT) | | < 0,5 µg/l | < 0,5 ng/ml |
| **Elektrophorese (Celluloseacetat/Ponceau S)** | | | |
| Albumin | | 0,58–0,70 | 58–70 % |
| $\alpha_1$-Globuline | | 0,013–0,035 | 1,3–3,5 % |
| $\alpha_2$-Globuline | | 0,05–0,1 | 5–10 % |
| β-Globuline | | 0,08–0,13 | 8–13 % |
| γ-Globuline | | 0,1–0,19 | 10–19 % |
| **Kardiale Marker/Risikomarker** | | | |
| Troponin T hochsensitiv | 99. Perzentil eines normalgesunden Referenzkollektives | < 0,014 ng/ml | < 14 pg/ml |
| | Observationszone | 0,014–0,05 ng/ml | 14–50 pg/ml |
| | Mykokardialer Schaden | > 0,05 ng/ml | > 50 pg/ml |
| Troponin I | | Methodenabhängig | < 0,1–2,0 µg/l |
| CK-MB Masse | | Methodenabhängig | < 5–8 µg/l |
| Myoglobin[2] | | Methodenabhängig | < 60–116 µg/l |
| Homocystein | | < 10 µmol/l | < 1,35 mg/l |
| **Vitamine** | | | |
| Vitamin A (Retinol) | | 1,05–3,84 µmol/l | 0,3–1,10 mg/dl |
| Vitamin $B_1$ (Thiamin) | | 5,65–22,3 nmol/l | 1,7–6,7 µg/l |
| Vitamin $B_2$ (Riboflavin) | | 15,9–31,9 nmol/l | 6–12 µg/l |
| Vitamin $B_6$ (Pyridoxalphosphat) | | 20,2–72,8 nmol/l | 5–18 µg/l |
| Vitamin $B_{12}$ (Cobalamin) | | 243–730 pmol/l | 330–990 ng/l |
| | $B_{12}$-Mangel: | < 110 pmol/l | < 150 ng/l |
| Vitamin C (Ascorbinsäure) | | 34,1–141 µmol/l | 6,0–25,0 mg/l |
| Vitamin $D_3$ (25-Hydroxycholecalciferol) | Sommer: | 22,5–122 nmol | 9–49 ng/ml |
| | Winter: | 18,7–99,8 nmol/l | 7,5–40 ng/ml |
| Vitamin $D_3$ (1,25-Dihydroxycholecalciferol) | | 75–175 pmol/l | 30–70 ng/l |
| Vitamin E (Tocopherol) | | 13,9–41,8 µmol/l | 6–18 mg/l |
| Vitamin H (Biotin) | | > 818 pmol/l | > 200 ng/l |
| Folsäure | | 11,3–47,6 nmol/l | 5–21 ng/ml |
| | Folsäuremangel: | < 4,5 nmol/l | < 2 ng/ml |

| Tumormarker | | 95 % Spezifität | „Cut-off"-Werte |
|---|---|---|---|
| AFP (WHO 72/225) | | < 7 U/ml (8,5 ng/ml) | < 8,5 U/ml (10,3 ng/ml) |
| $\beta_2$-Mikroglobulin (WHO 80/12/3200) | | | < 2 mg/l |
| CA 19-9 | | < 22 U/ml | < 37 U/ml |
| CA 125 | | < 35 U/ml | < 35 U/ml |
| CA 15-3 | | < 22 U/ml | < 22 U/ml |
| CA 72-4 | | | < 6,7 U/ml |
| CEA (WHO 73/601) | | < 4,6 ng/ml | < 4,6 ng/ml; Raucher < 10 ng/ml |
| HCG (WHO 75/537) | | | < 5 IU/l |
| NSE | | < 12,5 µg/l | < 12,5 ng/ml |
| S-100 | | | < 0,105 µg/l |
| pro-GRP (pro-Gastrin-Releasing Peptide) | Serum | < 63 pg/ml | < 63 pg/ml |
| | Plasma | < 65 pg/ml | < 65 pg/ml |
| SCC | | | < 1,5 ng/ml |
| PSA | < 40 Jahre | | < 1,3 ng/ml |
| | 41–50 Jahre | | < 2,0 ng/ml |
| | 51–60 Jahre | | < 3,0 ng/ml |
| | 61–70 Jahre | | < 4,0 ng/ml |
| | > 71 Jahre | | < 4,5 ng/ml |
| Freies PSA (Stanford-Standard) | | < 15 % des Gesamt-PSA = Hinweis auf Prostatakarzinom | |
| Komplexiertes PSA (cPSA) | 40–49 Jahre | | < 1,5 ng/ml |
| | 50–59 Jahre | | < 1,9 ng/ml |
| | 60–69 Jahre | | < 2,5 ng/ml |
| | 70–79 Jahre | | < 2,8 ng/ml |
| Thyreoglobulin (BCR RM 457)[5] | | < 5 µg/l | < 5 ng/ml |
| TPA | | | < 80 U/l |
| **Endokrinologie** | | **SI-Einheit** | **Konventionelle Benennung** |
| Thyreotropin (TSH) | Basal: | 0,27–4,2 mU/l | 0,27–4,2 µU/ml |
| TRH-Test | | 30 min nach TRH-Injektion Anstieg um: | |
| | Euthyreot | 2,0–25 mU/l | 2,0–25 µU/ml |
| | Hyperthyreot | < 0,3 mU/l | < 0,3 µU/ml |
| | Hypothyreot | > 25 mU/l | > 25 µU/ml |
| Thyroxin ($T_4$) | | 66–155 nmol/l | 5–12 µg/dl |
| Freies Thyroxin ($FT_4$) | | 10–26 pmol/l | 0,8–2,0 ng/dl |
| Trijodthyronin ($T_3$) | | 1,1–3,1 nmol/l | 70–200 ng/dl |
| Freies Trijodthyronin ($FT_3$) | | 3,8–9,2 pmol/l | 2,5–6,0 pg/ml |
| Thyreoglobulin (BCR RM 457) | | | < 85 ng/ml |
| Parathormon intakt (PTH 1–84) | | 1,2–4,5 pmol/l | 11,3–42,5 ng/l |
| Insulin (WHO 1st IRP 66/304) | | 36,6–183 pmol/l | 5–25 mU/ml |
| C-Peptid (WHO 1st IRR 84/510) | | 0,3–1,3 nmol/l | 0,9–4,0 µg/l |
| Vanillinmandelsäure (VMS) [U] | | 16,5–32,5 µmol/24 h | 3,3–6,5 mg/24 h |
| 5-Hydroxyindolessigsäure (5-HIES) [U] | | 10,5–47,1 µmol/24 h | 2–9 mg/24 h |
| Gesamtporphyrine [U] | | < 120 nmol/24 h | < 100 µg/24 h |
| δ-Aminolävulinsäure (δ-ALA) [U] | | < 49 µmol/24 h | < 6,4 mg/24 h |
| Erythropoetin (WHO 2nd IRP MRC 67/343) | | | 1,6–29,5 mU/ml |

1 Referenzmethoden IFCC (ASAT und ALAT mit Pyridoxalphosphat).
2 Normwerte unterscheiden sich je nach verwendeter Methode.
3 Normwerte sind alters- und/oder geschlechtsabhängig.
4 neue Normbereiche für 14 Serumproteine auf Basis der Referenzpräparation CRM 470.
5 Werte nach Thyroidektomie.
6 DCCT = Diabetes Complications and Control Trial, NGSP = National Glycohemoglobin Standardization Program.
7 Monitoring der Therapie mit niedermolekularen Heparinen.

# Weiterführende Literatur und Quellenverzeichnis

## Weiterführende Literatur


Braun, R. N.: Lehrbuch der Allgemeinmedizin. Theorie, Fachsprache und Praxis. Kirchheim-Verlag 1986.

Braun, R. N./Fink, W./Kamenski, G.: Angewandte Medizin. Facultas Universitätsverlag, 2004.

Braun, R. N./Mader, F. H.: Programmierte Diagnostik in der Allgemeinmedizin. Springer, 2005.

Comberg, H.-U./Klimm, H.-D.: Intensivkurs Allgemeinmedizin. Thieme, 4. Auflage 2004.

Danninger, H.: Fälleverteilung in der Allgemeinmedizin. Fünfjahresstatistik (1991–1996) einer österreichischen Allgemeinpraxis; Der Allgemeinarzt 17–19: 1584–1589, 1716–1718, 1800–1810; 1997.

Fink, W./Kamenski, G.: Terminology in general practice: Contributions of the Austrian pioneer researcher Robert N. Braun – Workshop zur Berufstheorie. Book of abstracts WONCA Vienna 2000.

Lown, B.: Heilkunst. Schattauer Verlag, 2015.

Lown, B.: Die verlorene Kunst des Heilens. Suhrkamp Verlag, 13. Aufl. 2004.

Mader F. H./Weißgerber, H.: Allgemeinmedizin und Praxis. Springer, 5. Auflage 2005.

Müller, M.: Chirurgie für Studium und Praxis. Medizinische Verlags- und Informationsdienste 2002/03.

Sackett D. L./Rosenberg W. M./Gray J. A./Haynes R. B./Richardson W. S.: Was ist Evidenz-basierte Medizin und was nicht? Munch Med Wochenschr; 139(44): 644–645; 1997. Übersetzung: M. Perleth, Hannover.

Schwabe, U./Pfaffrath, D.: Arzneimittel-Verordnungsreport. Springer Verlag 2015.

Seiderer, J./Schlamp, A.: Anamnese und körperliche Untersuchung. Lehmanns media 2003.

Shem, S.: House of God. Knaur Verlag, 2007.


## Quellenverzeichnis

Der Verweis auf die jeweilige Abbildungsquelle befindet sich bei allen Abbildungen im Werk am Ende des Legendentextes in eckigen Klammern


**[E283]** Mettler, F. A.: Essentials of Radiology. Elsevier/Saunders, 2. Aufl. 2005.

**[E304-04]** Dhillon, R. S./East, C. A.: Ear, Nose and Throat and Head and Neck Surgery: An Illustrated Colour Text. Elsevier/Churchill Livingstone, 4. Aufl. 2013.

**[E325]** Kumar, P./Clark. M.: Kumar and Clark's Clinical Medicine. Elsevier/Saunders, 7. Aufl. 2009.

**[E365]** James W. D./ Berger T., Elston D.: Andrew's Diseases of the Skin. Elsevier/Saunders, 10. Aufl. 2006.

**[E385]** Habif, T. P.: Clinical Dermatology – A color guide to diagnosis and therapy. Elsevier/Mosby, 5. Aufl. 2010.

**[E397]** Ferri F. F.: Ferri's Color Atlas and Text of Clinical Medicine. Elsevier/Saunders 2009.

**[E415]** Ignatavicius, D. D./ Workman, M. L.: Medical-Surgical Nursing. Elsevier/Saunders, 6. Aufl. 2009.

**[E438]** Swartz, M.: Textbook of physical diagnosis: History and Examination. Elsevier/Saunders, 6. Aufl. 2010.

**[E522]** Black, J. M./Hawks, J. H.: Medical-Surgical Nursing – Clinical Management for Positive Outcomes. Elsevier/Saunders, 8. Aufl. 2008.

**[E554]** Kumar, V./Abbas, A. K./Fausto, N./Aster, J. C. et al.: Robbins and Cotran Pathologic Basis Of Disease – Professional Edition. Elsevier/Saunders, 8. Aufl. 2009.

**[E568]** Hansell, D.M./Lynch, D.A./McAdams, H.P./Bankier, A. A.: Imaging of Diseases of the Chest. Elsevier/Mosby 2009.

**[E636]** Van Rhee, J.: Physician Assistant Board Review. Elsevier/Saunders, 2. Aufl. 2010.

**[E676]** Hochberg, M.C./Silman, A. J.: Rheumatology. Elsevier/Mosby, 4. Aufl. 2008.

**[E730-002]** Klatt, E.C.: Robbins and Cotran Atlas of Pathology. Elsevier/Saunders, 2. Aufl. 2009.

**[E798]** Christensen, B. L., Kockrow E. O.: Adult health Nursing. Elsevier/Mosby, 6. Aufl. 2010.

**[E880]** Galvin, K/Bishop, M.: Case Studies for Complementary Therapists: a collaborative approach. Elsevier/Churchill Livingstone 2011.

**[E935]** James, W.D./Berger, T.G.: Andrews' Diseases of the Skin. Elsevier/Saunders, 11. Aufl. 2011.

**[E988]** Wilson, S.F./Giddens, J. F.: Health Assessment for Nursing Practice. Elsevier/Mosby, 4. Aufl. 2008.

**[F210-010]** Teasdale, G., Jennett,B.: Assessment of coma an impaired consciousness. A practical scale. In: The Lancet. Volume 304, Issue 7872, Pages 81-84. Elsevier, July 1974

**[F430]** Leitlinien der Deutsche Gesellschaft für Allgemeinmedizin und Familienmedizin (DEGAM), Berlin. www.degam.de/degam-leitlinien-379.html (letzter Abruf 21.06.2022)

**[F430-001]** Mainz, A.: DEGAM-Leitlinie Medikamentenmonitoring 09/2013, Version 1.1. www.degam.de/degam-leitlinien-379.html (letzter Abruf 21.06.2022)

**[F430-002]** Karl, I./Mehrlander, K. F./Kampfer, L.: DEGAMLeitlinie Umgang mit Entlassmedikation 09/2013.www.degam.de/degam-leitlinien-379.html (letzter Abruf 21.06.2022)

**[F430-003]** Bergert, F. W. et al.: DEGAM-Leitlinie Multimedikation, Leitliniengruppe Hessen – Hausärztliche Pharmako-

therapie 04/2014. www.degam.de/degam-leitlinien-379.html (letzter Abruf 6.12.2016)
**[F430-005]** DEGAM-Leitlinie Nr. 14, Halsschmerzen, 2020, www.degam.de/degam-leitlinien-379 (letzter Abruf 02.01.2022)
**[F430-006]** DEGAM-Leitlinie Brustschmerz 1/2011. www.degam.de/degam-leitlinien-379.html (letzter Abruf 21.06.2022)
**[F430-009]** Sander, M./Gerlach, K.: DEGAM-Leitlinie Akuter Durchfall 9/2013. www.degam.de/degam-leitlinien-379.html (letzter Abruf 21.06.2022)
**[F430-010]** DEGAM Anwenderversion zur NVL Typ-2-Diabetes: Therapie 8/2013. www.degam.de/degam-leitlinien-379.html (letzter Abruf 21.06.2022)
**[F430-011]** DEGAM-Leitlinie Akute Gicht in der hausärztlichen Versorgung 09/2013. www.degam.de/degam-leitlinien-379.html (letzter Abruf 21.06.2022)
**[F430-022]** DEGAM-Leitlinie Neue Thrombozyten-Aggregationshemmer: Einsatz in der Hausarztpraxis 04/2019. www.degam.de/degam-leitlinien-379.html (letzter Abruf 21.06.2022)
**[F430-023]** DEGAM-Leitlinie Brennen beim Wasserlassen 7/2018. www.degam.de/degam-leitlinien-379.html (letzter Abruf 21.06.2022)
**[F430-024]** Mainz, A.: DEGAM-Leitlinie Nicht-sichtbare Hämaturie 03/2019. www.degam.de/degam-leitlinien-379.html (letzter Abruf 21.06.2022)
**[F493-002]** Oumeish Youssef Oumeish: Skin disorders in patients with diabetes. In: Clinics in Dermatology. Elsevier 2008. May–June, 2008Volume 26, Issue 3, Pages 235–242
**[F759-002]** Lip, G. Y. H. et al. (2010): Refining clinical risk stratification for predicting stroke and thromboembolism in atrial fibrillation using a novel risk factor-based approach. The euro heart survey on atrial fibrillation. In: Chest 137(2): 263–272.
**[F781-034]** Olasveengen, T.M./ et al.: Basismaßnahmen zur Wiederbelebung Erwachsener (Basic Life Support). In: Notfall + Rettungsmedizin. Volume 24, Pages 386–405. Springer, June 2021.
**[F781-035]** Soar, J.; Böttiger, B.W.; Carli,P. et al. Erweiterte lebensrettende Maßnahmen für Erwachsene. Leitlinien des European Resuscitation Council 2021 Notfall Rettungsmed (2021) www.springermedizin.de/link/10.1007/s10049-021-00893-x
**[F845-001]** Aletaha, D. et al. (2010): 2010 Rheumatoid arthritis classification criteria: An American College of Rheumatology/European League Against Rheumatism collaborative initiative. In: Arthritis & Rheumatology 62(9): 2569–2581.
**[F854-002]** ESC Pocket Guidelines: Leitlinien für das Management der arteriellen Hypertonie. Deutsche Gesellschaft für Kardiologie (DGK)/Deutsche Hochdruckliga (DHL) nach den 2013 Guidelines for the management of arterial hypertension, European Heart Journal 2013, Vol.34: 2159–2219.
**[F867-001]** Aletaha, D., et al.: 2010 Rheumatoid arthritis classification criteria: an American College of Rheumatology/European League Against Rheumatism collaborative initiative. In: Annals of the Rheumatic Diseases 69(9) (September 2010), pp. 1580–1588
**[G007]** Lovaasen, K. R./Schwerdtfeger J. (2011): ICD-9-CM Coding: Theory and Practice. Elsevier/Saunders 2011.
**[G188]** Goljan, E. F.: Rapid Review Pathology. Elsevier/Mosby, 2. Aufl. 2007.
**[G565]** Beck, R.W.: Functional Neurology for Practitioners of Manual Medicine. Elsevier/Churchill Livingstone, 2. Aufl. 2011.
**[G1145]** Kraus, L./ et al.: Alkoholkonsum und alkoholbezogene Mortalität, Morbidität, soziale Probleme und Folgekosten in Deutschland. In: Sucht. Volume 57, Issue 2, Pages 119-129. Hogrefe, April 2011.
**[H007-001]** Siedentopp, U.: Integrative Ernahrungstherapie bei Hauterkrankungen. In: Deutsche Zeitschrift für Akupunktur. Elsevier 2012.
**[H008-001]** Dean, S./Garrett, N./Tyrrell, J. (2008): Management of enlarged cervical lymph nodes. In: Paediatrics and Child Health. 18 (3): 118–122.
**[L106]** Henriette Rintelen, Velbert.
**[L157]** Susanne Adler, Lübeck.
**[L190]** Gerda Raichle, Ulm.
**[L231]** Stefan Dangl, München.
**[M117]** Prof. Dr. Gerhard Grevers, München.
**[M123]** Prof. Dr. med. Thomas Dirschka, Wuppertal.
**[M174]** Prof. Dr. Gernot Rassner, Tubingen.
**[M776]** PD Dr. med. Assen Koitschev, Stuttgart.
**[O1044]** Dr. Gunter Oberprieler, Freising.
**[R132]** Classen, M./et al.: Innere Medizin. Elsevier/Urban & Fischer Verlag, 5. Aufl. 2004.
**[R246]** Gruber, G./Hansch, A.: Kompaktatlas Blickdiagnosen in der Inneren Medizin. Elsevier/Urban & Fischer, 2. Aufl. 2009.
**[R354]** Kornath, H. J./ Kuttler, T.: 80 Fälle Allgemeinmedizin. Elsevier/Urban & Fischer, 7. Aufl. 2004.
**[R355]** Brandhuber, T./Eschler, B.: Allgemeinmedizin in Frage und Antwort. Elsevier/Urban & Fischer 2004.
**[R356]** Ulrich Harréus in: Gotte, K./Nicolai, T.: Pädiatrische HNO-Heilkunde 2010.
**[R357]** Wolff, H.-P./ Weihrauch, T. R.: Internistische Therapie 2016/2017. Elsevier/Urban & Fischer, 21. Aufl. 2016.
**[S700]** Sobotta-Archiv: Sobotta. Atlas der Anatomie des Menschen, div. Aufl., Elsevier Urban & Fischer
**[T127]** Prof. Dr. med. Dr. h. c. Peter Scriba, München.
**[T197]** Dr. med. Burkhardt Danz, Bundeswehrkrankenhaus Ulm, Abteilung VIII Radiologie.
**[T383-001]** Medizinische Universitätsklinik Freiburg, Abteilung Innere Medizin II.
**[T1239]** Abteilung für Allgemeinmedizin, Präventive und Rehabilitative Medizin, Philipps-Universität Marburg
**[W181]** Kassenärztliche Bundesvereinigung, Berlin (KBV)
**[W193]** Statistisches Bundesamt, Wiesbaden
**[W329]** Bundesinstitut für Arzneimittel und Medizinprodukte (BfArM); https://www.bfarm.de/DE/Bundesopiumstelle/Betaeubungsmittel/Verschreibung/btm-rezept-inhalt.html
**[W798]** World Health Organization (WHO), Genf
**[W988-004]** Bundesärztekammer (BÄK), Kassenärztliche Bundesvereinigung (KBV), Arbeitsgemeinschaft der Wissenschaftlichen Medizinischen Fachgesellschaften (AWMF). Nationale VersorgungsLeitlinie Asthma – Langfassung, 4. Auflage. Version 1. 2020 [cited: 2021-06-07]. DOI: 10.6101/AZQ/000469. www.asthma.versorgungsleitlinien.de.
**[X221-035]** Ständige Impfkommission: Empfehlungen der Ständigen Impfkommission (STIKO) am Robert Koch-Institut. In: Epidemiologisches Bulletin. Issue 4, Pages 5–6. Robert Koch-Institut, Januar 2022.

## Literaturquellen


Arzneimittelkommission der deutschen Ärzteschaft, Empfehlungen zum Einsatz der direkten oralen Antikoagulanzien Dabigatran, Apixaban, Edoxaban und Rivaroxaban, 3. Auflage, 2019.

AWMF Registernummer: 043/044, http://www.awmf.org/uploads/tx_szleitlinien/043-044l_S3_Harnwegsinfektionen pdf (Zugriff am: 11.01.22)

Behles et al.: Bulletin zur Arzneimittelsicherheit Ausgabe 4/2017. Bundesinstitut für Arzneimittel und Medizinprodukte, Paul-Ehrlich-Institut. Stand: 2017. Abgerufen am: 13.01.2022

Brunkhorst et al: S3-Leitlinie Sepsis – Prävention, Diagnose, Therapie und Nachsorge. AWMF. Stand: 2019. Abgerufen am: 11.01.2022

Bundesärztekammer (BÄK), Kassenärztliche Bundesvereinigung (KBV), Arbeitsgemeinschaft der Wissenschaftlichen Medizinischen Fachgesellschaften (AWMF). Nationale VersorgungsLeitlinie Asthma – Langfassung, 4. Auflage. Version 1. 2020 [cited: 2022-01-02]. DOI: 10.6101/AZQ/000469. www.asthma.versorgungsleitlinien.de

Bundesärztekammer (BÄK), Kassenärztliche Bundesvereinigung (KBV), Arbeitsgemeinschaft der Wissenschaftlichen Medizinischen Fachgesellschaften (AWMF). Nationale VersorgungsLeitlinie Typ-2-Diabetes – Teilpublikation der Langfassung, 2. Auflage. Version 1. 2021 [cited: 2022-01-13]. DOI: 10.6101/AZQ/000475. www.leitlinien.de/diabetes

Cosentino et al.: 2019 ESC Guidelines on diabetes, pre-diabetes, and cardiovascular diseases developed in collaboration with the EASD. In: European Heart Journal. 2019, doi: 10.1093/eurheartj/ehz486

DEGAM-Leitlinie Nr. 1; Brennen beim Wasserlassen; 2018; https://www.degam.de/degam-leitlinien-379, letzter Aufruf 02.01.2022

DEGAM-Leitlinie Nr. 11, Akuter und chronischer Husten, 06/21, https://www.degam.de/degam-leitlinien-379, letzter Aufruf 02.01.2022

DEGAM-Leitlinie Nr. 14, Halsschmerzen, 2020, https://www.degam.de/degam-leitlinien-379, letzter Aufruf 02.01.2022

DEGAM-Leitlinie Nr. 18, Erhöhter TSH-Wert in der Hausarztpraxis, 2016, https://www.degam.de/degam-leitlinien-379, letzter Aufruf 02.01.2022

DEGAM-Leitlinie Rhinosinsitis, 2017, https://www.degam.de/degam-leitlinien-379, letzter Aufruf 02.01.2022

Deutsche Schmerzgesellschaft. Definition, Pathophysiologie, Diagnostik und Therapie des Fibromyalgiesyndroms. 2017. Available from: http://www.awmf.org/leitlinien/detail/ll/145-004.html [cited: 13.01.2022] Internet: www.awmf-leitlinien.de

DGPPN e.V. (Hrsg.) für die Leitliniengruppe: S3-Leitlinie Schizophrenie. Langfassung, 2019, Version 1.0, zuletzt geändert am 15. März 2019, verfügbar unter: https://www.awmf.org/leitlinien/detail/ll/038-009.html, Abgerufen am 02.01.2022

Elger C. E., Berkenfeld R. (geteilte Erstautorenschaft) et al. S1-Leitlinie Erster epileptischer Anfall und Epilepsien im Erwachsenenalter. 2017. In: Deutsche Gesellschaft für Neurologie, Hrsg. Leitlinien für Diagnostik und Therapie in der Neurologie. Online: www.dgn.org/leitlinien (abgerufen am 02.01.2022)

ESC (The Task Force for the diagnosis and treatment of acute and chronic heart failure of the European Society of Cardiology): 2016 ESC Guidelines for the diagnosis and treatment of acute and chronic heart failure: The Task Force for the diagnosis and treatment of acute and chronic heart failure of the European Society of Cardiology (ESC). In: European Heart Journal. Band: 37, Nummer: 27, 2016, doi: 10.1093/eurheartj/ehw128.| Open in Read by QxMDp.2129-2200.

Evans MRB, White P, Cowley P, et al. Pract Neurol 2017;17:252–265

Fisher et al.: Instruction manual for the ILAE 2017 operational classification of seizure types. In: Epilepsia. Band: 58, Nummer: 4, 2017, doi: 10.1111/epi.13671.| Open in Read by QxMD p.531–542.

Fisher et al.: Operational classification of seizure types by the International League Against Epilepsy: Position Paper of the ILAE Commission for Classification and Terminology. In: Epilepsia. Band: 58, Nummer: 4, 2017, doi: 10.1111/epi.13670.| Open in Read by QxMD p.522–530.

Gerhard Kurlemann, Hiltrud Muhle; S1-Leitlinie Fieberkrämpfe im Kindesalter, AWMF-Register-Nr. 022-005, zuletzt geändert 05/21

Leifeld et al.: S3-Leitlinie Divertikelkrankheit / Divertikulitis 2021. Deutsche Gesellschaft für Gastroenterologie, Verdauungs- und Stoffwechselkrankheiten (DGSV), Deutsche Gesellschaft für Allgemein- und Viszeralchirurgie (DGAV). Stand: 2021. https://www.awmf.org/leitlinien/detail/ll/021-020.html, aufgerufen am 02.01.2022

Leitlinie zur Diagnostik und Therapie von Patienten mit chronisch obstruktiver Bronchitis und Lungenemphysem (COPD); Deutsche Gesellschaft für Pneumologie und Beatmungsmedizin e. V. und Deutsche Atemwegsliga e.V., Vogelmeier, Buhl et al.; Pneumologie 2018; 72:253–308

Leitlinienprogramm DGU: Interdisziplinäre S3 Leitlinie: Epidemiologie, Diagnostik, Therapie, Prävention und Management unkomplizierter, bakterieller, ambulant erworbener Harnwegsinfektionen bei erwachsenen Patienten. Langversion 1.1-2, 2017

Leo et al.: Hyperthyroidism. In: The Lancet. Band: 388, Nummer: 10047, 2016, p.906-918

Ludt, Angelow; DEGAM Leitlinie Hausärztliche Risikoberatung zur kardiovaskulären Prävention; 2017; https://www.degam.de/degam-leitlinien-379, letzter Aufruf 02.01.2022

Miernik A, Gratzke C: Current treatment for benign prostatic hyperplasia. Dtsch Arztebl Int 2020; 117: 843–54. DOI: 10.3238/arztebl.2020.0843

Nast et al.: S3-Leitlinie zur Therapie der Psoriasis vulgaris Update 2021. Deutsche Dermatologische Gesellschaft (DDG). Stand: 2017. Abgerufen am: 02.01.2022.

Reuss-Borst: Hyperurikämie – Wann und wie behandeln?. In: Der Internist. Band: 57, Nummer: 2, 2016, doi: 10.1007/s00108-015-0001-y.| Open in Read by QxMDp.194-201.

Ronco et al.: 2020 Clinical Practice Guideline for Diabetes Management in Chronic Kidney Disease. Kidney Disease: Improving Global Outcomes (KDIGO). Stand: 2020. Abgerufen am: 13.01.2022

Schneider et al.: S3-Leitlinie Management der frühen rheumatoiden Arthritis. Deutsche Gesellschaft für Rheumatologie (DGRh), AWMF-Registernummer 060 – 002. Stand: 2019. Abgerufen am: 13.01.2022

Ständige Impfkommission (STIKO): Empfehlungen der Ständigen Impfkommission (STIKO) beim Robert Koch-Institut 2021, Abgerufen am: 02.01.2022

Valgimigli et al.: 2017 ESC focused update on dual antiplatelet therapy in coronary artery disease developed in collaboration with EACTS. In: European Heart Journal. Band: 39, Nummer: 3, 2017, doi: 10.1093/eurheartj/ehx419.| Open in Read by QxMD p.213–260

Werfel et al.: S2k-Leitlinie Neurodermitis [atopisches Ekzem; atopische Dermatitis]. Deutsche Dermatologische Gesellschaft (DDG). Stand: 2015. Abgerufen am: 13.01.2022, aktuell in Überarbeitung

Williams et al.: ESC/ESH Guidelines for the management of arterial hypertension. In: European Heart Journal. Band: 39, Nummer: 33, 2018, doi: 10.1093/eurheartj/ehy339.| Open in Read by QxMD p.3021–3104.